# 内科护理
## ——教学一体化工作页

INTERNAL MEDICINE NURSING-TEACHING INTEGRATION WORKSHEET

主　编　卢小菊　廖喜琳
副主编　徐　航　丘　燕　秦明芳　林　琴
编　者（按姓氏拼音排序）

| | |
|---|---|
| 东　婷（广西中医药大学附属瑞康医院） | 丁　萍（南宁重阳护理院） |
| 方云艺（广西中医药大学附属瑞康医院） | 关　清（广西中医药大学附属瑞康医院） |
| 可夏芳（广西中医药大学附属瑞康医院） | 黄　艳（广西中医药大学附属瑞康医院） |
| 黄兰英（广西中医药大学附属瑞康医院） | 黄梦珍（广西中医药大学） |
| 蒋华艳（广西中医药大学附属瑞康医院） | 邝亚琳（广西中医药大学附属国际壮医院） |
| 姜　燕（广西中医药大学附属瑞康医院） | 廖喜琳（广西中医药大学高等职业技术学院、广西中医学校） |
| 刘　盈（广西中医药大学高等职业技术学院、广西中医学校） | 刘莉虹（广西中医药大学附属瑞康医院） |
| 梁慧玲（广西中医药大学高等职业技术学院、广西中医学校） | 梁晓瑜（广西中医药大学附属瑞康医院） |
| 卢小菊（广西中医药大学高等职业技术学院、广西中医学校） | 吕开月（广西中医药大学） |
| 林　琴（广西中医药大学附属国际壮医院） | 林燕妮（广西中医药大学附属瑞康医院） |
| 欧青芳（南宁重阳护理院） | 秦明芳（广西中医药大学附属瑞康医院） |
| 丘　燕（广西中医药大学高等职业技术学院、广西中医学校） | 邱予骅（广西中医药大学附属瑞康医院） |
| 王洁娜（广西中医药大学高等职业技术学院、广西中医学校） | 唐富平（广西中医药大学附属瑞康医院） |
| 覃丽丽（广西中医药大学附属瑞康医院） | 滕兰轩（广西中医药大学） |
| 王　艺（广西中医药大学附属瑞康医院） | 韦丽华（广西中医药大学附属瑞康医院） |
| 吴卫群（广西中医药大学高等职业技术学院、广西中医学校） | 吴艳林（广西中医药大学附属瑞康医院） |
| 徐　航（广西中医药大学高等职业技术学院、广西中医学校） | 尹浩慧（广西中医药大学附属瑞康医院） |
| 银　宵（广西中医药大学附属国际壮医院） | 闫玉梅（广西中医药大学附属瑞康医院） |
| 阳绿清（广西中医药大学高等职业技术学院、广西中医学校） | 杨颖蕾（广西中医药大学高等职业技术学院、广西中医学校） |
| 朱子烨（广西中医药大学高等职业技术学院、广西中医学校） | 钟灿华（广西中医药大学附属瑞康医院） |
| 张　韵（广西中医药大学高等职业技术学院、广西中医学校） | |

复旦大学出版社

## 内容简介

本书将教学内容按照临床进行模块化设置，包括呼吸内科、心血管内科、神经内科、消化内科等8个模块。每个模块内包含各种疾病的患者护理为主要内容的任务。每个任务包括"教学目标""案例导入""任务分析"等，按照护理程序展开，紧扣案例，在相应知识点的地方结合案例进行分析，培养临床思维能力；"拓展知识"展示的是临床护理发展最新动态，让学生更贴近临床，"知识点小结"以二维码形式嵌入教材，通过思维导图形式对每个疾病的重点、难点、护士执业资格考试高频考点进行梳理，便于学生速记、巧记、熟记，实现线上线下混合式教学；"测一测"全方位与护考贴近，对应高频考点，进行针对性强化练习，对学生的学习效果进行检验，提升应试能力。总之，本教材秉持实用、够用的原则，围绕岗位需求，注重护理岗位核心能力的培养，对接护士执业资格考试，关注学生学习过程与综合能力的达成。本书可作为护理专业学生的学习用书和教师的教学用书，也可供临床一线护理人员参考。

本套系列教材配有相关课件，欢迎教师完整填写学校信息来函免费获取：xdxtzfudan@163.com。

# 前言

内科护理是护理专业的主干课程之一，是临床护理实践的基础课程。教育部等九部门印发《职业教育提质培优行动计划（2020—2023年）》，提出"职业学校教学条件基本达标"的目标，并将"中职学校教学条件基本达标"设为重点任务。应届护理专业学生能否顺利通过考试，能客观反映学校的教学质量和水平，执业资格考试通过率作为办学评估的关键指标之一，将影响到学校的长远发展。而内科护理是护士执业资格考试的关键课程，一直占有举足轻重的地位，其教学效果直接影响着中职护理专业学生的护士执业资格考试通过率及就业率。因此我们联合行业专家、资深教师共同编写了本书。本书以新版《全国护士执业资格考试大纲》为指导，以人民卫生出版社出版的中等卫生职业教育护理、助产专业规划教材《内科护理》为基础进行编写，编写过程中兼顾岗位需求，将整体护理观念贯穿始终。以案例引发学生思考，促进学生动手操作，在"做"中学，培养临床思维能力，理论结合实践，突出了实用性和实践性，为今后的临床实习和工作打下良好的基础；在"学"中练，学做考一体化，教考融合，为提高护士执业资格考试通过率打下基础，内容适宜、重点突出。为培养高质量的护理人才，本书将岗位能力与执业准入相融合，通过丰富的数字内容资源，以"活页式""工作手册式"的教材出版形式激发学生学习兴趣，凸显新颖性、实用性和灵活性。教材突出以学生为中心，注重知识的获取方法及综合能力的培养，提高应试能力，旨在培养贴近岗位、贴近临床的合格的技能型护理人才。本书主要适用于中等卫生职业教育护理专业学生，与对应的规划教材同步使用。

本书是在各位编者共同努力、精诚合作的基础上完成的，过程中得到了各有关医院的大力支持，在此表示诚挚的感谢。同时向参考文献中被引用内容的相关作者表示感谢和敬意。本书全体编者都以高度认真负责的态度参与编写工作，但由于时间和能力所限，难免有欠妥之处，恳请有关专家和广大读者提出宝贵建议，不胜感激。

编　者

2022年10月

# 目录 Contents

## 模块一 呼吸内科常见疾病的护理 ······ 1-1

  任务一 支气管哮喘患者的护理 ······ 1-2
  任务二 慢性支气管炎和慢性阻塞性肺疾病患者的护理 ······ 1-10
  任务三 慢性肺源性心脏病患者的护理 ······ 1-18
  任务四 肺炎患者的护理 ······ 1-24
  任务五 支气管扩张症患者的护理 ······ 1-30
  任务六 呼吸衰竭患者的护理 ······ 1-38
  任务七 急性呼吸窘迫综合征患者的护理 ······ 1-42

## 模块二 心血管内科常见疾病的护理 ······ 2-1

  任务一 心力衰竭患者的护理 ······ 2-2
  任务二 心律失常患者的护理 ······ 2-11
  任务三 原发性高血压患者的护理 ······ 2-23
  任务四 冠状动脉粥样硬化性心脏病患者的护理 ······ 2-29
  任务五 心脏瓣膜病患者的护理 ······ 2-40
  任务六 感染性心内膜炎患者的护理 ······ 2-45
  任务七 心肌疾病患者的护理 ······ 2-53
  任务八 心包疾病患者的护理 ······ 2-61

## 模块三 神经内科常见疾病的护理 ······ 3-1

  任务一 脑血管疾病患者的护理 ······ 3-2
  任务二 急性炎症性脱髓鞘性多发性神经病患者的护理 ······ 3-13

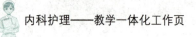

  任务三 帕金森患者的护理 ············································· 3-18
  任务四 癫痫患者的护理 ··············································· 3-23

## 模块四　消化内科常见疾病的护理 ··············································· 4-1

  任务一 慢性胃炎患者的护理 ············································· 4-2
  任务二 消化性溃疡患者的护理 ··········································· 4-6
  任务三 溃疡性结肠炎患者的护理 ········································· 4-15
  任务四 肝硬化患者的护理 ··············································· 4-22
  任务五 肝性脑病患者的护理 ············································· 4-28
  任务六 急性胰腺炎患者的护理 ··········································· 4-36
  任务七 上消化道出血患者的护理 ········································· 4-43

## 模块五　内分泌科常见疾病的护理 ··············································· 5-1

  任务一 单纯性甲状腺肿患者的护理 ······································· 5-2
  任务二 甲状腺功能亢进症患者的护理 ····································· 5-6
  任务三 甲状腺功能减退症患者的护理 ····································· 5-13
  任务四 库欣综合征患者的护理 ··········································· 5-18
  任务五 糖尿病患者的护理 ··············································· 5-24
  任务六 痛风患者的护理 ················································· 5-36
  任务七 骨质疏松症患者的护理 ··········································· 5-41

## 模块六　肾内科常见疾病的护理 ··················································· 6-1

  任务一 慢性肾小球肾炎患者的护理 ······································· 6-2
  任务二 肾病综合征患者的护理 ··········································· 6-6
  任务三 慢性肾衰竭患者的护理 ··········································· 6-11
  任务四 急性肾损伤患者的护理 ··········································· 6-16
  任务五 尿路感染患者的护理 ············································· 6-21

## 模块七　血液科常见疾病的护理 ··················································· 7-1

  任务一 缺铁性贫血患者的护理 ··········································· 7-2

任务二　再生障碍性贫血患者的护理　　　　　　　　　　7—6
任务三　血友病患者的护理　　　　　　　　　　　　　　7—12
任务四　特发性血小板减少性紫癜患者的护理　　　　　　7—15
任务五　白血病患者的护理　　　　　　　　　　　　　　7—20
任务六　弥散性血管内凝血患者的护理　　　　　　　　　7—31

## 模块八　风湿科常见疾病的护理　　　　　　　　　　　8—1

任务一　系统性红斑狼疮患者的护理　　　　　　　　　　8—2
任务二　类风湿性关节炎患者的护理　　　　　　　　　　8—7

内科护理——教学一体化工作页

# 模块一
# 呼吸内科常见疾病的护理

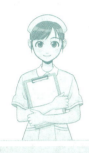

# 任务一　支气管哮喘患者的护理

### 学习目标

1. 素质目标
(1) 培养学生的责任心、爱心、耐心和同情心。
(2) 培养学生具有认真负责、严谨务实的工作作风。
2. 知识目标
(1) 了解支气管哮喘的发病机制、主要的病理变化和相关的辅助检查。
(2) 说出支气管哮喘的主要病因、诱因、临床表现和主要的护理诊断。
(3) 熟知并能应用支气管哮喘的主要护理措施、健康教育、护士执业资格考试的相关知识。
3. 能力目标
(1) 会观察支气管哮喘患者的症状、体征,识别病情变化,对危重患者做出应急处理。
(2) 会配合医生对支气管哮喘患者进行用药,会观察常用药物的疗效、不良反应。
(3) 会对支气管哮喘的患者制订护理计划并实施。

### 案例导入

患者,男性,37岁,因"反复发作性喘息10余年,再发加重5天"入院。患者10年来反复出现发作性喘息,每每因天气变化,接触粉尘、刺激性气体后发作,休息后可自行缓解,曾多次在当地医院就诊,诊断为"支气管哮喘",经治疗后可好转。5天前受凉后上述症状再发加重,夜间多发,伴有咳嗽、咳痰,咽部不适。入院时患者胸闷,气喘明显,端坐呼吸,双肺叩诊呈过清音,两肺呼吸音粗,双肺可闻散在干、湿性啰音。入院后遵医嘱予吸氧,予注射用哌拉西林钠他唑巴坦钠＋乳酸左氧氟沙星注射液抗感染、注射用多索茶碱注射液、注射用盐酸溴己新解痉平喘、化痰止咳等对症支持治疗。

问题:
1. 患者目前有哪些主要护理诊断/问题?应给予哪些护理措施?
2. 护士指导患者使用沙丁胺醇气雾剂的方法。

### 任务分析

支气管哮喘(bronchial asthma)简称哮喘,是由多种细胞(如嗜酸性粒细胞、肥大细胞、T

细胞、中性粒细胞等)和细胞组分参与的气道慢性炎症性疾病。主要特征有气道慢性炎症，气道对多种刺激因素呈现的高反应性，广泛多变的可逆性气流受限，以及随病程延长而产生的一系列气道结构的改变，即气道重塑。临床表现为反复发作性的喘息、气急、胸闷或咳嗽等症状，常在夜间或凌晨发作可加重，大多数患者可自行或治疗后缓解。

本病确切病因不清。目前认为，哮喘是多基因遗传病，受遗传因素和环境因素(花粉、尘螨、宠物、食物、药物等)双重影响。个体过敏体质及外界环境影响是发病的危险因素。气道炎症是哮喘发生的本质。气道高反应性为支气管哮喘患者的共同病理生理特征。

如何评估和判断患者存在的主要护理诊断/问题？采取哪些有效的护理措施？通过学习，可以正确运用护理程序对支气管哮喘患者实施整体护理。

## 一、护理评估

### (一) 健康史

询问是否有诱发哮喘发作的环境因素，如接触尘螨、动物毛屑、花粉、草粉等；有无接触油漆、饲料、活性染料；有无鱼、虾、蛋、牛奶等食物过敏史；有无阿司匹林、β受体阻滞剂、抗生素等服用史；是否与气候有关；有无情绪波动、紧张不安等精神因素的存在和影响；询问是否有哮喘家族遗传病史。

### (二) 身体状况

1. 一般表现　见表1-1-1。

表1-1-1　支气管哮喘临床表现

| 症状 | | | 体征 | 并发症 |
|---|---|---|---|---|
| 典型症状 | 其他类型 | 病情严重 | | |
| 发作性呼气性呼吸困难，呼气音延长，伴有哮鸣音，患者常被迫端坐位。可在夜间或清晨发作和(或)加重 | 咳嗽变异性哮喘：部分患者仅以咳嗽为唯一症状 | 严重者常出现发绀、心率增快、奇脉、颈静脉怒张、胸腹反常运动 | 肺部叩诊呈过清音，双肺闻及呼气音延长及广泛的哮鸣音 | 慢性支气管炎、肺气肿、肺源性心脏病、自发性气胸 |

**提示**　案例中对患者的主诉及症状、体征描述均符合支气管哮喘的典型表现。

2. 特殊表现　哮喘持续状态：严重哮喘发作持续24小时以上，经治疗不易缓解者。
3. 哮喘急性发作时病情的严重程度　见表1-1-2所示。

表1-1-2　哮喘急性发作时病情的严重程度

| 程度 | 临床表现 | 支气管舒张剂 | 血气分析 | 血氧饱和度 |
|---|---|---|---|---|
| 轻度 | 对日常活动影响不大，步行、上楼有气短 | 能控制 | $PaO_2$ 正常<br>$PaCO_2 < 45$ mmHg | >95% |
| 中度 | 日常生活受限，稍活动便有喘息，喜坐位，讲话常有中断 | 仅部分缓解 | $PaO_2$ 60～80 mmHg<br>$PaCO_2 \leq 45$ mmHg | 91%～95% |

续 表

| 程度 | 临床表现 | 支气管舒张剂 | 血气分析 | 血氧饱和度 |
|---|---|---|---|---|
| 重度 | 哮喘持续发作,只能单字讲话,端坐呼吸,呼吸>30次/分 | 无效 | $PaO_2$<60 mmHg<br>$PaCO_2$>45 mmHg | ≤90% |
| 危重 | 患者不能讲话,出现嗜睡、意识模糊,哮鸣音减弱或消失 | 无效 | $PaO_2$<60 mmHg<br>$PaCO_2$>45 mmHg | <90% |

（三）辅助检查

见表 1-1-3 所示。

表 1-1-3 支气管哮喘辅助检查

| 检查方法 | | 检查结果 |
|---|---|---|
| 血常规检查 | | 发作时可有嗜酸性粒细胞增高 |
| 动脉血气分析 | | 轻度哮喘表现为呼吸性碱中毒;重症哮喘表现为呼吸性酸中毒 |
| 特异性变应原的检测 | | 变应性哮喘患者血清特异性 IgE 可较正常人明显增高 |
| 胸部 X 线检查 | | 哮喘发作时双肺透亮度增加,呈过度充气状态 |
| 呼吸功能检查 | 通气功能检查 | 第 1 秒钟用力呼气容积占用力肺活量百分比($FEV_1$/FVC)、呼气流量峰值(PEF)、肺活量均减少,残气量和肺总量增加 |
| | 支气管激发试验 | 吸入激发剂醋酸甲胆碱、组胺后,如 $FEV_1$ 下降≥20%为激发试验阳性,提示气道存在高反应性 |
| | 支气管舒张试验 | 用于测定气道的可逆性,吸入气管舒张药如沙丁胺醇、特布他林后,第 1 秒钟用力呼气容积($FEV_1$)较用药前增加≥12%,且绝对值增加≥200 mL |

（四）治疗要点

治疗主要是迅速脱离变应原,控制和预防急性发作。

## 二、护理问题分析

"案例导入"中的患者被确诊为支气管哮喘,因受凉后上述症状再发加重,存在知识缺乏。目前有咳嗽、咳痰、咽部不适,胸闷,气喘明显、端坐呼吸,因此评估患者存在以下主要护理诊断/问题,其中"气体交换障碍"为首优护理问题。

1. 气体交换障碍　与支气管痉挛、气道炎症、气道阻力增加有关。
2. 清理呼吸道无效　与无效咳嗽、痰液增加和黏稠有关。
3. 知识缺乏　缺乏正确使用定量雾化吸入器用药的相关知识和支气管哮喘的预防知识。
4. 活动无耐力　与缺氧、呼吸困难有关。
5. 焦虑　与哮喘长期存在且反复急性发作有关。

6. 潜在并发症：呼吸衰竭、纵膈气肿

## 三、护理措施分析

根据目前患者的病情，护士应给予及时有效的护理措施，采取绝对卧床休息、吸氧、建立静脉通道，遵医嘱静脉滴入平喘药，纠正酸碱平衡失调，监测血气分析，密切观察药物疗效和不良反应，病情稳定后指导饮食及运动、用药等。

### （一）一般护理

1. 环境与体位　保持室内空气流通，温湿度适宜；不宜种植花草，不宜养宠物；室内地面采用湿式打扫，防止尘土飞扬；哮喘急性发作时取端坐位。

2. 饮食护理　清淡、易消化、足够热量的饮食，避免食用鱼、虾、蟹、蛋类、牛奶等可诱发哮喘的食物，戒烟酒；多饮水，饮水量>2 500 mL/天，有利于稀释痰液和补充水分。

3. 口腔与皮肤护理　保持皮肤的清洁、干燥和舒适。协助并鼓励患者咳嗽后用温水漱口，保持口腔清洁。

### （二）病情观察

1. 观察　注意观察哮喘发作的前驱症状，如鼻咽痒、喷嚏、流涕、眼痒等；观察患者的咳嗽、咳痰、意识、呼吸等情况；哮喘在夜间和凌晨易发作，应严密监测病情变化。

2. 监测　需要监测呼吸音、哮鸣音、血气分析和肺功能情况。

### （三）氧疗护理

低流量吸氧，流量为1～3L/分，浓度不超过40%，避免干燥和冷空气刺激而导致气道痉挛。

### （四）用药护理

详见表1-1-4、表1-1-5。

表1-1-4　缓解哮喘发作的药物护理

| 类别 | 代表药物 | 药理机制 | 注意事项 |
| --- | --- | --- | --- |
| $\beta_2$受体激动剂 | 沙丁胺醇、特布他林 | 松弛支气管平滑肌，抗气道炎症，增强黏膜纤毛功能 | 是控制急性发作的首选药。用药方法首选吸入法。不良反应主要是心动过速、血压升高、低血钾、骨骼肌震颤。不宜长期、规律、单一、大量使用，因为长期应用可出现耐药性 |
| 茶碱类 | 氨茶碱 | 松弛支气管平滑肌，增强呼吸肌的收缩，抗气道炎症，增强黏膜纤毛功能 | 常用口服，饭后服用可减轻胃肠反应，不宜肌肉注射。必要时静脉滴注，适用于哮喘急性发作且近24小时未用过茶碱类药物的患者，注射速度不宜过快，注射时间宜在10分钟以上，每天注射量一般不超过1g。不良反应主要是心律失常、血压下降、尿量升高、心脏骤停。急性心肌梗死及高血压的患者禁用 |
| 抗胆碱能药物 | 异丙托溴铵 | 舒缓支气管，减少痰液 | 用于夜间哮喘、痰多的患者 |

表 1-1-5 控制哮喘的抗炎药物护理

| 药物 | 护理 | | |
|---|---|---|---|
| 糖皮质激素 | 药理机制 | | 是当前控制气道炎症最有效的药物。抑制气道变应性炎症,降低气道高反应性;增强平滑肌细胞 β₂ 受体的反应性 |
| | 用法 | 吸入 | 激素吸入疗法是目前长期控制哮喘最常用的方法。常用药物有倍氯米松、莫米松、布地奈德等,需规律吸入 1 周以上才起效。吸药后应注意漱口,以防口部、咽部真菌感染 |
| | | 口服 | 用于吸入治疗无效的患者。常用药物有泼尼松。宜在饭后服用,以减少胃肠道黏膜的刺激 |
| | | 静脉 | 重症哮喘可用氢化可的松静脉给药 |
| | 注意 | | 应用激素 5 天以上者,应逐渐减量,患者不得自行停药 |
| | 不良反应 | | 向心性肥胖、水牛背、糖尿病、高血压、骨质疏松、消化性溃疡等 |
| 色甘酸钠 | 是一种肥大细胞膜稳定剂,对预防运动和过敏原诱发的哮喘最有效 | | |
| 酮替芬 | 能抑制肥大细胞释放介质,可预防季节性哮喘。该药可引起头晕、嗜睡,慎用于高空作业人员、驾驶员等 | | |

**(五)心理护理**

哮喘新近发生和重症发作的患者,通常会出现紧张,甚至惊恐不安的情绪,应多巡视患者,耐心解释病情和治疗措施,给予心理疏导和安慰,消除过度紧张情结,对减轻哮喘发作的症状和控制病情有重要意义。

**(六)健康指导**

1. 疾病知识指导 帮助患者及其家人增加对疾病知识的认识,了解药物的主要不良反应及预防措施。出现症状时,先吸入支气管扩张剂,后吸入抗炎气雾剂,每次吸药后屏气 10 秒。使患者了解哮喘是可以控制的。

2. 避免诱发因素 如冷空气刺激、过敏的食物、精神刺激、剧烈运动、养宠物、花粉、尘螨、某些药物(阿司匹林、吲哚美辛、普萘洛尔)、吸烟等。注意保暖,预防呼吸道感染,缓解期加强体育锻炼、耐寒锻炼及耐力锻炼,增强体质。

3. 自我监测病情 指导患者识别哮喘发作的先兆表现和病情加重的征象,学会使用峰流速仪来监测自我 PEFR 值(最大呼气峰流速)(该指标是发现早期哮喘发作最简单易行的方法,当 PEFR 下降,提示哮喘将急性发作),做好哮喘日记,为疾病预防和治疗提供参考资料。

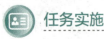

沙丁胺醇气雾剂使用方法:

## 一、操作前准备工作

1. 环境准备 病房安静、整洁、整齐、光线充足。

2. 护士准备　着装整齐、洗手、戴口罩。
3. 用物准备　治疗盘、沙丁胺醇气雾剂。
4. 评估患者　评估病情、意识状态、合作程度。

二、操作步骤

(1) 备齐用物至床旁,核对,解释,协助患者取舒适体位。

(2) 轻轻挤压盖边,移开咬嘴的盖,拿着气雾剂,检查附着在吸入器的内外侧包括咬嘴的盖上的松散物质,并用力摇匀,确保任何松散物质被弃去且吸入器内物质被充分混合。

(3) 轻轻地呼气直到不再有空气可以从肺内呼出。

(4) 将咬嘴放进口内,并合上嘴唇含着咬嘴。在开始通过口部深深地、缓慢地吸气后,马上按下药罐将万托林释出,并继续吸气。

(5) 屏息 10 秒或在没有不适的感觉下尽量屏息久些,然后才缓慢地呼气。

(6) 若需要多吸 1 剂,应等待至少 1 分钟再重做第 2、3、4 的步骤。

(7) 用后,将盖套回咬嘴上。

(8) 观察情况,交代注意事项,健康指导。

(9) 洗手、记录。

## 任务评价

任务评价详见表 1-1-6。

表 1-1-6　任务评价表

| 任务 | 评价内容 | 评价标准 | 分值 |
| --- | --- | --- | --- |
| 分析主要护理问题及护理措施 | 护理问题（6分） | 1. 气体交换障碍　与支气管痉挛、气道炎症、气道阻力增加有关 | 1分 |
| | | 2. 清理呼吸道无效　与无效咳嗽、痰液增加和黏稠有关 | 1分 |
| | | 3. 知识缺乏　缺乏正确使用定量雾化吸入器用药的相关知识和支气管哮喘的预防知识 | 1分 |
| | | 4. 活动无耐力　与缺氧、呼吸困难有关 | 1分 |
| | | 5. 焦虑　与哮喘长期存在且反复急性发作有关 | 1分 |
| | | 6. 潜在并发症:呼吸衰竭、纵隔气肿 | 1分 |
| | 护理措施（25分） | 1. 一般护理<br>(1) 指导患者进行休息与活动<br>(2) 清淡、易消化、足够热量<br>(3) 遵医嘱给予 1～3 L/min 吸氧,吸氧注意呼吸道湿化、保暖和通畅,避免干燥和冷空气刺激 | 6分 |
| | | 2. 注意观察哮喘发作前的前驱症状,如鼻咽痒、喷嚏、流涕等黏膜过敏症状。加强急性期患者的监护,严密监测病情变化 | 4分 |

续 表

| 任务 | 评价内容 | 评价标准 | 分值 |
|---|---|---|---|
| | | 3. 监测呼吸音、哮鸣音、血气分析和肺功能情况 | 4分 |
| | | 4. 教会患者掌握深呼吸和有效咳嗽、咳痰技巧 | 4分 |
| | | 5. 病情稳定后指导患者进行缓慢的肌肉松弛活动并鼓励患者进行呼吸功能锻炼 | 5分 |
| | | 6. 对患者及家属进行家庭氧疗重要性的健康教育 | 2分 |
| 沙丁胺醇气雾剂使用方法 | 操作前准备（10分） | 1. 环境准备：病房安静、整洁、整齐、光线充足 | 1分 |
| | | 2. 护士准备：着装整齐、洗手、戴口罩 | 1分 |
| | | 3. 用物准备：治疗盘、沙丁胺醇气雾剂 | 4分 |
| | | 4. 评估患者：评估病情、意识状态、合作程度 | 4分 |
| | 操作步骤（54分） | 1. 备齐用物至床旁，核对，解释，协助患者取舒适体位 | 2分 |
| | | 2. 轻轻挤压盖边，移开咬嘴的盖，拿着气雾剂，检查附着在吸入器的内外侧包括咬嘴的盖上的松散物质，并用力摇匀，确保任何松散物质被弃去且吸入器内物质被充分混合 | 8分 |
| | | 3. 轻轻地呼气直到不再有空气可以从肺内呼出 | 8分 |
| | | 4. 将咬嘴放进口内，并合上嘴唇含着咬嘴。在开始通过口部深深地、缓慢地吸气后，马上按下药罐将万托林释出，并继续吸气 | 8分 |
| | | 5. 屏息10秒或在没有不适感觉下尽量屏息久些，然后才缓慢地呼气 | 8分 |
| | | 6. 若需要多吸1剂，应等待至少1分钟再重做第2、3、4的步骤 | 8分 |
| | | 7. 用后，将盖套回咬嘴上 | 6分 |
| | | 8. 观察情况，交代注意事项，健康指导 | 4分 |
| | | 9. 洗手、记录 | 2分 |
| | 操作后处置（3分） | 1. 洗手、脱口罩、记录 | 2分 |
| | | 2. 用物处置规范 | 1分 |
| | 整体规范性（2分） | 动作规范，5分钟内完成 | 2分 |
| | | 评价总分 | 100分 |

 知识点小结

请扫描二维码。

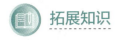 **拓展知识**

### 峰流速仪的使用方法

取站立位,尽可能深吸一口气,然后用唇齿部分包住口含器后,以最快的速度,用1次最有力的呼气吹动游标滑动,游标最终停止的刻度,就是此次峰流速值。峰流速测定是发现早期哮喘发作最简便易行的方法,在没有出现症状之前,PEFR下降,提示将发生哮喘的急性发作。如果PEFR经常有规律地保持在80%～100%,为安全区,说明哮喘控制理想;PEFR保持在50%～80%为警告区,说明哮喘加重,需及时调整治疗方案;PEFR<50%为危险区,说明哮喘严重,需要立即到医院就诊。

 **测一测**

请扫描二维码。

练习题及答案

（方云艺）

## 任务二　慢性支气管炎和慢性阻塞性肺疾病患者的护理

### 学习目标

1. 素质目标
（1）能关注社会公众的健康问题。
（2）能提高对慢性阻塞性肺疾病的认识及处理疾病的能力。
（3）能提高社会公众对慢性阻塞性肺疾病防治的意识与知识知晓率，提高居民健康水平。
2. 知识目标
（1）能说出慢性阻塞性肺疾病的临床表现、主要护理诊断和护理措施。
（2）能讲述常用慢性阻塞性肺疾病的病因和治疗原则。
（3）能讲述长期家庭氧疗的方法和注意事项。
3. 能力目标
（1）能识别慢性阻塞性肺疾病的表现，采取正确的处理措施。
（2）能通过情景模拟对慢性阻塞性肺疾病患者采取正确的救护措施。

### 案例导入

李叔叔，男性，65 岁。慢性咳嗽、咳痰 20 余年，近 10 年来活动后气促逐年加重，2 周前感冒后发热、咳嗽、气喘、不易咳出，伴气急、发绀。吸烟史 30 余年。昨日上午突然气喘加重，呼吸困难，由急诊送入呼吸与危重症医学科治疗。查体：神志清楚，体温 37.8℃，桶状胸，两肺散在干、湿啰音，脉搏 110 次/分，律齐，呼吸 23 次/分。血气分析：$PaO_2$ 50 mmHg，$PaCO_2$ 75 mmHg。临床诊断：慢性阻塞性肺疾病急性发作期。遵医嘱予低流量吸氧、抗感染、祛痰等处理。

问题：
1. 患者目前有哪些主要护理诊断/问题？应给予哪些护理措施？
2. 如何对该患者实施氧疗？
3. 如何指导患者进行呼吸锻炼？

### 任务分析

慢性支气管炎：
（1）吸烟是慢性支气管炎发生发展的重要原因。

(2) 临床上以咳嗽、咳痰为主要症状,每年发病持续 3 个月,连续 2 年或 2 年以上,并排除其他心肺疾病,如心功能不全、支气管哮喘等,即可诊断为慢性支气管炎。

慢性阻塞性肺疾病(chronic obstructive pulmonary disease,COPD),简称慢阻肺,是一组以持续气流受限为特征的肺部疾病,气流受限不完全可逆,呈进行性发展。慢阻肺的发生与气道和肺组织对香烟烟雾等有害气体或有害颗粒的异常慢性炎症反应有关。

慢阻肺与慢性支气管炎及肺气肿密切相关。肺气肿是肺部终末细支气管远端出现异常持久的扩张,并伴有肺泡壁和细支气管的破坏,而无明显的肺纤维化。当慢性支气管炎和肺气肿患者肺功能检查出现气流受限时,则可诊断为慢阻肺。如患者只有慢性支气管炎和(或)肺气肿,而无持续气流受限,则不能诊断为慢阻肺。

慢阻肺通常由慢性支气管炎发展而来,因气体排出受阻,使肺泡过度膨胀和肺泡壁弹性破坏,融合成肺大疱所致。外观灰白,血液减少,弹力纤维网破坏。

慢阻肺是遗传与环境因素共同作用的结果,吸烟是最重要的环境发病因素,其他有大气污染和气候突然变化;感染是慢性阻塞性肺气肿发生发展的重要因素;蛋白酶增多或 $\alpha_1$ 抗蛋白酶缺乏,与肺气肿发生有密切关系。

如何评估和判断患者存在的主要护理诊断/问题?采取哪些有效的护理措施?通过学习,正确掌握慢阻肺患者的护理知识和技能,运用护理程序对慢阻肺患者实施整体护理。

## 一、护理评估

(一) 健康史

询问与本病发生相关的因素,如有无长期吸烟,有无上呼吸道感染史;有无慢性支气管炎、支气管哮喘、支气管扩张、肺纤维化等病史及急性呼吸系统感染史。

(二) 身体状况

见表 1-2-1、表 1-2-2、表 1-2-3。

表 1-2-1 慢阻肺患者身体状况症状

| 症状 | 体征 | | | | 并发症 |
|---|---|---|---|---|---|
| | 视诊 | 触诊 | 叩诊 | 听诊 | |
| 咳嗽、咳痰、喘息,其中气短或逐渐加重的呼吸困难是标志性症状 | 桶状胸:胸廓前后径增大,肋间隙增宽 | 双侧语颤减弱 | 肺部过清音,心浊音界缩小,肺界和肝浊音界下降 | 呼吸音减弱,呼气延长,心音遥远 | 自发性气胸、肺部感染、Ⅱ型呼吸衰竭、肺性脑病等。肺性脑病表现为神志恍惚、谵妄、躁动、抽搐、生理反射迟钝等 |

表 1-2-2 慢性阻塞性肺气肿严重程度分级

| 分级 | 分级标准 |
|---|---|
| Ⅰ级(轻度) | $FEV_1 \geq 80\%$ 预计值 |
| Ⅱ级(中度) | $50\% \leq FEV_1 < 80\%$ 预计值 |
| Ⅲ级(重度) | $30\% \leq FEV_1 < 50\%$ 预计值 |
| Ⅳ级(极重度) | $FEV_1 < 30\%$ 预计值 |

表 1-2-3 慢阻肺病程分期

| 分期 | 表现 |
|---|---|
| 急性加重期 | 短期内咳嗽、咳痰、气短和(或)喘息加重、痰量增多,呈脓性或黏液脓性痰 |
| 稳定期 | 咳嗽、咳痰、气短等症状稳定或较轻 |

提示 案例中患者的主诉及症状描述均符合慢阻肺急性加重期的典型表现。

### (三) 辅助检查

见表 1-2-4。

表 1-2-4 慢阻肺辅助检查

| 检查方法 | 检查结果 |
|---|---|
| 动脉血气分析 | $PaO_2$ 下降、$PaCO_2$ 升高(Ⅱ型呼吸衰竭) |
| X 线检查 | 肺气肿时,双肺透亮度增加,肋间隙增宽。(学习提示:哮喘和慢阻肺均为呼吸性呼吸困难,肺内残留气体增加,肺透亮度增加) |
| 肺功能检查 | ①$FEV_1$/FVC 是评价气流受限的敏感指标。$FEV_1$/FVC<70% 及 $FEV_1$<80%预计值者,可确定为不能完全可逆的气流受限。②肺总量、残气量增高、残气容积占肺活量百分比增加(最有价值),肺活量降低 |

提示 案例中患者的血气分析 $PaO_2$ 50 mmHg,$PaCO_2$ 75 mmHg,出现了Ⅱ型呼吸衰竭。

### (四) 治疗要点

慢阻肺治疗目的是防止疾病发展和症状反复加重,防止并发症;增进肺泡通气量,改善呼吸功能,提高患者的生活质量,降低死亡率。

1. 稳定期　给予支气舒张药、祛痰药,进行家庭氧疗、呼吸功能锻炼。
2. 急性加重期　积极控制感染,祛痰止咳和解痉平喘。

## 二、护理问题分析

"案例导入"中的李叔叔被确诊慢阻肺,目前气喘加重,呼吸困难,说明有气体交换受损现象,因此评估李叔叔存在以下主要护理诊断/问题,其中"气体交换受损"和"清理呼吸道无效"为首优护理问题。

1. 气体交换受损　与呼吸道阻塞、肺组织弹性降低、通气/血流比例失调导致通气和换气功能障碍有关。
2. 清理呼吸道无效　与分泌物增多而黏稠、气道湿度减低和无效咳嗽有关。
3. 活动无耐力　与肺功能下降引起慢性缺氧、活动时供氧不足有关。
4. 营养失调低于机体需要量　与呼吸道感染致消耗增加而摄入不足有关。
5. 潜在并发症:慢性肺源性心脏病、自发性气胸、慢性呼吸衰竭
6. 知识缺乏　缺乏慢阻肺的预防和自我管理知识。

## 三、护理措施分析

根据目前李叔叔的病情,护士应给予及时有效的护理措施,采取绝对卧床休息,低流量

吸氧,密切观察药物疗效和不良反应,病情稳定后指导饮食及运动、用药等。

（一）一般护理

1. 休息与活动　中度以上慢阻肺急性加重期患者应卧床休息,予呼吸困难者半坐卧位。视病情安排合适的活动,以不使感到疲劳、不加重症状为宜。室内保持合适的温湿度,注意保暖。

2. 饮食护理　高热量、高蛋白、高维生素饮食,少吃产气食品,防止产气影响膈肌运动。保证足够的饮水量以助于痰液的稀释。

（二）病情观察

观察生命体征、咳嗽、咳痰及呼吸困难的程度,检测动脉血气分析和水、电解质、酸碱平衡情况。

（三）氧疗护理

见表 1-2-5。

表 1-2-5　慢阻肺氧疗护理

| 项目 | 内容 |
| --- | --- |
| 吸氧指征 | 长期家庭氧疗是慢性阻塞性肺气肿的关键治疗。吸氧指征为:①$PaO_2 \leq 55$ mmHg 或 $SaO_2 \leq 80\%$,有或没有高碳酸血症。②$PaO_2$ 55～60 mmHg 或 $SaO_2 < 89\%$ 并伴有肺动脉高压、心力衰竭等 |
| 吸氧流量 | 给予鼻导管、低流量(1～2 L/分)、低浓度(28%～30%)持续吸氧,吸氧时间>15 小时/天,夜间不可间断,因熟睡时呼吸中枢兴奋性降低或上呼吸的阻塞而缺氧加重 |
| 吸氧目标 | 静息状态下 $PaO_2$ 60 mmHg 以上,或 $SaO_2$ 90% 以上 |
| 吸氧有效指标 | 呼吸困难减轻、呼吸频率正常、发绀减轻、心率减慢、活动耐力增加 |

（四）排痰护理

1. 深呼吸和有效咳嗽　患者取坐位,先进行深而慢的腹式呼吸 5～6 次,然后深吸气,屏气 3～5 秒,继而缩唇,缓慢地经口呼气,再深吸一口气屏气 3～5 秒,身体前倾,从胸腔进行 2～3 次短促有力的咳嗽,咳嗽时同时收缩腹肌,或用手按压上腹部,帮助痰液咳出。也可让患者取俯卧屈膝位,借助膈肌、腹肌收缩,增加腹压,咳出痰液。

2. 药物排痰　痰液黏稠者可采用雾化吸入;对年老体弱者,痰多时不宜使用强镇咳剂,如可待因等。

3. 拍背排痰　从肺底由外向内、由下向上轻拍胸壁。

（五）呼吸功能锻炼

1. 缩唇呼吸

(1) 作用:提高支气管内压,防止呼气时小气道过早陷闭,以利肺泡气排出。

(2) 方法:患者闭嘴经鼻吸气,然后通过缩唇(吹口哨样)缓慢呼气,同时收缩腹部,如图 1-2-1 所示。吸气与呼气时间比为 1∶2 或 1∶3。练习时蜡炬距口唇 15～20 cm 处吹气。

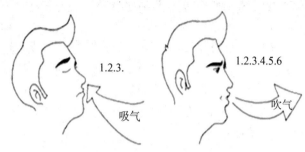

图 1-2-1 缩唇呼吸

2. 膈式或腹式呼吸

（1）作用：可使呼吸阻力减低，肺泡通气量增加，提高呼吸效率。

（2）方法：患者可取立位、平卧位或半卧位，两手分别放于前胸部和上腹部。先用鼻缓慢吸气，吸气时腹肌松弛，腹部凸出，手感到腹部向上抬起。然后缩唇呼气，呼气时腹肌收缩，膈肌松弛，膈肌随腹腔内压增高而上抬，推动肺部气体排出，手感到腹部下陷，如图 1-2-2 所示。每次锻炼 10～20 分钟。

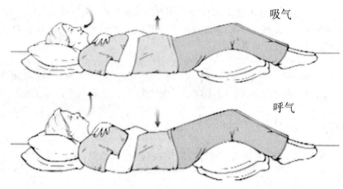

图 1-2-2 腹式呼吸

（六）心理护理

关心患者，与患者及家属共同制订和实施康复计划，避免诱因，定期进行呼吸肌功能锻炼，坚持合理用药，减轻症状，增强战胜疾病的信心。

（七）健康教育

1. 疾病预防指导　戒烟是预防慢阻肺的主要措施。对于患有慢性支气管炎等慢阻肺高危人群应定期进行肺功能监测，尽早发现并及时干预。

2. 疾病知识指导　教会患者及家属依据呼吸困难与活动之间的关系，使患者理解康复锻炼的意义，积极进行缩唇呼吸、腹式呼吸训练等锻炼。

3. 饮食指导　少量多餐，腹胀的患者应进软食，避免进食产气食物，避免摄入高碳水化合物和高热量饮食，以免产生过多 $CO_2$。

4. 家庭氧疗　指导患者和家属了解氧疗的目的、必要性及注意事项；注意用氧安全，严禁明火，防止氧气燃烧爆炸；氧疗装置定期更换、清洁、消毒。

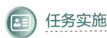 任务实施

## 一、胸背部叩击排痰操作

### （一）操作前准备工作

1. 环境准备　病房安静、整洁、整齐、温湿度适宜、无对流风、必要时关闭门窗、置屏风。
2. 护士准备　着装整齐、洗手、戴口罩。
3. 用物准备　纸巾、痰盂、单层薄布、听诊器、软枕、笔、记录单。
4. 评估患者　病情、意识状态、耐受能力、合作程度、进食时间、咳痰能力、听诊肺部呼吸音与体位关系，能否易咳程度，解释该项操作的相关事项和配合方法。

### （二）操作步骤

（1）备齐用物，携至患者床旁，做好查对、解释，取得配合。

（2）协助患者取侧卧位，背向操作者或根据病情取合适的体位。

（3）操作者五指并拢，手心微弯，呈空杯状，腕部放松，迅速且有规律地叩击患者背部，叩击力量应适中，以患者不感到疼痛为宜，叩击时若发生空而击的声音，则表示叩击手法正确。

（4）叩击顺序：由下而上，从肺底到肺尖；由外向内，肺外侧到内侧，避开脊柱、肩胛骨、肾区，每个肺叶叩击 1～3 分钟，每次频率为 120～180 次。

（5）在叩击过程中注意保护患者的隐私，同时要加强保暖，叩击同时鼓励患者做深呼吸、咳嗽、咳痰。

（6）询问患者的感受，观察患者呼吸、咳嗽、咳痰情况，如有异常，立即停止叩击。

（7）叩击时间：15～30 分钟为宜，每日 2～3 次或根据病情增加扣背频次，在餐前 30 分钟或餐后 2 小时及晚间睡前进行。

（8）协助做好口腔护理。

（9）协助患者取舒适体位，询问患者的感受，观察痰液情况，复查生命体征、肺部呼吸音及啰音变化。

（10）整理床单位，洗手，记录。

## 二、注意事项

（1）叩击前确认患者无任何既往史（咯血、肋骨骨折、有病理性骨折史、未经引流的气胸、低血压及肺水肿等）。

（2）叩击前向患者说明叩击的目的及方法，取得患者的配合，再进行胸部的听诊。

（3）叩击前用薄布进行覆盖，以免叩击后引起皮肤发红，叩击时注意避开骨突部位、心脏、脊椎、乳房、肩胛骨、胸骨及衣服拉链、纽扣等，力度合适，注意节律、频率。

（4）叩击应安排在餐后 2 小时至餐前 30 分钟完成，以避免治疗中引发呕吐。

（5）根据患者的实际情况每天进行 2～6 次的叩击。

（6）叩击时注意观察患者的反应，叩击后询问患者的感受，观察痰液的性质、颜色、量，再次听诊肺部呼吸音、啰音变化。

## 任务评价

任务评价详见表1-2-6。

表1-2-6 任务评价表

| 任务 | 评价内容 | 评价标准 | 分值 |
|---|---|---|---|
| 胸背部叩击排痰操作 | 操作前准备（15分） | 1. 病房安静、整洁、整齐，温湿度适宜，无对流风，必要时关闭门窗、置屏风 | 2分 |
| | | 2. 护士准备：着装整齐、洗手、戴口罩 | 2分 |
| | | 3. 用物准备：纸巾、痰盂、单层薄布、听诊器、软枕、笔、记录单 | 2分 |
| | | 4. 核对：姓名、床号、住院号 | 2分 |
| | | 5. 评估患者：病情、意识状态、耐受能力、合作程度、进食时间、咳痰能力、听诊肺部呼吸音与体位关系、易咳程度，解释该项操作的相关事项和配合方法 | 7分 |
| | 操作步骤（70分） | 1. 备齐用物，携至患者床旁、核对、解释、取得配合 | 5分 |
| | | 2. 协助患者取侧卧位，背向操作者或根据病情取合适的体位 | 5分 |
| | | 3. 操作者五指并拢，手心微弯，呈空杯状，腕部放松，迅速且有规律地叩击患者背部，叩击力量应适中，以患者不感到疼痛为宜，叩击时若发生空而击的声音，则表示叩击手法正确 | 15分 |
| | | 4. 叩击顺序：由下而上，从肺底到肺尖；由外向内，肺外侧到内侧，避开脊柱，每个肺叶叩击1～3分钟，每次频率为120～180次 | 15分 |
| | | 5. 在叩击过程中注意保护患者的隐私，同时要加强保暖，叩击同时鼓励患者做深呼吸、咳嗽、咳痰 | 8分 |
| | | 6. 询问患者的感受，观察患者呼吸、咳嗽、咳痰情况，如有异常，立即停止叩击 | 8分 |
| | | 7. 叩击时间：15～30分钟为宜，每日2～3次或根据病情增加扣背频次，在餐前30分钟或餐后2小时及晚间睡前进行 | 5分 |
| | | 8. 协助做好口腔护理 | 2分 |
| | | 9. 协助患者取舒适体位，询问患者的感受，观察痰液情况，复查生命体征、肺部呼吸音及啰音变化 | 5分 |
| | | 10. 整理床单位 | 2分 |
| | 操作后处置（2分） | 1. 洗手、脱口罩、记录 | 1分 |
| | | 2. 用物处置规范 | 1分 |
| | 整体规范性（13分） | 1. 操作熟练，手法正确<br>2. 关爱患者，动作匀速，使患者舒适<br>3. 患者配合，叩击有效，有痰液咳出 | 13分 |
| 评价总分 | | | 100分 |

## 知识点小结

请扫描二维码。

## 拓展知识

**哮喘-慢阻肺重叠综合征**

2014年慢性阻塞性肺疾病全球倡议(Global Initiative for Chronic Obstructive Lung Disease,GOLD)和全球哮喘防治倡议(Global Initiative for Asthma,GINA)科学委员会共同商定并正式提出"哮喘-慢阻肺重叠综合征"(asthma-COPD overlap syndrome,ACOS)的名称,GINA 2014版和GOLD2015更新版正式发表。

哮喘-慢阻肺重叠综合征以持续性气流受限为特征,通常既有哮喘的特征,也有慢阻肺的特征。当个体所具有的支持哮喘和慢阻肺特征的条目为3条以上时,即应考虑诊断为哮喘-慢阻肺重叠综合征。如果吸入支气管舒张药后FEV1/FVC<0.7,同时伴有可逆性或显著可逆性气流受限时,则符合哮喘-慢阻肺重叠综合征诊断,应给予ICS联合支气管舒张药的治疗方案。

## 测一测

请扫描二维码。

练习题及答案

(刘莉虹)

# 任务三 慢性肺源性心脏病患者的护理

## 学习目标

1. 素质目标

(1) 树立"以患者为中心"的优质护理服务意识。

(2) 主动学习慢性肺源性心脏病护理前沿知识,密切关注慢性肺源性心脏病护理研究新进展,紧跟医学发展的步伐。

2. 知识目标

(1) 能说出慢性肺源性心脏病临床表现、主要护理诊断和护理措施。

(2) 能讲述慢性肺源性心脏病患者的病因和治疗原则。

(3) 能讲述出现肺性脑病后使用呼吸兴奋剂的注意事项、疗效和不良反应。

3. 能力目标

(1) 能指导肺源性心脏病患者正确进行呼吸功能锻炼。

(2) 能通过情景模拟对洋地黄中毒患者采取正确的救护措施。

## 案例导入

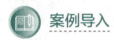

患者,男性,78岁,因"反复咳嗽、咳痰20年,活动后气促,6年加重,伴双下肢水肿一周"入院,患者20年前于秋冬季受凉后出现咳嗽,咯白痰,多为泡沫痰,晨起明显,每年发作2、3次,持续3个月或以上;6年前逐渐出现活动后气促,起初上3楼即需休息,目前走平路亦感气促,偶有喘息,间断在门诊就诊,症状反复,一周前感冒受凉后上述症状加重并伴有低热、双下肢水肿,尿少,口唇颜面青紫,精神烦躁而由急诊入院。症见:气喘、咳嗽、咳痰。既往有40年吸烟史,1包/日。入院查体:体温37.8℃,呼吸22次/分,脉搏102次/分,血压125/65 mmHg,口唇发绀,桶状胸,肋间隙增宽,双肺叩诊过清音,两肺呼吸音低,双下肺少量湿性啰音和呼气相干啰音,心界向右下扩大,心率102次/分,律整,剑突下心尖搏动明显,肺动脉瓣第二心音亢进,三尖瓣区S1亢进,可闻及3/6级吹风样杂音,肝肋下3 cm,肝颈回流征阳性,双下肢凹陷性水肿。心电图显示:P波高尖。血常规:白细胞$13.2 \times 10^9$/L,中粒细胞计数$12.8 \times 10^9$/L。血气分析:$PaO_2$ 45 mmHg,$PaCO_2$ 75 mmHg。按医嘱给予抗感染、利尿、纠正酸中毒、抗心律失常等处理。

问题:

1. 患者目前有哪些主要护理诊断/问题?应给予哪些护理措施?

2. 如何指导患者有效排痰?

## 模块一 呼吸内科常见疾病的护理

### 任务分析

肺源性心脏病(pulmonary heart disease)简称肺心病,是由支气管-肺组织、肺血管或胸廓慢性病变引起肺血管阻力增加,产生肺动脉高压,继而右心室结构和(或)功能改变的疾病。根据起病的缓急和病程长短,可分为急性和慢性肺心病。本节重点论述慢性肺心病。

慢性肺心病最常见的病因是慢阻肺,慢阻肺时患者因缺氧引起肺动脉痉挛,从而形成肺动脉高压,而肺动脉高压是慢性肺心病发生的关键环节。急性呼吸道感染是慢性肺心病急性发作的主要诱因,常导致肺功能、心功能衰竭。

如何评估和判断患者存在的主要护理诊断/问题?采取哪些有效的护理措施?通过学习,正确掌握肺源性心脏病患者的护理知识和技能,运用护理程序对肺源性心脏病患者实施整体护理。

### 一、护理评估

#### (一) 健康史

询问与本病发生相关的因素,如有无着凉、淋雨、劳累等诱因,有无上呼吸道感染史;有无肺部疾病病史(慢性支气管炎、肺气肿、间质性肺炎、哮喘、支气管扩张、肺结核)和心脏疾病史(先心病、心律失常)等基础疾病;以及患者的吸烟史等。

#### (二) 身体状况

肺心病失代偿期两大表现:呼吸衰竭和右心衰竭。

1. 呼吸衰竭

(1) 症状:呼吸困难(最早出现),出现昼睡夜醒、神志恍惚、躁动、抽搐等肺性脑病的表现。肺性脑病是肺心病死亡的首要原因。

(2) 体征:发绀(典型表现);皮肤潮红、多汗、球结膜充血,是因高碳酸血症出现周围血管扩张所致。

2. 心力衰竭以右心衰竭为主,表现为颈静脉怒张,剑突下可闻及收缩期杂音,甚至出现舒张期杂音;肝大且有压痛,肝颈静脉回流征阳性,下肢水肿,重者可有腹水。

**提示** 案例中对患者的身体评估符合慢性肺心病的表现。

#### (三) 辅助检查

见表1-3-1。

表1-3-1 肺心病辅助检查

| 检查方法 | 检查意义 |
| --- | --- |
| X线检查 | 肺动脉高压征象:右下肺动脉干扩张,其横径≥15 mm;其横径与气管横径比值≥1.07;肺动脉段明显突出和右心室增大征,为肺心病诊断的主要依据 |
| 超声心动图检查 | 右心室流出道内径≥30 mm、右心室内径≥20 mm、右心室前壁厚度≥5 mm,左右心室内径比值<2,右肺动脉内径或肺动脉干及右心房增大等,可诊断为慢性肺心病 |

续 表

| 检查方法 | 检查意义 |
|---|---|
| 心电图检查 | 主要表现有电轴右偏、肺性 P 波,也可见右束支传导阻滞及低电压图形,可作为肺心病的参考条件 |
| 血气分析 | 慢性肺心病失代偿期可出现低氧血症或高碳酸血症。呼吸衰竭时 $PaO_2 < 60$ mmHg,$PaCO_2 > 50$ mmHg |

（四）治疗原则

见表 1-3-2。

表 1-3-2　肺心病治疗原则

| 治疗方法 | | 治疗注意事项 |
|---|---|---|
| 控制感染 | | 是急性加重期治疗的关键,因呼吸系统感染是引起肺心病急性加重的常见原因 |
| 控制呼吸衰竭 | | 低浓度、低流量给氧,氧浓度 25%～29%,氧流量 1～2 L/分,24 小时持续不间断给氧 |
| 控制心力衰竭 | 利尿 | ①减少血容量、减轻右心负荷、消除水肿;②以缓慢、小量、间歇为使用原则,如氢氯噻嗪;③尽可能在白天使用,避免夜间因排尿频繁而影响睡眠 |
| | 强心 | 患者若有缺氧、慢性感染和低钾血症,易发生洋地黄中毒。因此,使用洋地黄类药物时应以快速、小剂量为原则,为常规量的 1/2 或 2/3 量。用药前要积极纠正缺氧和低钾血症 |
| | 扩血管 | 应用扩血管药物时,应注意观察患者的心率、血压 |
| 抗凝 | | 应用普通肝素或低分子肝素钠防止肺微小动脉原位血栓形成 |

## 二、护理问题分析

"案例导入"中的患者被确诊为肺心病,因病情加重,目前患者气喘、胸闷、口唇紫绀,说明有气体交换受损,因此评估患者存在以下主要护理诊断/问题。其中"气体交换受损"为首优护理问题。

1. 气体交换受损　与低氧血症、$CO_2$ 潴留、肺血管阻力增高有关。
2. 清理呼吸道无效　与呼吸道感染、痰液过多而黏稠有关。
3. 活动无耐力　与心、肺功能减退有关。
4. 体液过多　与心排血量减少、肾血流灌注量减少有关。
5. 潜在并发症:肺性脑病
6. 营养失调低于机体需要量　与呼吸困难、疲乏等引起的食欲减退有关。
7. 有皮肤完整性受损的危险　与水肿、长期卧床有关。

## 三、护理措施分析

根据目前患者的病情,护士给予及时有效的护理措施,采取绝对卧床休息,持续低流量吸氧,迅速开通两条静脉通道,遵医嘱使用抗生素、利尿剂、呼吸兴奋剂及强心药物,控制感染,改善心律失常,利尿消肿,纠正酸碱平衡。并予床旁多功能监护仪监测心率、血压及血氧饱和度,密切观察患者体温变化及药物疗效和不良反应,防止洋地黄药物中毒的发生,病情稳定后指导饮食及呼吸功能锻炼、用药等。

(一) 一般护理

1. 休息与活动

(1) 心肺功能代偿期:活动应量力而行、循序渐进,以不引起疲劳、不加重症状为宜。

(2) 心肺功能失代偿期:绝对卧床休息,采取半卧位或坐位,必要时予双足下垂位,可减少回心血量从而减轻肺淤血,利于呼吸。

(3) 定时翻身:指导患者在床上进行缓慢的肌肉松弛活动,鼓励患者进行呼吸功能锻炼,提高活动耐力。

2. 饮食护理 给予高蛋白高热量、高纤维素、易消化清淡饮食,保持大便通畅;避免含糖高的食物,以免引起痰液黏稠。如患者出现水肿、腹水或尿少时,应限制钠水摄入,每天钠盐<3 g,水分<1 500 mL。因碳水化合物可增加$CO_2$生成量,增加呼吸负担,应减少碳水化合物的摄入。少食多餐,减少用餐时的疲劳。

(二) 合理氧疗

低流量、低浓度、持续给氧。氧流量1~2 L/分,浓度25%~29%,同时动态观察呼吸困难、发绀、心率、意识状态变化。不宜高浓度给氧(由于呼吸中枢对$CO_2$刺激敏感性降低,高浓度吸氧可使呼吸受抑制,加重$CO_2$潴留,诱发肺性脑病)。

(三) 病情观察

观察患者的生命体征及意识状态;注意有无发绀和呼吸困难及严重程度;观察有无右心衰竭的表现;密切观察患者有无头痛、烦躁不安、神志改变等肺性脑病的临床表现。定期监测动脉血气分析、心电图。准确记录24小时出入量,依据出入量而定,量出为入。注意观察用药不良反应。

(四) 水肿的护理

限盐限水,做好皮肤护理,记录24小时入量。

(五) 积极排痰

如表1-3-3所示,保持呼吸道通畅。坚持进行呼吸功能锻炼、全身锻炼、呼吸操等。

表1-3-3 常见胸部物理排痰疗法

| 排痰方法 | 适应证 |
| --- | --- |
| 深呼吸和有效咳嗽 | 适用于神志清醒并能咳嗽的患者。方法详见任务二慢性支气管炎和慢性阻塞性肺疾病患者的护理 |
| 气道湿化 | 适用于痰液黏稠和排痰困难者,常用蒸气吸入或超声雾化吸入,气管切开者可于插管内滴液,达到湿化气道、稀释痰液的目的 |
| 胸部叩击与胸壁震荡 | 适用于久病体弱、长期卧床、排痰无力者。方法详见任务二慢性支气管炎和慢性阻塞性肺疾病患者的护理 |

续　表

| 排痰方法 | 适应证 |
|---|---|
| 体位引流 | 体位引流是利用重力作用使肺、支气管内分泌物排出体外,又称重力引流。适用于肺气肿、支气管扩张等有大量痰液而排出不畅时;禁用于呼吸功能不全、有明显呼吸困难和发绀者,近1~2周内曾有大咯血史,严重心血管疾病或年老体弱而不能耐受者 |
| 机械吸痰 | 适用于无力咳出黏稠痰液、意识不清或排痰困难者,吸痰时严格无菌操作,吸痰时间不超过15秒 |

（六）用药护理

1. 注意事项　对 $CO_2$ 潴留、呼吸道分泌物多的重症患者慎用镇静剂、麻醉药、催眠药,如必需用药,使用后应观察是否有抑制呼吸和咳嗽反射的情况出现。

2. 利尿剂　应用后易出现低钾、低氯性碱中毒、痰液黏稠不易排出和血液浓缩等不良反应,应注意观察和预防。利尿剂尽可能在白天给药,避免夜里频繁排尿而影响患者睡眠。

3. 洋地黄类药物　遵医嘱准确用药,注意观察药物毒性反应。用药前注意防止缺氧和低钾血症,以免发生毒性反应。

4. 血管扩张药　注意观察心率及血压情况,严格控制输液速度。

5. 使用抗生素　注意观察感染控制的效果、有无继发性感染。

6. 使用抗凝药物　应注意观察患者有无皮肤黏膜出血等情况。

7. 正确使用呼吸兴奋剂(尼可刹米)　在保持呼吸道通畅的前提下应用,出现恶心呕吐或抽搐时,提示药物过量。

（七）心理护理

肺心病病程长,病情多反复,严重者不能平卧,患者容易产生焦虑。要关注患者的心理状态,有无焦虑、忧郁等不良情绪,做好心理疏导。

（八）健康教育

1. 疾病预防指导　提倡戒烟,积极防治原发病的诱发因素,普及人群的疾病防治知识,增强抗病能力。

2. 提高自身免疫力　加强饮食营养,病情缓解期应进行适当的体育锻炼和呼吸功能锻炼,年老体弱者,可接种流感疫苗和肺炎球菌疫苗。

3. 疾病知识宣教　向患者和家属讲解疾病发生、发展过程及防治原发病的重要性,减少反复发作次数。积极防治原发病,避免各种可能导致病情急性加重的诱因。坚持家庭氧疗、呼吸功能锻炼等。

4. 定期门诊随访　告知患者及家属病情变化的征象,如体温升高、呼吸困难加重、咳嗽剧烈、咳痰不畅,尿量减少、水肿明显或患者出现神志淡漠、嗜睡、躁动、口唇发绀加重等,均提示病情变化或加重,需要及时就医诊治。

**知识点小结**

请扫描二维码。

 **测一测**

请扫描二维码。

练习题及答案

（闫玉梅）

## 任务四　肺炎患者的护理

### 学习目标

1. 素质目标
（1）培养学生求真务实、严谨慎独的工作态度，团队协作的精神，良好的沟通能力。
（2）培养良好的医德医风，从身体健康、经济、心理等方面为患者着想，树立以"患者为中心"的医德理念。
（3）能表现出对肺炎患者的尊重和同理心。
（4）面对危急情况，能逐步养成急救意识。
2. 知识目标
（1）能描述肺炎的临床表现、主要护理诊断与护理措施。
（2）能说出肺炎的分类与治疗要点。
（3）了解肺炎的病因与发病机制。
3. 能力目标
（1）通过病例分析培养护理诊断思维，会观察肺炎患者的症状、体征，识别病情变化，对危重患者做出应急处理。
（2）能针对具体病例进行分析，得出疾病规范的护理规律，为肺炎的患者制订逐步护理计划并实施。

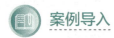

### 案例导入

唐某，男，25 岁。4 天前受凉后突然出现寒战、高热、咳嗽、咳痰，痰量逐渐增多且变黏稠，今晨咳嗽咳痰加重，咳铁锈色痰，伴胸痛入院。既往体健，无重要病史。护理评估：体温 39.6℃，脉搏 120 次/分，呼吸 28 次/分，血压 100/65 mmHg。急性面容，呼吸急促，右肺下野叩诊呈浊音，语颤增强，可闻及支气管呼吸音。辅助检查：白细胞 $15.0 \times 10^9$/L，中性粒细胞 87%。X 线胸片显示右肺下野可见大片致密阴影。

问题：
1. 患者有哪些主要的护理诊断/问题？应采取哪些护理措施？
2. 护士应注意监测患者哪些指征？

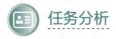

### 任务分析

肺炎（pneumonia）是指终末气道、肺泡和肺间质的炎症，可由病原微生物、理化因素、免疫损伤、过敏及药物所致。细菌性肺炎是最常见的肺炎,也是最常见的感染性疾病之一。

肺炎的分类及特点见表1-4-1。

表1-4-1 肺炎的分类及特点

| 分类方法 | | 特 点 |
| --- | --- | --- |
| 按解剖位置分类 | 大叶性肺炎:致病菌多为肺炎链球菌 | |
| | 小叶性肺炎 | |
| | 间质性肺炎 | |
| 按病因学分类 | 细菌性肺炎 | 最为常见,最常见的病原菌是肺炎链球菌 |
| | 非典型病原体所致肺炎 | 支原体、衣原体、军团菌等 |
| | 病毒性肺炎 | 冠状病毒、流感病毒等 |
| | 真菌性肺炎 | 白念珠菌、曲菌等 |
| | 其他病原体所致肺炎 | 立克次体、弓形虫等 |
| | 理化因素所致肺炎 | 放射性肺炎、化学性肺炎等 |
| 按感染来源分类 | 社区获得性肺炎 | 在医院外罹患的感染性肺实质炎症,主要病原菌为肺炎链球菌 |
| | 医院获得性肺炎 | 患者入院时不存在,入院48小时后在医院内发生肺炎,其中以呼吸机相关性肺炎多见。常见致病菌为革兰阴性杆菌,包括铜绿假单胞菌、肺炎杆菌、肠杆菌等 |

肺炎链球菌肺炎的病理改变:肺炎链球菌进入下呼吸道,首先引起肺泡壁水肿,经肺泡孔向中央部分扩散,易累及胸膜而致渗出性胸膜炎,出现胸痛。肺炎链球菌肺炎典型的病理改变有充血期、红色肝样变期、灰色肝样变期、消散期。肺组织结构多无破坏,一般病变消散后肺组织完全恢复正常。

如何评估和判断患者存在的主要护理诊断/问题?采取哪些有效的护理措施?通过学习,正确掌握肺炎患者的护理知识和技能,运用护理程序对肺炎患者实施整体护理。

## 一、护理评估

### (一) 健康史

询问患者有无感染史,有无淋雨、受凉、疲劳、醉酒等诱因,是否有慢阻肺、糖尿病、肿瘤、心力衰竭等慢性病史;有无应用免疫抑制剂或长期应用抗生素史;是否吸烟及吸烟量;有无其他自身免疫性疾病等。

### (二) 身体状况

详见表1-4-2。

表 1-4-2 肺炎患者的身体状况

| 症状体征及并发症 | 肺炎链球菌肺炎 | 葡萄球菌肺炎 | 肺炎支原体肺炎 | 病毒性肺炎 |
|---|---|---|---|---|
| 症状 | 病前常有上呼吸道感染、受凉、淋雨、疲劳等诱因。寒战、高热，呈稽留热型，咳铁锈色痰。还可引起胸膜炎（表现为患侧胸痛、胸膜摩擦音） | 急生肺部化脓性感染，起病急骤，寒战、高热、胸痛、脓痰、痰量多、痰带血丝或呈脓血状，全身肌肉关节酸痛，精神萎靡，周围循环衰竭 | 起病较缓慢，潜伏期2～3周，有乏力、咽痛、头痛、阵发性刺激性干咳、发热、食欲缺乏、腹泻、肌痛、耳痛等 | 起病较急，发热、头痛、全身酸痛、乏力等症状较突出，咳嗽、少痰，或白色黏液痰、咽痛 |
| 体征 | 急性病容、鼻翼扇动、呼吸浅快、口唇青紫、肺实质变时表现为患侧呼吸运动减弱，语颤增强，叩诊浊音，呼吸音减弱及胸膜摩擦音 | / | / | / |
| 并发症 | 感染性休克：①出现精神症状；②体温不升或过高；③心率>140次/分；④血压下降至 80/50 mmHg；⑤脉搏细弱、四肢厥冷、少尿或无尿；⑥白细胞过高（>30×$10^9$/L）或过低（<4×$10^9$/L） | / | / | / |

**提示** 案例中唐某的主诉、症状描述均符合肺炎链球菌肺炎的典型表现。

### （三）辅助检查

见表 1-4-3。

表 1-4-3 肺炎链球菌肺炎临床表现及辅助检查

| 检查项目 | 临床意义 |
|---|---|
| 血常规 | 白细胞、中性粒细胞增高，核左移 |
| 痰培养 | 痰培养 24～48 小时可确定病原体，血培养检出肺炎链球菌可确诊 |
| X 线胸片 | 早期：肺纹理增多或受累肺段、肺炎稍模糊；实质变：可见大片均匀致密的阴影；消散期：可出现"假空洞"征，一般起病 3～4 周后才完全消散 |

**提示** 案例中唐某辅助检查符合肺炎链球菌肺炎的表现。

### （四）治疗要点

1. 一般肺炎的治疗要点　见表 1-4-4。

表 1-4-4 肺炎的治疗要点

| 肺炎链球菌肺炎 | 葡萄球菌肺炎 | 肺炎支原体肺炎 | 病毒性肺炎 |
|---|---|---|---|
| ①控制感染:首选青霉素,如治疗有效,24~72小时后体温可恢复正常,抗生素疗程一般5~7天,或热退后3天即可停药;②对症及支持治疗:休息、补液、维持水电解质平衡、降温、剧烈胸痛者给予少量镇痛药 | ①抗菌治疗:选择敏感的抗生素是治疗的关键,首选耐青霉素酶的半合成青霉素或头孢菌素,联合氨基糖苷类药;②对症支持治疗 | ①部分病例不经治疗可自愈;②首选大环内酯类抗生素(红霉素、阿奇霉素);③呼吸道隔离 | ①对症治疗为主;②呼吸道隔离;③抗病毒药物 |

2. 休克型肺炎的治疗要点　见表1-4-5。

表 1-4-5 休克型肺炎的治疗要点

| 治疗要点 | 具体治疗措施 |
|---|---|
| 补液 | 首先应补充血容量,建立两条静脉通道。先输低分子右旋糖酐,以迅速扩充血容量,降低血液黏稠度。补液速度和补液量以中心静脉压水平决定,若中心静脉压<5 cmH$_2$O时,应迅速补液;若中心静脉压>10 cmH$_2$O时,输液速不宜过快,以免诱发急性心力衰竭 |
| | 血容量补足的表现:口唇红润、肢端温暖、收缩压>90 mmHg、尿量>30 mL/时、心率<100次/分 |
| 抗感染 | 宜选用2~3种广谱抗生素联合、大剂量、静脉给药 |
| 警惕急性肾损伤的发生 | 如血容量已补足而24小时尿量仍少于400 mL或尿量<20 mL/时,应考虑有肾功能不全 |

## 二、护理问题分析

"案例导入"中的唐某寒战、高热、咳嗽、咳痰、胸痛,评估患者存在"体温过高""清理呼吸道无效"等护理问题,其中"体温过高"为首优护理问题。

1. 体温过高　与肺部感染有关。
2. 清理呼吸道低效　与呼吸道分泌物多、胸痛、痰液黏稠等有关。
3. 潜在并发症:感染性休克
4. 气体交换障碍　与肺实质炎症,呼吸面积减少有关。
5. 疼痛:胸痛　与肺部炎症累及壁层胸膜有关。

## 三、护理措施分析

根据唐某目前的病情,护士应给予及时有效的护理措施,采取卧床休息,吸氧,迅速开通两条静脉通道,遵医嘱补液,退热,迅速、积极地控制感染,纠正酸碱平衡失调,密切监测生命体征,密切观察药物疗效和不良反应。

(一) 一般护理

1. 休息与活动　急性期应卧床休息;休克时取中凹位;胸痛者取患侧卧位。
2. 饮食护理　补充营养和水分,饮水>2 000 mL/天,予高热量、高蛋白和富含维生素易消化的流质或半流质饮食,并鼓励患者进食,少量多餐。若有明显麻痹性肠梗阻或胃扩张,应暂时禁食、禁饮和胃肠减压,直至肠蠕动恢复。

3. 注意保持口腔清洁

(二) 病情观察

1. 监测　监测并记录生命体征的变化。为明确诊断,最好在使用抗生素前采集血、痰、胸腔积液标本进行涂片和培养。

2. 观察　观察是否发生休克,如有无血压下降、发绀、尿量减少、四肢湿冷、神志模糊、烦躁等。

(三) 对症护理

1. 保持呼吸道通畅　鼓励患者多饮水以稀释痰液,配合翻身拍背促进痰液排出。

2. 合理氧疗　低、中流量给氧。

3. 降温　可采用温水擦浴、冰袋、冰帽等物理降温措施,以逐渐降温为宜,防止虚脱;尽量不用解热镇痛剂退热,必要时遵医嘱使用小剂量退热药;及时擦身换衣被,避免受凉。

(四) 用药护理

观察药物不良反应,如用氨基糖苷类抗生素时应注意前庭功能和肾功能,定期留尿检查;用喹诺酮类抗生素时应注意观察胃肠道反应;大量抗生素的应用,可能诱发真菌感染及维生素缺乏。

(五) 感染性休克的护理

1. 加强监护　积极配合抢救,专人护理,密切观察生命体征、精神和意识状态、皮肤和黏膜、出入量、辅助检查;取中凹位,注意保暖,忌用热水袋;慎用退热药,避免大量出汗。

2. 氧疗护理　中、高流量给氧,必要时机械辅助通气。

3. 补充血容量　迅速建立静脉通道,遵医嘱补液(首要措施)。补液速度的调整根据患者的具体情况,可以中心静脉压作为指标。

4. 用药护理　遵医嘱输入血管活性药,根据血压调整滴速,注意防止药液外渗引起局部组织坏死;明显酸中毒时可静脉滴注5%碳酸氢钠,但要单独输入。

(六) 心理护理

肺炎对患者日常生活、工作或学习带来影响,部分患者不能适应疾病所带来的角色转变。高热、咳嗽、咳痰、呼吸困难等症状会给患者带来很大的精神压力,对治疗失去信心。因此,要重点对患者进行知识宣教,告知预后从而减轻心理负担。

(七) 健康教育

1. 疾病知识宣教　①向患者宣传有关肺炎的基本知识,保证充足的休息时间,增加营养摄入,以增加机体对抗感染的能力;②出院后继续用药者,应嘱其按疗程服药,如更换抗生素应注意迟发过敏反应,出现发热、心率增快、咳嗽、咳痰、胸痛等症状时,应及时就诊。

2. 疾病预防知识指导　①指导患者病情好转后,注意锻炼身体,加强耐寒锻炼;②天气变化时随时增减衣服,避免受凉、淋雨、酗酒及吸烟,预防上呼吸道感染;③改善营养状况;④维持室内空气流通,保持良好的个人卫生习惯,避免交叉感染;⑤还应注意避免滥用抗生素、糖皮质激素;⑥年龄大于65岁,或不足65岁但有心血管、肺疾病、糖尿病、酗酒、肝硬化和免疫抑制者(如HIV感染者、肾衰竭者、器官移植受者等)等易感人群可注射流感疫苗或肺炎疫苗。

 **知识点小结**

请扫描二维码。

 **测一测**

请扫描二维码。

练习题及答案

（方云艺）

# 任务五　支气管扩张症患者的护理

  学习目标

1. 素质目标
（1）培养"以人的健康为中心"的临床思维和方法。
（2）主动学习支气管扩张护理的新进展，注重知识更新。
2. 知识目标
（1）能说出支气管扩张的临床表现、主要护理诊断和护理措施。
（2）能讲述支气管扩张患者的病因和治疗原则。
3. 能力目标
（1）能充分对支气管扩张患者进行病情观察。
（2）能通过情景模拟对咯血患者采取正确的救护措施。

  案例导入

患者，男性，28岁，反复咳嗽、咳大量脓痰、间断咯血13年。3天前受凉后咳嗽加重，晨起痰量明显增多，每天咯血约150 mL，为进一步治疗而入院。护理评估：体温36.3℃，脉搏78次/分，呼吸22次/分，血压107/62 mmHg。双肺呼吸音稍低，左下肺可闻及粗湿啰音。胸部X线显示左下肺纹理增粗、紊乱，可见双轨征和环形阴影，初步诊断为支气管扩张。

问题：
1. 患者目前有哪些主要护理诊断/问题？应给予哪些护理措施？
2. 护士遵医嘱完成体位引流术操作。

  任务分析

支气管扩张（bronchiectasis）简称支扩，是由于急性、慢性呼吸道感染和支气管阻塞后，反复发生支气管炎症，致使支气管壁结构破坏，引起的支气管异常和持久性扩张。临床特点为慢性咳嗽、咳大量脓痰和（或）反复咯血。多见于儿童和青年。近年由于急慢性呼吸道感染得到恰当治疗，其发病率有减少趋势。

支气管-肺组织感染是支气管扩张最常见的原因，其中以婴幼儿期的麻疹、百日咳、支气管肺炎造成支气管-肺组织感染最为常见。

继发于支气管-肺组织感染病变的支气管扩张多见于左下肺，继发于肺结核者则多见于上肺叶。

如何评估和判断患者存在的主要护理诊断/问题？采取哪些有效的护理措施？通过学习，正确掌握支气管扩张患者的护理知识和技能，运用护理程序对支气管扩张患者实施整体护理。

## 一、护理评估

### （一）健康史

询问患者在婴幼儿时期是否患过百日咳、麻疹、支气管肺炎等疾病；有无支气管肺炎及肺结核、呼吸道感染反复发作史；了解有无异物、肿瘤、肿大淋巴结等阻塞或压迫支气管；是否有先天发育缺陷、遗传因素或免疫功能失调性疾病等。

### （二）身体状况

临床主要表现是慢性咳嗽、大量脓痰、反复咯血，详见表1-5-1。

表1-5-1 支气管扩张症身体状况

| 项目 | | | 内　　容 |
|---|---|---|---|
| 症状 | 慢性咳嗽 | | 多为阵发性，与体位变动有关，通常发生于早上或晚上 |
| | 咳痰 | 痰量 | 轻度为<10 mL/天；中度为(10～150)mL/天；重度为>150 mL/天 |
| | | 性状 | 痰液可分3层，上层为泡沫黏液，中层为浆液，下层为脓性物和坏死组织，如合并有厌氧菌感染，则痰及呼气具有臭味 |
| | 咯血 | 咯血量 | 少量咯血为<100 mL/天；中量咯血为100～500 mL/天；大量咯血为>500 mL/天或1次咯血量>300 mL |
| | | 特殊症状 | 少数患者平时无明显咳嗽、咳痰，而以咯血为唯一症状，此类型为"干性支气管扩张" |
| 体征 | | | 下胸部、背部可闻及固定而持久的局限性粗湿啰音。病程较长者可有杵状指 |

### （三）辅助检查

见表1-5-2。

表1-5-2 支气管扩张辅助检查

| 检查方法 | 辅助检查特点 |
|---|---|
| 胸部X线检查 | 囊状支气管扩张的气道表现为显著的囊腔，腔内可存在气液平面，纵切面可显示"双轨征"，横切面显示"环形阴影"，并可见气道壁增厚 |
| 胸部计算机断层扫描(CT)检查 | 高分辨CT可在横断面上清楚地显示扩张的支气管，由于无创、易重复和易接受的特点，已成为支气管扩张的主要诊断方法 |
| 纤维支气管镜检查 | 当支气管扩张呈局灶性且位于段支气管以上时，可发生弹坑样改变 |
| 痰液检查 | 常显示丰富的中性粒细胞和定值或感染的多种微生物 |
| 肺功能测定 | 可证实由弥漫性支气管扩张或相关阻塞性肺病导致的气流受限 |

**提示** 案例中患者的身体状况和辅助检查均符合支气管扩张的典型表现。

### (四)治疗要点

见表1-5-3。

**表1-5-3 支气管扩张治疗要点**

| 治疗要点 | 具体治疗措施 |
| --- | --- |
| 治疗基础疾病 | 对活动性肺结核伴支气管扩张应积极抗结核治疗,低免疫球蛋白血症可用免疫球蛋白替代治疗 |
| 控制感染 | 出现急性感染征象需应用抗生素。合并厌氧菌感染时加用甲硝唑或替硝唑。慢性咳脓痰的患者可口服阿莫西林或吸入氨基糖苷类药物。以及间断并规律使用单一抗生素或轮换使用抗生素 |
| 改善气流受限 | 应用支气管舒张药物 |
| 清除气道分泌物 | 应用祛痰药物(复方甘草合剂或盐酸氨溴索、溴己新、乙酰半胱氨酸)、振动、拍背、体位引流(见图1-5-1)和雾化吸入 |
| 止血 | 出血量少者可对症治疗或口服卡巴克洛(安络血)、云南白药;中等出血量者,可静脉给予垂体后叶素或酚妥拉明;出血量大、经内科治疗无效者,可考虑介入栓塞或手术治疗 |
| 外科治疗 | 局限性的支气管扩张,经充分内科治疗后仍反复发作者,可考虑外科手术切除病变组织;经保守治疗不能缓解仍反复大咯血且病变局限者,可考虑手术治疗 |

## 二、护理问题分析

"案例导入"中的患者被确诊为支气管扩张,目前患者痰量明显增加伴咯血,评估患者存在"清理呼吸道无效"问题及以下主要护理诊断/问题,其中"清理呼吸道无效"为首优护理问题。

1. 清理呼吸道无效　与痰多黏稠和无效咳嗽有关。
2. 潜在并发症:大咯血、窒息
3. 营养失调:低于机体需要量　与慢性感染导致机体消耗有关。
4. 焦虑　与疾病迁延、个体健康受到威胁有关。
5. 有感染的风险　与痰多、黏稠,不易排出有关。

## 三、护理措施分析

根据目前患者的病情,护士给予及时有效的护理措施,采取卧床休息,进行有效排痰、密切观察病情、警惕窒息等措施。

### (一)一般护理

1. 休息和体位

(1)急性感染或病情严重者应卧床休息,保持室内空气流通,维持适宜的温湿度,注意保暖。

(2)小量咯血者以静卧休息为主,大量咯血患者应绝对卧床休息,取患侧卧位,可减少患侧胸部的活动,防止病灶向健侧扩散,同时有利于健侧肺的通气功能。

2. 饮食护理

（1）高热量、高蛋白质、富含维生素饮食,少食多餐。多饮水,每天1500 mL以上,使痰液稀释,利于排痰。

（2）大量咯血者应禁食;小量咯血者宜禁少量温、凉流质饮食,因过冷或过热均易诱发或加重咯血。多食富含纤维食物,以保持排便通畅,避免排便时腹压增加而引起再度咯血。

（3）患者咳痰或进食后漱口,保持口腔清洁。

(二) 病情观察

密切观察患者咯血的量、颜色、性质及出血的速度,观察生命体征及意识状态的变化,有无胸闷、气促、呼吸困难、发绀、面色苍白、出冷汗、烦躁不安等窒息征兆;有无阻塞性肺不张、肺部感染及休克等并发症的表现。

(三) 体位引流

体位引流(图1-5-1)是利用重力作用促使呼吸道分泌物流入气管、支气管排出体外的方法。

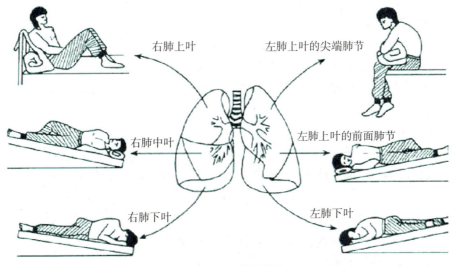

图1-5-1 体位引流

1. 引流前准备　向患者解释体位引流的目的、过程和注意事项,测量生命体征,听诊肺部,明确病变部位。引流前15分钟遵医嘱给予支气管舒张药物。

2. 引流体位　原则上抬高病灶部位的位置,使引流支气管开口向下。首先引流上叶,然后引流下叶后基底段。如患者不能耐受,及时调整姿势。头部外伤、胸部创伤、咯血、严重心血管疾病和病情不稳定者,不宜采用头低位进行体位引流。

3. 引流时间　根据病变部位、病情和患者状况,每天1～3次,每次15～20分钟。一般饭前1小时进行,早晨清醒后立即进行效果最好。如需餐后进行,应在餐后1～2小时进行。

4. 引流的观察　引流过程中患者如出现头晕、发绀、疲劳、出汗、咯血等情况,应立即停止引流并通知医生。

5. 引流的配合　引流过程中,患者作腹式深呼吸、咳嗽,辅以胸部叩击或震荡等,也可取坐位以产生气流排痰,提高引流效果。

6. 引流后护理　引流结束后,帮助患者取舒适体位。观察患者痰液,听诊呼吸音的改变,协助患者漱口。

### (四) 保持呼吸道通畅

痰液黏稠无力咳出者,可经鼻腔吸痰。指导并协助患者将气管内痰液和积血轻轻咳出,保持气道通畅。咯血时轻轻拍击健侧背部,嘱患者勿屏气,以免引发喉头痉挛,使血液引流不畅形成血块,导致窒息。

### (五) 用药护理

1. 注意事项　按医嘱使用抗生素、祛痰药和支气管舒张药,指导患者药物的疗效、剂量、用法和不良反应。

2. 止血药　首选垂体后叶素(升压素),冠心病、高血压患者及孕妇忌用。静脉滴注时速度勿过快,以免引起恶心、便意、心悸、面色苍白等不良反应。

3. 镇静药、镇咳药　年老体弱、肺功能不全者在应用镇静药和镇咳药后,应注意观察呼吸中枢和咳嗽反射受抑制情况,以早期发现因呼吸抑制导致的呼吸衰竭和不能咯出血块而发生窒息。

### (六) 安全护理

对大咯血及意识不清的患者,应在病床旁备好急救设备,一旦患者出现窒息征象,应立即取头低脚高45°俯卧位,面向一侧,轻拍背部,迅速排出在气道和口咽部的血块,或直接刺激咽部以咯出血块。必要时用吸痰管进行负压吸引。给予高浓度吸氧。做好气管插管或气管切开的准备与配合工作,以解除呼吸道阻塞。

### (七) 健康教育

1. 疾病预防指导　积极防治百日咳、麻疹、支气管肺炎、肺结核等呼吸道感染,及时治疗上呼吸道慢性病灶(如扁桃体炎、鼻窦炎等)。避免受凉、预防感冒和减少刺激性气体吸入。

2. 疾病知识指导　帮助患者和家属了解疾病发生、发展与诊疗、护理过程,与患者及家属共同制订长期防治计划。鼓励患者参加体育锻炼,养成良好生活习惯。告诉患者戒烟、避免烟雾和粉尘刺激有利于避免疾病复发。

3. 康复指导　指导患者及家属学习和掌握有效咳嗽、胸部叩击、雾化吸入及体位引流的排痰方法。

4. 病情监测指导　指导患者自我监测病情,一旦发现症状加重,应及时就诊。

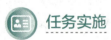

## 一、体位引流操作流程

### (一) 操作前准备工作

1. 环境准备　病房安静、整洁、光线充足。
2. 护士准备　着装整齐、洗手、戴口罩。
3. 用物准备　治疗车上层:治疗单、大软枕数个、听诊器、纸巾;治疗车下层:医用废物收集袋、生活废物收集袋；患者自备：漱口杯、漱口水、痰杯。

4. 评估患者　①患者病情、年龄、意识、生命体征、肺内分泌物潴留部位、进食情况、合作程度。②操作部位：胸背部有无伤口，皮肤有无破损、炎症及出血点。

(二) 操作步骤

(1) 备齐用物，携至患者床旁，做好查对、解释，取得配合。

(2) 依据患者胸片结果及肺部听诊情况，确定痰液潴留部位。

(3) 根据痰液潴留部位，协助患者取合适引流体位。

1) 痰液位于右肺上叶：取坐位，左肩背部靠于床头，并垫一软枕，双腿屈曲。

2) 痰液位于左肺上叶尖端肺段：坐于床边，双腿下垂，双腿上垫一软枕，双上肢自然放于枕上，并保持上身向右前倾。

3) 痰液位于右肺中叶：取仰卧位，左侧背部垫一软枕，使右侧背部与床面成45°。

4) 痰液位于左肺上叶前面肺段：取仰卧位，右侧背部垫软枕，使左侧背部与床面成45°。

5) 痰液位于右肺下叶：取俯卧位，左侧胸部垫一软枕，使右侧胸部与床面成30°～60°；腹部垫两个软枕，使患者处于头低位。（口述：头部外伤、胸部创伤、咯血、严重心血管疾病和患者状况不稳定者，不宜采用头低位进行体位引流）

6) 痰液位于左肺下叶：取俯卧位，右侧胸部垫软枕，使左侧胸部与床面成30°～60°。腹部垫两个软枕，使患者处于头低位。

(4) 口述：嘱患者保持引流体位至少5分钟。

(5) 观察患者病情、生命体征、呼吸情况，若出现呼吸困难、紫绀等情况应立即停止。

(6) 告知患者间歇做腹式呼吸后用力咳嗽，用手叩拍患侧胸、背部。

(7) 将痰杯置于患者颌下，收集排出的痰液，遵医嘱留取标本。

(8) 协助患者漱口、清洁患者面部。

(9) 听诊肺部湿啰音和呼吸音情况。

(10) 协助取舒适体位，询问患者需要，行相关知识宣教，将呼叫器置于患者可及的位置。

(11) 观察引流出痰液的颜色、量及性状。

(12) 整理床单位，处理用物。

(13) 洗手，取口罩，记录。

## 二、注意事项

(1) 引流应在饭前进行，一般在早晚进行，因饭后易致呕吐。

(2) 说服患者配合引流治疗，引流时鼓励患者适当咳嗽。

(3) 引流过程中注意观察患者，如患者出现心率＞120次/分、心律失常、高血压、低血压、眩晕或发绀，应立即停止引流并通知医生。

(4) 引流体位不宜刻板执行，必须采用患者既能接受，又易于排痰的体位。

(5) 体质虚弱、严重心功能不全、大咯血者慎用；胸廓或脊柱骨折、严重骨质疏松者禁用。

(6) 年迈、一般情况极度虚弱、无法耐受所需的体位、无力排出分泌物者不宜进行体位引流，否则易导致低氧血症。

（7）如痰液黏稠不易排出时，遵医嘱给予雾化吸入或用祛痰药后再行引流。

## 任务评价

任务评价详见表1-5-4。

表1-5-4 任务评价表

| 任务 | 评价内容 | 评价标准 | 分值 |
| --- | --- | --- | --- |
| 分析主要护理问题及护理措施 | 护理问题（6分） | 1. 清理呼吸道无效 与痰多黏稠和无效咳嗽有关 | 2分 |
| | | 2. 潜在并发症：大咯血、窒息 | 1分 |
| | | 3. 营养失调：低于机体需要量与慢性感染导致机体消耗有关 | 1分 |
| | | 4. 焦虑 与疾病迁延、个体健康受到威胁有关 | 1分 |
| | | 5. 有感染的风险 与痰多、黏稠、不易排出有关 | 1分 |
| | 护理措施（24分） | 1. 一般护理<br>（1）休息和体位：静卧休息，取患侧卧位<br>（2）饮食护理：进少量温、凉流质饮食，多饮水，保持排便通畅，保持口腔清洁 | 3分 |
| | | 2. 严密观察病情，注意有无窒息征兆 | 3分 |
| | | 3. 体位引流 | 5分 |
| | | 4. 保持呼吸道通畅 | 3分 |
| | | 5. 用药护理：按医嘱用药，观察疗效和不良反应 | 5分 |
| | | 6. 安全护理 | 3分 |
| | | 7. 健康指导：对患者及家属进行支气管扩张健康教育 | 2分 |
| 体位引流操作 | 操作前准备（6分） | 1. 环境准备：病房安静、整洁、光线充足 | 1分 |
| | | 2. 护士准备：着装整齐、洗手、戴口罩 | 1分 |
| | | 3. 用物准备：治疗车上层：治疗单、大软枕数个、听诊器、纸巾；治疗车下层：医用废物收集袋、生活废物收集；患者自备：漱口杯、漱口水、痰杯 | 2分 |
| | | 4. 评估患者：①患者病情、年龄、意识、生命体征、肺内分泌物潴留部位、进食情况、合作程度；②操作部位：胸背部有无伤口，皮肤有无破损、炎症及出血点 | 2分 |
| | 操作步骤（55分） | 1. 备齐用物，携至患者床旁，核对，解释，取得配合 | 2分 |
| | | 2. 依据患者胸片结果及肺部听诊情况，确定痰液潴留部位 | 2分 |
| | | 3. 根据痰液潴留部位，协助患者取合适引流体位<br>（1）痰液位于右肺上叶：取坐位，左肩背部靠于床头，并垫一软枕，双腿屈曲<br>（2）痰液位于左肺上叶尖端肺段：坐于床边，双腿下垂，双腿上垫一软枕，双上肢自然放于枕上，并保持上身向右前倾<br>（3）痰液位于右肺中叶：取仰卧位，左侧背部垫一软枕，使右侧背部与 | |

续 表

| 任务 | 评价内容 | 评价标准 | 分值 |
|---|---|---|---|
| | | 床面成 45° <br> (4) 痰液位于左肺上叶前面肺段:取仰卧位,右侧背都垫软枕,使左侧背部与床面成 45° <br> (5) 痰液位于右肺下叶:取俯卧位,左侧胸部垫一软枕,使右侧胸部与床面成 30°~60°;腹部垫两个软枕,使患者处于头低位。(口述:头部外伤、胸部创伤、咯血、严重心血管疾病和患者状况不稳定者,不宜采用头低位进行体位引流) <br> (6) 痰液位于左肺下叶:取俯卧位,右侧胸部垫软枕,使左侧胸部与床面成 30°~60°。腹部垫两个软枕,使患者处于头低位 | 17 分 |
| | | 4. 口述:嘱患者保持引流体位至少 5 分钟 | 1 分 |
| | | 5. 观察患者病情、生命体征、呼吸情况,若出现呼吸困难、紫绀等情况应立即停止。 | 5 分 |
| | | 6. 告知患者间歇做腹式呼吸后用力咳嗽,用手叩拍患侧胸、背部 | 5 分 |
| | | 7. 将痰杯置于患者颔下,收集排出的痰液,遵医嘱留取标本 | 5 分 |
| | | 8. 协助患者漱口、清洁患者面部 | 3 分 |
| | | 9. 听诊肺部湿啰音和呼吸音情况 | 5 分 |
| | | 10. 协助取舒适体位,询问患者需要,行相关知识宣教,将呼叫器置于患者可及的位置 | 5 分 |
| | | 11. 观察引流出痰液的颜色、量及性状 | 3 分 |
| | | 12. 整理床单位 | 2 分 |
| | 操作后处置 (4 分) | 1. 洗手、记录 | 2 分 |
| | | 2. 按消毒技术规范要求分类处理使用后物品 | 2 分 |
| | 整体规范性 (5 分) | 语言通俗易懂,态度和蔼,沟通有效 | 2 分 |
| | | 全过程动作熟练、规范,符合操作要求 | 3 分 |
| 评价总分 | | | 100 分 |

知识点小结

请扫描二维码。

测一测

请扫描二维码。

练习题及答案

(刘莉虹)

# 任务六　呼吸衰竭患者的护理

## 学习目标

1. 素质目标
(1) 能接受大卫生、大健康的概念，主动关注社会重大健康问题。
(2) 能感知、认同"扎根基层、服务基层、回报基层"的朴实情怀。
(3) 能表现出对患者的尊重和同理心。
(4) 面对急性呼吸衰竭的危急情况，能逐步养成急救意识。
2. 知识目标
(1) 能描述呼吸衰竭的类型和临床表现。
(2) 能说出呼吸衰竭患者的常用护理诊断及护理措施。
3. 能力目标
(1) 会为患者及家属提供心理和社会支持。
(2) 学会运用护理程序对呼吸衰竭患者实施整体护理。

## 案例导入

王阿姨，68岁，慢性咳嗽、咳痰、气喘15年，1周前受凉后咳嗽、气喘加剧，痰液呈黄色，不易咳出两天，夜间烦躁不眠，日间嗜睡。家属将其送入院治疗。查体：体温38℃，脉搏116次/分，呼吸32次/分，血压150/85 mmHg。嗜睡，球结膜充血水肿，口唇发绀，皮肤温暖，颈静脉怒张，桶状胸，肺底湿啰音。实验室检查：白细胞$14.5\times10^9/L$，中性粒细胞80%，动脉血气分析：$PaO_2$ 43 mmHg，$PaCO_2$ 70 mmHg，pH 7.3。初步诊断：慢阻肺、Ⅱ型呼吸衰竭、肺性脑病。

问题：
1. 患者目前有哪些主要护理诊断/问题？应给予哪些护理措施？
2. 患者烦躁不安时可否使用镇静催眠药，为什么？

## 任务分析

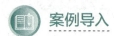

呼吸衰竭简称呼衰，指各种原因引起的肺通气和（或）换气功能严重障碍，以致在静息状态下也不能维持足够的气体交换，导致低氧血症伴（或不伴）高碳酸血症，进而引起一系列病理生理改变和相应临床表现的综合征。由于临床表现缺乏特异性，明确诊断需依据动脉血气分析，若在海平面、静息状态、呼吸空气条件下，动脉血氧分压（$PaO_2$）<60 mmHg，伴或不

伴$CO_2$分压$PaCO_2>50\,mmHg$即可诊断为呼吸衰竭。

呼吸衰竭分类(依据动脉血气分析)见表1-6-1。

表1-6-1 呼吸衰竭分类

| 类别 | Ⅰ型呼吸衰竭 | Ⅱ型呼吸衰竭 |
|---|---|---|
| 发病机制 | 肺换气功能障碍 | 肺泡通气不足 |
| 常见疾病 | 急性呼吸窘迫综合征、严重肺部感染、肺结核、间质性肺疾病、急性肺栓塞 | 慢阻肺 |
| 血气分析 | $PaO_2<60\,mmHg$,$PaCO_2$降低或正常 | $PaO_2<60\,mmHg$,$PaCO_2>50\,mmHg$ |

如何评估和判断患者存在的主要护理诊断/问题?采取哪些有效的护理措施?通过学习,正确掌握呼吸衰竭患者的护理知识和技能,运用护理程序对呼吸衰竭患者实施整体护理。

## 一、护理评估

(一) 健康史

询问患者有无慢阻肺、重症哮喘、严重肺结核、胸廓畸形、广泛胸膜增厚气胸、重症肌无力等疾病。了解诱因,近期是否有呼吸道感染、高浓度吸氧、手术、外伤、麻醉等。

(二) 身体状况

见表1-6-2。

表1-6-2 呼吸衰竭身体状况

| 症状 | 特 点 | |
|---|---|---|
| 呼吸困难 | 最早、最突出的症状。中枢性疾病或中枢类药物所致的呼吸衰竭,表现为呼吸节律改变。如陈-施呼吸,并发$CO_2$麻醉时,则出现浅慢呼吸或潮式呼吸 | |
| 发绀 | 是缺氧的典型表现。发绀程度与还原血红蛋白含量有关 | |
| 精神神经症状 | 肺性脑病 | 由缺氧和$CO_2$潴留导致的神经精神障碍症候群称肺性脑病,表现为昼睡夜醒、神志恍惚、肌肉震颤、间歇抽搐,甚至昏迷 |
| | 缺氧 | 脑细胞对缺氧最敏感,通常完全停止供氧4~5分钟即可引起不可逆的脑损害 |
| | $CO_2$潴留 | 因脑血管扩张产生搏动性头痛 |
| 循环系统症状 | $CO_2$潴留使外周体表静脉充盈、皮肤潮红、温暖多汗及血压升高;多数患者出现心动过速,严重缺氧和酸中毒时可导致周围循环衰竭、血压下降、心律失常,甚至心脏骤停 | |
| 消化和泌尿系统症状 | 上消化道出血、黄疸、蛋白尿、氮质血症等 | |

(三) 心理-社会状况

患者因病情重而感到恐惧,对预后产生绝望;采用人工气道或机械通气时,可出现情绪低落,甚至拒绝配合;部分患者在撤离呼吸机时可出现焦虑、紧张和依赖心理。

### （四）辅助检查

1. 动脉血气分析　是确定有无呼吸衰竭、进行呼吸衰竭分类、判断酸碱紊乱最重要、最有价值的指标。

2. 电解质测定　呼吸性酸中毒合并代谢性酸中毒时，常伴有高钾血症；呼吸性酸中毒合并代谢性碱中毒时，常有低钾血症和低氯血症。

3. 肺功能检查和影像学检查　对病因判断有帮助。

### （五）治疗要点

（1）去除病因，治疗原发病。

（2）保持呼吸道通畅，合理氧疗，纠正缺氧及 $CO_2$ 潴留。

（3）对症处理。

## 二、护理问题分析

"案例导入"中的王阿姨初步诊断为Ⅱ型呼吸衰竭，目前咳嗽、气喘加剧，痰不易咳出，说明存在低效型呼吸形态、清理呼吸道无效。因此评估王阿姨存在以下主要护理诊断/问题，其中"低效型呼吸形态"和"清理呼吸道无效"为首优护理问题。

1. 低效型呼吸形态　与肺泡通气不足、通气与血流比例失调、肺泡弥散障碍有关。

2. 清理呼吸道无效　与呼吸道分泌物多而黏稠、咳嗽无力、意识障碍或人工气道有关。

3. 急性意识障碍　与缺氧和 $CO_2$ 潴留所致中枢神经系统抑制有关。

4. 潜在并发症：水、电解质紊乱及酸碱失衡、上消化道出血

## 三、护理措施分析

根据目前王阿姨的病情，护士应给予及时有效的护理措施，采取绝对卧床休息，半卧位或坐位，保持呼吸道通畅，吸氧，迅速建立静脉通道，遵医嘱抗感染、使用呼吸兴奋剂，纠正酸碱平衡失调，病情稳定后指导防感染、呼吸功能锻炼等。

### （一）一般护理

1. 休息与体位　注意休息，呼吸困难者取半坐卧位或端坐卧位。昏迷者，取仰卧位，头后仰，托起下颌并将口打开，气管内插管是重建呼吸通道最可靠的方法。

2. 饮食护理　给予高热量、高蛋白、富含多种维生素、易消化、少刺激性的流质或半流质饮食。对昏迷患者应给予鼻饲或肠外营养。无心力衰竭者，多饮水稀释痰液。

### （二）病情观察

观察生命体征、症状、并发症、肺性脑病、血气分析结果。

### （三）对症护理

1. 保持呼吸道通畅　促进排痰；病情严重者，按医嘱进行机械通气。

2. 氧疗护理

（1）Ⅰ型呼吸衰竭：应给予较高浓度（>35%）给氧，可以迅速缓解低氧血症而不致引起 $CO_2$ 潴留。

（2）Ⅱ型呼吸衰竭：给予低流量（1~2 L/分）、低浓度（<35%）鼻导管持续吸氧。因为此时患者主要靠缺氧刺激外周化学感受器维持呼吸，如果高浓度吸氧，缺氧纠正过快，解除了

外周化学感受器的刺激,呼吸会被抑制,进一步加重 $CO_2$ 潴留,导致肺性脑病。

### (四)药物护理

1. 抗生素　对长期应用抗生素的患者注意有无"二重感染"。

2. 呼吸中枢兴奋剂　适用于以中枢抑制为主、通气量不足引起的呼吸衰竭;不宜用于肺炎、肺水肿、弥漫性肺纤维化等病变引起的以肺换气功能障碍为主的呼吸衰竭。在呼吸道通畅的前提下使用,常用药:尼可刹米(可拉明)、洛贝林。应用后如出现颜面潮红、面部肌肉颤动、烦躁不安等现象,表示过量,应减慢滴速或停用。

3. 注意事项　对烦躁不安,夜间失眠患者,禁用麻醉剂,慎用镇静剂,以防止引起呼吸抑制。

### (五)心理护理

护士多关心患者,特别是对建立人工气道和使用机械通气的患者,更应加强语言或非语言交流以抚慰患者。

### (六)健康教育

1. 疾病知识指导　避免诱因,避免呼吸道感染,积极治疗原发病。指导患者及家属学会合理的家庭氧疗方法和注意事项。

2. 生活指导　进行耐寒训练,防感染,坚持呼吸功能锻炼。劝告吸烟者戒烟。

3. 饮食指导　合理饮食,加强营养。

4. 用药指导　遵医嘱用药,了解药物的不良反应。

**知识点小结**

请扫描二维码。

**测一测**

请扫描二维码。

练习题及答案

(杨颖蕾)

# 任务七　急性呼吸窘迫综合征患者的护理

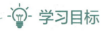

1. 素质目标
(1) 能接受大卫生、大健康的概念,主动关注社会重大健康问题。
(2) 能感知、认同"扎根基层、服务基层、回报基层"的朴实情怀。
(3) 能表现出对患者的尊重和同理心。
(4) 面对急性呼吸窘迫综合征的危急情况,能逐步养成急救意识。
2. 知识目标
(1) 掌握急性呼吸窘迫综合征的临床表现和主要护理措施。
(2) 熟悉急性呼吸窘迫综合征的辅助检查、治疗原则及患者的常见护理诊断/护理问题。
3. 能力目标　能通过情景模拟对急性呼吸窘迫综合征患者采取正确的救护措施。

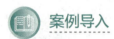

患者刘女士,62岁,因"咳嗽3天,加重伴气喘、呼吸困难1天"于2022年5月3日入呼吸科住院。患者虽然经抗炎、吸氧、平喘、雾化等对症支持治疗,但是病情未见好转。X线检查:双肺斑片状浸润阴影,血气分析 $PaO_2$ 55 mmHg。进而出现呼吸困难、喘息持续状态,听诊双肺无啰音,偶闻及哮鸣音,转入重症监护室后机械通气抢救治疗。

问题:
1. 患者目前有哪些主要护理诊断/问题?
2. 应给予哪些护理措施?

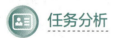

急性呼吸窘迫综合征(acute respiratory distress syndrome,ARDS)是指由各种肺内和肺外致病因素所导致的急性弥漫性、炎症性肺损伤引起的急性呼吸衰竭。临床上以呼吸窘迫、顽固性低氧血症和呼吸衰竭为特征,肺部影像学表现为非均一性、渗出性病变。主要病理特征为炎症导致的肺微血管通透性增高,进而导致肺水肿和透明膜形成,常伴肺出血。

急性呼吸窘迫综合征的病因尚不清楚,国外报道最常见危险因素是误吸胃内容物,而我国最主要的危险因素是重症肺炎。

如何评估和判断患者存在的主要护理诊断/问题？采取哪些有效的护理措施？通过学习，正确掌握急性呼吸窘迫综合征患者的护理知识和技能，运用护理程序对患者实施整体护理。

## 一、护理评估

### （一）健康史
询问是否有肺内、肺外的损伤因素，如严重创伤、休克、感染、吸入刺激性气体、溺水等。

### （二）身体状况
1. 症状　主要表现为严重低氧血症和急性进行性呼吸窘迫，不能用通常的吸氧疗法改善。
2. 体征　早期无明显异常，后期可闻及水泡音及管状呼吸音。

**提示**　案例中刘女士的症状描述均符合急性呼吸窘迫综合征的典型表现。

### （三）心理-社会状况
突然出现的严重身体不适让患者感到极度恐惧，甚至绝望，家属紧张、焦虑；应用呼吸机的患者无法用语言表达意愿，可出现焦虑和急躁。

### （四）辅助检查
1. X线胸片　出现斑片状以至融合成大片状的浸润阴影，大片阴影中可见支气管充气征。
2. 动脉血气分析　$PaO_2 \leqslant 60\ mmHg$，氧合指数（$PaO_2/FiO_2$）$\leqslant 300$ 是 ARDS 诊断的必备条件。

### （五）治疗要点
见表 1-7-1。

表 1-7-1　急性呼吸窘迫综合征治疗要点

| 治疗要点 | | 具体治疗措施 |
| --- | --- | --- |
| 纠正缺氧 | 高浓度吸氧 | 迅速纠正缺氧是抢救最重要的措施。给予高浓度（>50%）、高流量（4～6 L/分）吸氧，以提高氧分压，使 $PaO_2 \geqslant 60\ mmHg$ 或 $SaO_2 \geqslant 90\%$。氧气应湿化，防止气道黏膜干裂 |
| | 机械通气 | 改善成人急性呼吸窘迫综合征患者缺氧的最佳措施，通气模式为呼气末正压通气（PEEP）、小潮气量（6～8 mL/kg）。注意事项：①通气量不足，可造成酸中毒，表现为皮肤潮红、多汗、烦躁、血压升高、脉搏加快、表浅静脉充盈消失；②通气过度，可造成碱中毒，表现为昏迷、抽搐等症状 |
| 输液输血 | | 急性呼吸窘迫综合征的早期除非有低蛋白血症，否则不宜输胶体液。对于创伤出血多者，最好输新鲜血 |
| 控制感染 | | 感染是本病最常见的原因，因此应选用广谱抗生素控制感染。气管插管应每天更换位置，气管切开处应每天换药 1 次 |

## 二、护理问题分析

"案例导入"中的刘女士因感染后出现不能用通常的吸氧疗法改善的呼吸困难,因此评估该患者存在以下主要护理诊断/问题,其中"低效型呼吸形态"为首优护理问题。

1. 低效型呼吸形态　与不能进行有效呼吸有关。
2. 清理呼吸道无效　与呼吸道感染,分泌物过多或黏稠,咳嗽无力有关。
3. 焦虑　与疾病危重以及对环境和事态失去自主控制有关。
4. 自理缺陷　与严重缺氧、呼吸困难、机械通气有关。
5. 语言沟通障碍　与建立人工气道、极度衰弱有关。
6. 潜在并发症:重要器官缺氧性损伤、误吸、呼吸机相关性肺炎、呼吸机相关肺损伤

## 三、护理措施分析

根据目前刘女士的病情,护士应给予及时有效的护理措施,采取重症监护、高浓度给氧,做好机械通气的护理,密切观察病情变化,做好液体管理等。

（一）一般护理

1. 环境与休息　安置患者至重症监护室。绝对卧床休息,取半卧位。
2. 保持呼吸道通畅　及时清理呼吸道分泌物。
3. 饮食　鼻饲高蛋白、高维生素的流质饮食,必要时选择静脉营养支持。

（二）氧疗

高浓度氧气吸入,$PaO_2 \geqslant 60$ mmHg 或 $SaO_2 \geqslant 90\%$。

（三）机械通气

使用呼气末正压通气(PEEP),小潮气量。

（四）病情观察

密切观察生命体征的变化,记录24小时出入量;监测动脉血气分析、电解质和酸碱平衡等情况。

（五）液体管理

对于血压稳定和脏器组织灌注良好的患者,出入量宜呈轻度负平衡;而对于低血压和重要脏器低灌注的患者,要保证充足血容量。

（六）心理护理

对于清醒患者要关心安慰,解除思想顾虑,尽量减少其心理负担,使其信任医护人员,配合治疗;同时做好家属的心理安抚工作。

（七）健康教育

1. 疾病知识指导　向患者及家属讲解疾病的发生、发展和转归。
2. 呼吸锻炼指导　教会患者有效咳嗽、咳痰技术,提高患者的自我护理能力,加速康复,延缓肺功能恶化。
3. 用药指导　指导患者正确用药,熟悉用量、用法和注意事项。指导并教会低氧血症的患者及家属学会合理的家庭氧疗方法及其注意事项。
4. 饮食指导　合理安排膳食,加强营养。

模块一 呼吸内科常见疾病的护理

 **知识点小结**

请扫描二维码。

 **测一测**

请扫描二维码。

练习题及答案

（杨颖蕾）

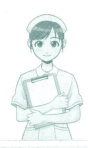

内科护理——教学一体化工作页

# 模块二
# 心血管内科常见疾病的护理

# 任务一　心力衰竭患者的护理

## 学习目标

1. 素质目标
(1) 能了解并关注慢病管理,积极响应"健康中国2030"规划。
(2) 能表现出对心功能不全患者的尊重和同理心。
(3) 逐步培养对病情变化的观察能力及面对危急情况的急救意识。
2. 知识目标
(1) 能说出急性、慢性心力衰竭的典型表现。
(2) 能掌握急性心力衰竭的处理流程。
(3) 能准确描述纽约心脏协会(NYHA)心功能分级及其依据和特点。
(4) 能了解心衰治疗的常用药物及其不良反应。
(5) 能列出心力衰竭患者常见的护理问题和护理措施。
3. 能力目标
(1) 能通过情景模拟训练对急性心力衰竭发作患者采取正确的救护措施。
(2) 能对慢性心力衰竭患者提供个体化的健康教育,从而提高患者居家自我管理能力。

## 慢性心力衰竭

### 案例导入

患者,女,59岁。于两年前出现劳力性胸闷、气短,反复发作,尤以劳累活动后加重,休息后缓解。患者于两月前因受凉后出现食欲减退、咳嗽、咳痰,痰为白色泡沫样痰,痰中带血,并有稍活动后气短、乏力,夜间不能平卧、下肢凹陷性水肿、尿少。患者有高血压病史20余年、冠心病史10余年。护理评估:体温36.8℃,心率112次/分,呼吸25次/分,血压105/70 mmHg,颈静脉怒张,两肺底闻及湿啰音,心界向两侧扩大,肝肋下3 cm。

问题:
1. 患者目前有哪些主要护理诊断/问题?应给予哪些护理措施?
2. 患者的心功能处在哪一级?

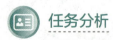

### 任务分析

心力衰竭(heart failure,HF)简称心衰,是各种心脏结构或功能性疾病导致心室充盈和

(或)射血功能受损,心排血量不能满足机体组织代谢需要,以肺循环和(或)体循环淤血,器官、组织血液灌注不足为临床表现的一组综合征,主要临床表现为呼吸困难、体力活动受限和体液潴留。心功能不全或心功能障碍理论上是一个更广泛的概念,伴有临床症状的心功能不全称为心力衰竭。

心力衰竭按照发生的时间、速度、严重程度可分为慢性心衰和急性心衰,以慢性居多。按心衰的发生部位可分为左心衰、右心衰、全心衰。

如何评估和判断患者存在的主要护理诊断/问题?采取哪些有效的护理措施?通过学习,正确掌握心力衰竭患者的护理知识和技能,运用护理程序对心力衰竭患者实施整体护理。

## 一、病因和诱因

### (一)病因

见表 2-1-1。

表 2-1-1 慢性心力衰竭的病因

| 病因 | | 常见疾病 |
|---|---|---|
| 心肌损害 | | 冠心病心肌缺血、心肌梗死(最常见) |
| 容量负荷(前负荷)过重 | 左心室容量负荷过重 | 见于二尖瓣关闭不全、主动脉瓣关闭不全 |
| | 右心室容量负荷过重 | 见于肺动脉瓣关闭不全、三尖瓣关闭不全、房间隔缺损、室间隔缺损、动脉导管未闭 |
| | 全心容量负荷过重 | 甲状腺功能亢进症、严重贫血、妊娠 |
| 压力负荷(后负荷)过重 | 左心室压力负荷过重 | 见于高血压、主动脉瓣狭窄等 |
| | 右心室压力负荷过重 | 见于肺动脉高压、肺动脉瓣狭窄、肺栓塞等 |

### (二)诱因

感染是最常见和最主要的诱因,特别是呼吸道感染。

## 二、护理评估

### (一)健康史

询问患者有无心原发性心肌损害或病史;有无心脏负荷增加病史;是否存在诱发因素,如感染、过劳可情绪激动、严重心律失常等。

### (二)身体状况

慢性心力衰竭的症状和体征见表 2-1-2。

表 2-1-2 慢性心力衰竭的症状和体征

| 部位 | | | 症状和体征 |
|---|---|---|---|
| 左心衰竭 | 症状 | 特点 | 肺循环淤血和心排血量降低 |
| | | 呼吸困难 | 劳力性呼吸困难——最早出现 |
| | | | 夜间阵发性呼吸困难——最典型,因睡眠平卧,血液回流增加,同时夜间迷走神经兴奋所致 |
| | | | 晚期:端坐呼吸 |
| | | 咳嗽、咳痰和咯血 | |
| | | 疲乏倦怠、头昏、失眠等 | |
| | | 肺水肿 | 最严重的症状,咳大量粉红色泡沫痰、哮鸣音 |
| | 体征 | | 舒张期奔马律、交替脉(左心衰特征性体征)、双肺底湿啰音 |
| 右心衰竭 | 特点 | | 体循环淤血 |
| | 症状 | | 消化道症状是最常见的症状 |
| | 体征 | | 发绀:还原血红蛋白增多导致 |
| | | | 水肿:出现于身体的下垂部位,呈对称性、凹陷性。长期卧床者多见于腰骶部、会阴部;长期站立者多见于足踝部、胫骨前 |
| | | | 颈静脉怒张、肝-静脉回流征阳性(最具特征性) |
| | | | 肝大、肝压痛、奇脉 |
| 全心衰竭 | | | 既有左心衰的表现,又有右心衰的表现 |

**提示** 案例中对患者的症状、体征描述符合慢性全心衰的表现。

(三)心功能分级

见表 2-1-3。

表 2-1-3 NYHA 心功能分级

| 心功能分级 | 依据及特点 |
|---|---|
| Ⅰ级 | 患者患有心脏病,但日常活动量不受限制,一般活动不引起乏力、呼吸困难等心衰症状 |
| Ⅱ级 | 体力活动轻度受限。休息时无自觉症状,但平时一般活动可出现上述症状,休息后很快缓解 |
| Ⅲ级 | 体力活动明显受限。休息时无症状,低于平时一般活动量时可引起上述症状,休息较长时间后上述症状方可缓解 |
| Ⅳ级 | 任何体力活动均可引起不适。休息时也有心衰症状,稍有体力活动后症状即加重。如无须静脉给药,可在室内或床边活动者为Ⅳa级,不能下床并需静脉给药支持者为Ⅳb级 |

**提示** 案例中对患者稍活动后即出现气短、乏力,说明其心功能是Ⅲ级。

## （四）辅助检查

见表2-1-4。

**表2-1-4 慢性心力衰竭的辅助检查**

| 检查方法 | 辅助检查特点 |
| --- | --- |
| 血液检查 | 脑钠肽（BNP）和氨基末端B型利钠肽前体（NT-pro BNP）是心衰诊断的重要指标。未经治疗的患者，若BNP水平正常，可基本排除心衰诊断；已接受治疗的患者，BNP水平增高则提示预后差。其他包括血常规、肝肾功能、电解质、血脂等也很重要 |
| X线检查 | 可通过心影大小及外形间接反映心功能状态，为病因诊断提供依据 |
| 超声心动图 | 左室射血分数（LVEF）可反映心脏收缩功能，正常LVEF>50%，LVEF≤40%提示收缩功能障碍 |
| 心-肺运动试验 | 可测定最大耗氧量。此值越低说明心功能越差 |
| 有创性血流动力学检查 | 直接反映左心功能。正常时心脏指数（CI）>2.5 L/(min·m$^2$)，肺小动脉楔压（PCWP）<12 mmHg |

## （五）治疗要点

1. 治疗原则　去除诱因；减轻心脏负荷；增强心肌收缩力。
2. 药物治疗　血管紧张素转换酶抑制剂、血管紧张素Ⅱ受体阻滞剂、β受体阻滞剂、利尿剂、血管扩张剂、洋地黄制剂。
3. 原发病的治疗及支持疗法

## 三、护理问题分析

"案例导入"中患者有咳嗽、咳痰、气短、乏力、水肿、尿少，因此评估患者存在以下主要护理诊断，其中"气体交换受损"为首优护理诊断。

1. 气体交换受损　与左心衰竭致肺循环淤血有关。
2. 体液过多　与右心衰竭导致体循环淤血、水钠潴留、低蛋白血症有关。
3. 活动无耐力　与心排血量下降有关。
4. 潜在并发症：洋地黄中毒
5. 有皮肤完整性受损的危险　与长期卧床或强迫体位、水肿、营养不良有关。
6. 焦虑　与慢性病程、病情反复发作呈加重趋势、担心疾病预后有关。
7. 营养失调低于机体需要量　与长期食欲下降有关。

## 四、护理措施分析

根据患者目前的病情，护士应采取有效的护理措施，如采取严格限制一般体力活动，保证充足的休息时间，吸氧，低盐低钠饮食，限制液体的摄入，按医嘱使用利尿剂、强心药等。

### （一）一般护理

1. 休息与活动　半卧位或端坐位，限制体力活动，减轻心脏负荷，休息与活动原则见表2-1-5。长期卧床易发生静脉血栓，甚至肺栓塞，因此应进行被动或主动运动，如四肢的屈伸运动、翻身,每天温水泡足及局部按摩,以促进血液循环。

表 2-1-5　慢性心力衰竭休息与活动原则

| 心功能分级 | 运动计划 |
| --- | --- |
| Ⅰ级 | 不限制一般体力活动,但应避免剧烈运动 |
| Ⅱ级 | 适当限制体力活动,增加午睡时间,可进行轻体力劳动或家务劳动 |
| Ⅲ级 | 严格限制一般的体力活动,鼓励患者日常生活自理,可下床行走 |
| Ⅳ级 | 绝对卧床休息,日常生活由他人照顾 |

2. 氧疗护理　给予中等流量氧气吸入,但有肺心病的患者需低流量。

3. 饮食护理　给予高蛋白、高维生素的易消化、清淡饮食。少量多餐,避免过饱;限制水、钠摄入,限制钠含量高的食物,如腌制品、海产品、发酵面食、罐头、味精、啤酒、碳酸饮料等,钠摄入量<2 g/天,可用糖、代糖、醋等调味品以增进食欲;避免饮用咖啡、浓茶;饮食中增加粗纤维食物,必要时口服缓泻剂或开塞露塞肛,以保持大便通畅。注意:不能使用大剂量液体灌肠,以防增加心脏负担。

4. 生活护理　加强皮肤护理,严重者安置于气垫床;防止便秘,勿用力排便。

(二) 病情观察

1. 观察水肿　每日晨起排尿后、早餐前测量体重,阴囊水肿时,可将其托起。

2. 观察其他情况　例如呼吸困难、咳嗽、咳痰、肺部啰音、皮肤、血电解质及酸碱平衡等情况。

3. 限制液体的摄入　以"量出为入"的原则,每日液体总量为前一日的尿量加 500 mL,一般每日液体总量限制在 1 500 mL 以内。输液速度一般为 20~30 滴/分钟。

(三) 用药护理

1. 洋地黄类药物　是临床最常用的强心药物,其用药护理见表 2-1-6。

表 2-1-6　洋地黄类药物护理

| 机制 | 抑制心肌膜上的 $Na^+-K^+-ATP$ 酶,具有正性肌力(增强心肌收缩力)和减慢心率的作用 |
| --- | --- |
| 代表药 | 地高辛、毛花苷 C(西地兰)、毒毛花苷 K |
| 适应证 | 充血性心力衰竭伴有心房颤动是最佳适应证 |
| 禁忌证 | 严重房室传导阻滞、肥厚型梗阻性心肌病、急性心肌梗死 24 小时内、重度二尖瓣狭窄不宜使用。洋地黄中毒或过量者为绝对禁忌证 |
| 有效指标 | 用药后心率减慢、呼吸困难缓解、肝脏缩小、尿量增加、体重下降、水肿消退、食欲增加等 |
| 毒性反应 | 中毒原因：肾功能不全、酸中毒、缺氧、慢性感染和低钾血症患者对洋地黄类药物敏感,易发生中毒 |
| | 表现：① 最早出现的症状:消化道(胃肠道)症状<br>② 最常见的表现:心律失常,又以室性心律失常(室性期前收缩二联律)最常见<br>③ 最特征的表现:快速性房性心律失常伴传导阻滞<br>④ 其他症状:ST-T 段出现鱼钩样改变;神经系统症状如头痛、视力模糊、黄视、绿视 |

续 表

| 中毒处理 | 停药 | 当患者脉搏<60次/分(婴幼儿脉搏<80次/分)或节律由规则变为不规则或由不规则突然变为规则,应立即停用 |
|---|---|---|
| | 抗心律失常 | ① 快速心律失常者:血钾不低者用利多卡因或苯妥英钠;血钾低者用静脉补钾,停用排钾利尿剂<br>② 心率慢:有房室传导阻滞、缓慢心律失常者可用阿托品 |
| | 禁用 | 严禁使用电复律,因易导致心室颤动 |
| 预防中毒 | | ① 去乙酰毛花苷、毒毛花苷 K 稀释后缓慢静脉注射,一般需 15 分钟<br>② 用药前评估:测量心率,测量时间不少于 1 分钟<br>③ 补钾:与排钾利尿剂同时应用时注意补钾<br>④ 洋地黄类药物,应避免与钙剂同时应用,如有必要应至少间隔 4 小时;与维生素 C 合用需间隔 30 分钟 |

2. 利尿剂  可排出体内潴留的体液,减轻心脏前负荷,改善心功能。其用药护理见表 2-1-7。

表 2-1-7  利尿剂药物护理

| 利尿剂 | 常用药物 | 不良反应及预防措施 |
|---|---|---|
| 排钾利尿剂 | 袢利尿剂:呋塞米(速尿)、布美他尼 | ①主要不良反应:低钾血症(表现为膝反射减弱或消失、腹胀、肠鸣音减弱、心电图 U 波增高等);②预防低血钾:服用排钾利尿剂时多补充含钾丰富的食物,如鲜橙汁、西红柿汁、柑橘、香蕉、深色蔬菜等;③补钾:口服补钾宜在饭后,以减轻胃肠道不适;外周静脉补钾时,每 500 mL 液体中 KCl 含量不宜超过 1.5 g;④注意:氢氯噻嗪可引起低钾血症、高尿酸血症和高血糖,故痛风和糖尿病患者慎用 |
| | 噻嗪类利尿:氢氯噻嗪(双氢克尿噻) | |
| 保钾利尿剂 | 螺内酯(安体舒通)、氨苯蝶啶 | 肾功能不全和高钾血症禁用。氨苯蝶啶的不良反应是嗜睡、皮疹;螺内酯的不良反应是男性乳房发育、面部多毛 |
| 用药时间 | 应选择在早晨或日间服用,避免夜间排尿过频而影响患者休息 | |

3. 血管扩张剂  通过扩张小动脉,减轻心脏后负荷;通过扩张小静脉,减轻心脏前负荷。扩血管药物护理见表 2-1-8。

表 2-1-8  血管扩张剂药物护理

| 扩血管药物 | 常用药物 | 药理机制 | 特点 |
|---|---|---|---|
| 硝酸酯制剂 | 硝普钠 | 扩张动脉、静脉 | 其不良反应有头痛、面红、心动过速、血压下降等。硝普钠静脉滴注时应严格监测血压,改变体位时动作不宜过快,以防发生直立性低血压 |
| 血管紧张素转换酶抑制剂(ACEI) | 卡托普利、贝那普利 | 抑制肾素-血管紧张素系统 | 慢性心力衰竭首选药,能改善和延缓心室重塑,从而维持心肌功能,延缓心衰进展,降低远期死亡率。主要副作用是刺激性干咳。用药过程中,起床动作宜缓慢,以防发生直立性低血压 |

4. β受体阻滞剂　可降低患者死亡率、住院率,提高其运动耐量。
### (四) 健康教育
1. 避免诱因　如上呼吸道感染、过劳、情绪激动、输液过多过快等。
2. 饮食习惯指导　强调低钠饮食的重要性,防便秘,每日测体重,适当锻炼。
3. 用药指导　严格遵医嘱用药,服用血管扩张剂时防止直立性低血压。教会患者自测脉率和识别洋地黄中毒反应,一旦有异常(如心率<60次/分)应立即停服并就诊。

# 急性心力衰竭

## 案例导入

患者,男,68岁。1小时前与家人争吵后出现憋喘,伴大汗淋漓、咳嗽、咳粉红色泡沫痰,烦躁不安,该患者既往有"冠心病""高血压""糖尿病""脑梗死"病史。护理评估:体温36.8℃,脉搏128次/分,呼吸28次/分,血压120/76 mmHg,脉氧90%,神志清,精神差,呼吸急促,憋喘貌,大汗,听诊双肺大量干湿啰音。

问题:
1. 护士应立即给患者安置何种体位和如何给氧?
2. 护士如何配合医生进行急救?

## 任务分析

急性心力衰竭是指心衰的症状和体征急性发作或急性加重的一种临床综合征。可表现为心脏急性病变导致的新发心衰或慢性心衰急性失代偿。临床上以急性左心衰竭较为常见,多表现为急性肺水肿或心源性休克,是严重的急危重症。

急性心力衰竭常见病因包括急性广泛性心肌梗死、高血压急症、严重心律失常、输液过多过快等。

如何评估和判断患者存在的主要护理诊断/问题? 采取哪些有效的护理措施? 通过学习,正确掌握急性心力衰竭患者的护理知识和技能,运用护理程序对急性心力衰竭患者实施整体护理。

## 一、护理评估

### (一) 健康史
询问有无急性弥漫性心肌损害和急性的心脏排血受阻或舒张受限;有无急性感染、严重心律失常、过度疲劳、情绪激动、静脉输液过多过快等诱发因素。

### (二) 身体状况
1. 症状　发病急骤,多表现为急性肺水肿,从而出现严重呼吸困难伴窒息感,端坐呼吸,极度烦躁不安,频繁咳嗽,咳大量粉红色泡沫痰。
2. 体征　呼吸30~50次/分,面色苍白或发绀,大汗淋漓,皮肤湿冷,两肺满布湿啰音及哮鸣音,心率快,心尖区可闻及舒张期奔马律。

**提示** 案例中对患者的症状和体征的描述符合急性心力衰竭的典型表现。

3. 治疗要点　急性心衰是严重的急危重症,需及时抢救,抢救流程如下。

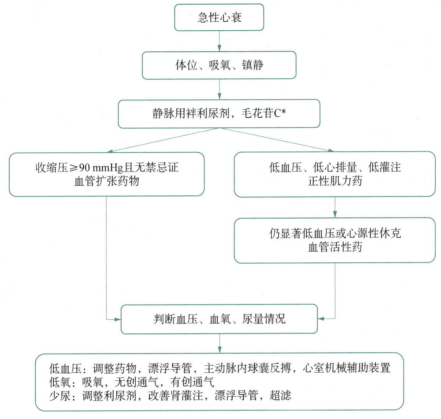

\* 毛花苷 C 适用于房颤伴快速心室率者、严重收缩功能不全者

## 二、护理问题分析

"案例导入"中的患者因情绪激动发生急性左心衰,评估患者目前存在心排血量不足、气体交换受损、体液过多等护理问题,其中"气体交换受损"为首优护理问题。

1. 气体交换受损　与急性肺水肿有关。
2. 恐惧　与突然病情加重、产生窒息感和担心预后有关。
3. 潜在并发症:心源性休克

## 三、护理措施分析

根据患者目前的病情,护士应采取有效的护理措施,立即协助医生进行抢救工作,为患者取端坐位,吸氧,遵医嘱正确使用药物,密切观察病情等。

(一) 一般护理

1. 体位　协助患者取两腿下垂坐位或半卧位,以减少静脉回流。

2. 吸氧　高流量(6～8 L/分)，乙醇(20%～30%)湿化，降低肺泡及气管内泡沫的表面张力，使泡沫破裂，改善肺通气。

3. 饮食　低盐，少量多餐，避免进食产气食物。

（二）病情观察

观察肺部啰音的变化，监测血气分析结果。

（三）抢救配合

迅速建立两条静脉通道，按医嘱用药，静脉输液速度为20～30滴/分钟。

1. 镇静　吗啡（具有镇静作用，扩张静脉及小动脉作用，可减轻心脏负担）。

2. 利尿　呋塞米。

3. 扩血管　可选用硝普钠、硝酸甘油。使用硝普钠应现配现用，全程遮光，连续使用<24小时（因含有氰化物）。

4. 强心剂　急性心肌梗死患者24小时内一般不宜使用。

5. 平喘　静脉滴注氨茶碱，可缓解支气管痉挛。

6. 健康教育　向患者及家属介绍急性心力衰竭的病因，指导其继续针对基本病因和诱因进行治疗。在静脉输液前应主动向医护人员说明病情，便于在输液时控制输液量及速度。

## 知识点小结

请扫描二维码。

## 拓展知识

美国心脏学会颁布的《2022 ACC/AHA/HFSA心力衰竭管理指南》里根据左室射血分数(LVEF)将慢性心力衰竭分为射血分数降低型心衰(LVEF≤40%)、射血分数改善型心衰（既往LVEF≤40%，后续检查LVEF＞40%)、射血分数轻度降低型心衰(LVEF41%～49%)、射血分数保留型心衰(LVEF≥50%)。

## 测一测

请扫描二维码。

练习题及答案

（黎燕）

模块二　心血管内科常见疾病的护理

# 任务二　心律失常患者的护理

## 学习目标

1. 素质目标
(1) 能理解患者的痛苦,产生同理心,增强护理服务意识。
(2) 能将专业价值观与知识技能相结合,减轻患者痛苦,促进患者健康。
2. 知识目标
(1) 能讲述心律失常的临床表现。
(2) 能描述不同类型心律失常的治疗要点。
(3) 能列出心律失常患者常见的护理问题和护理措施。
3. 技能目标
(1) 能识别常见心律失常的心电图特征。
(2) 能通过情景模拟对心律失常患者采取正确的处置措施。
(3) 能为心律失常患者提供健康宣教。

## 案例导入

张阿姨,60岁,因头晕、心悸、乏力不适2天入院,既往确诊房颤病史10余年,发作时自觉心律不齐,夜尿增多,规律服用胺碘酮片300 mg治疗,症状控制一般。查体:体温36.0℃,呼吸80次/分,血压80/45 mmHg,脉搏180次/分,听诊心律不齐,心音强弱不等,无病理性杂音,双下肢无水肿。NYHA心功能Ⅰ级。心电图示:心房颤动,室上性心室率。

问题:
1. 患者目前有哪些主要护理问题?应给予哪些护理措施?
2. 房颤持续发作伴血流动力学障碍首选电复律,请遵医嘱做好操作准备。

## 任务分析

心律失常(cardiac arrhythmia)指心脏冲动的频率、节律、起源部位、传导速度或激动次序的异常。其发生机制为冲动形成异常、冲动传导异常,或两者并存。按照心律失常发生时心率的快慢,可分为快速性和缓慢性两类。

冲动形成异常包含窦性心律失常(窦缓、窦性心动过速、窦性心律不齐、窦性停搏)和异位心律(逸搏、逸搏心律、期前收缩、阵发性心动过速、房扑、房颤、室扑、室颤)。冲动传导异常包含生理性(干扰和干扰性房室分离)、病理性(心脏传导阻滞)以及房室间传导途径异常

(预激综合征)。

不同病例发病缓急不一,症状轻重不一,首先应判断患者心律失常的类型,评估神志情况,有无心功能不全、心绞痛、血压波动等血流动力学改变,以判断是否需要紧急处理。待患者血流动力学稳定后再选择合适的时间及恰当的方式进行护理评估。通过学习,正确掌握心律失常患者的护理知识和技能,运用护理程序对心律失常患者实施整体护理。

## 一、护理评估

### (一)健康史

询问患者或患者家属患病的起始情况和时间,有无明显的诱因,主要症状及特点,有无与心血管病相关的疾病,治疗经过、用药等情况。

### (二)身体评估

1. 一般症状　心悸、心源性晕厥是心律失常患者常见症状。心悸是一种自觉心脏跳动的不适感,可由器质性心脏病变或生理性因素引起。心悸严重程度并不与疾病病情成正比,一般无危险性,但少数由严重心律失常所致者也能发生猝死,因此需要判断病因。心源性晕厥系心排血量骤减、中断或停止导致的脑供血骤减、停止而出现的短暂意识丧失,常伴肌张力丧失而跌倒。反复发作的晕厥系病情严重和危险的征兆,需要特别引起注意。快速性和缓慢性心律失常的特征见表2-2-1。

表2-2-1　心律失常症状特征

| 疾病 | 快速性心律失常 | 缓慢性心律失常 |
| --- | --- | --- |
| 症状 | 发作时症状有心悸、焦虑、紧张、乏力,甚至诱发心绞痛、心功能不全,少数可发生晕厥或休克。症状轻重取决于发作时心室率快慢、持续时间长短和有无心脏病变等。部分患者有猝死家族史 | 临床表现轻重不一,可呈间歇性发作。多以心率缓慢所致脑、心、肾等脏器供血不足症状为主。轻者乏力、头晕、眼花、失眠、记忆力差、反应迟钝或易激动,严重者可引起近乎晕厥(心脏供血暂停3秒以上)、晕厥(心脏供血暂停5秒以上)或者阿斯综合征发作(超过10秒) |

**提示**　案例中张阿姨的主诉及症状描述均符合快速性心律失常的表现。

2. 生命体征　听诊心率快慢,节律是否整齐,心率与脉率是否一致,有无房颤患者出现的脉搏短绌等情况。

### (三)各种常见心律失常的病因和心电图特点

见表2-2-2。

表2-2-2　常见心律失常的病因和心电图特点

| 类型 | 病因 | 心电图特点 |
| --- | --- | --- |
| 窦性心动过速(图2-2-1) | 健康人常在吸烟、饮茶、咖啡、剧烈运动或情绪激动等情况下发生。在某些疾病发作时也可发生,如发热、心力衰竭、休克、甲状腺功能亢进症、贫血 | 窦性P波规律出现,频率>100次/分,PP间隔<0.6秒(3大格) |

续 表

| 类型 | 病因 | 心电图特点 |
|---|---|---|
| 窦性心动过缓（图2-2-2） | 健康青年、运动员、睡眠状态，为迷走神经张力增高所致。也可见于颅内压增高、器质性心脏病、严重缺氧、甲状腺功能减退症等 | 窦性P波规律出现，频率<60次/分，PP间隔>1秒（5大格） |
| 房性期前收缩（房早）（图2-2-3） | 各种器质性心脏病，如冠心病 | 提前出现异位P波，与窦性P波形态不同，P-R间期>0.12秒，QRS波群形态通常正常，少数无QRS波群或出现宽大畸形的QRS波群，不完全代偿间歇 |
| 阵发性室上性心动过速(室上速)（图2-2-4） | 通常无器质性心脏病表现，不同性别与年龄均可发生。大部分是由折返机制引起。特征是心动过速突然起始与终止，持续时间长短不一 | ①心率150～250次/分，节律规则；②QRS波群形态及时限正常；③P波为逆行性（Ⅱ、Ⅲ、aVF导联倒置），常埋藏于QRS波群内或位于其终末部分，与QRS波群保持恒定关系；④起始突然，通常由一个房性期前收缩触发 |
| 室性期前收缩（室早）（图2-2-5） | 同房性期前收缩 | 提前出现宽大畸形的QRS波群，时限通常>0.12秒，与前一个P波无相关，ST段和T波的方向与QRS主波方向相反，代偿间歇多数完全 |
| 室性心动过速（图2-2-6） | 各种器质性心脏病，如冠心病，尤其是心肌梗死者 | 室性期前收缩连续出现（≥3个），宽大畸形的QRS波，T波与QRS波方向相反。房室分离，P波与QRS波群无固定关系，心室夺获或室性融合波是确诊室速的重要依据。心室夺获表现为窄QRS群，其前有P波；室性融合波的QRS波群形态介于窦性与异位心室搏动之间 |
| 心房扑动（图2-2-7） | 多发生于心脏病者 | P波消失，出现规则的锯齿状扑动波，称为F波。频率通常为250～300次/分 |
| 心室扑动（图2-2-8） | 常见于缺血性心脏病 | 呈正弦波图形，波幅大而规则，频率通常为150～300次/分。有时难以与室速鉴别 |
| 心房颤动（图2-2-9） | 常见于器质性心脏病者 | P波消失，出现大小不等、形态不一、间隔不匀的F波，频率350～600次/分。RR间隔不规则，QRS波群形态正常。心室率极不规则，通常在100～160次/分 |
| 心室颤动（图2-2-10） | 同心室扑动 | 波形、频率及振幅极不规则，无法辨认QRS波群、ST段与T波 |
| 一度房室传导阻滞（图2-2-11） |  | PR间期>0.2秒（1大格），每个P波后均有QRS波群 |
| 二度房室传导阻滞（图2-2-12）（图2-2-13） | 正常人或运动员可出现文氏型房室传导阻滞，与迷走神经张力增高有关。更多见于病理情况下 | Ⅰ型（文氏现象）：PR间期进行性延长，相邻RR间期进行性缩短，直到一个P波受阻不能下传到心室<br>Ⅱ型：心房冲动传导突然阻滞，但PR间期恒定不变。本型易转变为三度房室阻滞 |
| 三度房室传导阻滞（图2-2-14） |  | P波与QRS波群无固定关系。心房率大于心室率。大炮音（特异表现） |

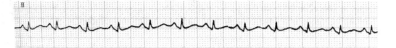

图 2-2-1 窦性心动过速

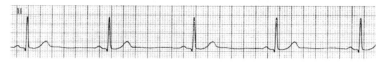

图 2-2-2 窦性心动过缓

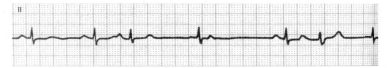

图 2-2-3 房性期前收缩

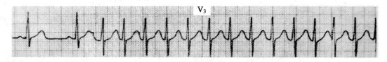

图 2-2-4 阵发性室上性心动过速

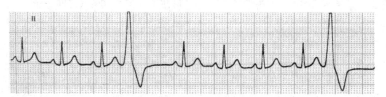

图 2-2-5 室性期前收缩

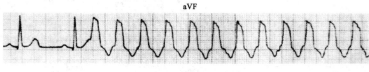

图 2-2-6 室性心动过速

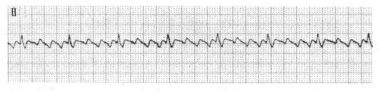

图 2-2-7 心房扑动

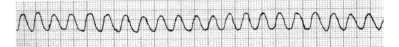

图 2-2-8　心室扑动

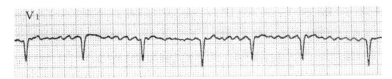

图 2-2-9　心房颤动

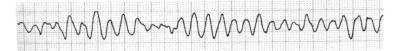

图 2-2-10　心室颤动

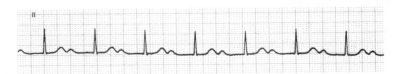

图 2-2-11　一度房室传导阻滞

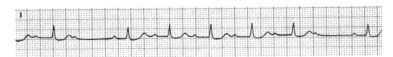

图 2-2-12　二度Ⅰ型房室传导阻滞（文氏现象）

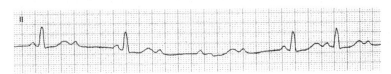

图 2-2-13　二度Ⅱ型房室传导阻滞

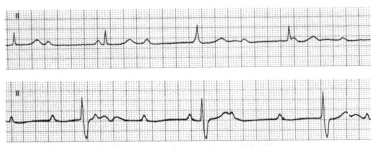

图 2-2-14　三度房室传导阻滞

### （四）辅助检查

心律失常患者常用辅助检查见表2-2-3。

**表2-2-3 心律失常患者常用辅助检查**

| 检查方法 | 辅助检查特点 |
|---|---|
| 血液检查 | 电解质、肝功能、肾功能。电解质紊乱可以导致心律失常；用药可能对患者的肝、肾功能造成影响，因此需定期复查 |
| 心电图 | 是诊断心律失常的重要手段，还可用于电解质紊乱的判断 |
| 动态心电图 | 是通过动态心电图仪在患者日常生活状态下连续24小时或更长时间记录其心电活动的全过程，并借助计算机进行分析处理，以发现在常规体表心电图检查时不易发现的心律失常和心肌缺血等，为临床诊断、治疗及判断疗效提供重要的客观依据 |

**提示** 案例中张阿姨明确诊断应首选床旁心电图，还需急查血液检查了解有无循环系统疾病的危险因素，协助病因诊断。

### （五）治疗要点

根据心律失常的类型，选择的治疗方案不一。目前有药物治疗和非药物治疗两种治疗方法。药物治疗应重点掌握首选药物，非药物治疗包括刺激迷走神经、电复律或心脏起搏治疗等。其中折返机制引起的快速性心律失常可以用射频消融术根治；缓慢性心律失常用药无效或病情需要时可安装心脏起搏器；恶性心律失常伴猝死风险大者应考虑安装埋藏式心脏复律除颤器。常见心律失常治疗要点见表2-2-4。

**表2-2-4 常见心律失常治疗要点**

| 治疗要点 | 具体治疗措施 |
|---|---|
| 窦性心动过速 | 一般不需特殊治疗，治疗原发病，祛除诱因。必要时美托洛尔、地尔硫卓可减慢心率 |
| 窦性心动过缓 | 无症状无须治疗；出现症状用阿托品、异丙肾上腺素；症状不缓解者考虑心脏起搏 |
| 房性期前收缩（房早） | 通常无须治疗，症状明显或触发室上性心动过速时，可用β受体阻滞剂、维拉帕米治疗 |
| 阵发性室上性心动过速 | ①刺激迷走神经，包括颈动脉窦按摩、Valsalva动作、诱导恶心、将面部浸于冰水内等措施；②腺苷（首选）、维拉帕米；③当患者出现严重的心绞痛、心肌缺血、低血压或心力衰竭时，应立即进行同步电复律；④预防发作的最好方法是射频消融 |
| 室性期前收缩（室早） | 无器质性心脏病：一般不治疗，若症状明显可用利多卡因、β受体阻滞剂、美西律、普罗帕酮<br>急性心肌缺血：治疗原发病的同时应用β受体阻滞剂<br>慢性心脏病变：避免用Ⅰ类抗心律失常药，考虑β受体阻滞剂<br>洋地黄中毒引起者应停洋地黄，并给予钾盐和苯妥英钠治疗 |
| 室性心动过速 | 无血流动力学障碍首选利多卡因。药物治疗无效或伴血流动力学障碍者首选电复律。心室起搏装置，植入式心脏电复律除颤器，导管射频消融术根据不同适应证选择 |

续 表

| 治疗要点 | 具体治疗措施 |
| --- | --- |
| 心房扑动 | 积极治疗原发病。最有效的终止方法为电复律。射频消融术可根治房心扑动。药物治疗可以选择钙通道阻滞剂、β受体阻滞剂、洋地黄 |
| 心室扑动 | CPR 和复律 |
| 心房颤动 | 积极治疗原发病;抗凝治疗(华法林);胺碘酮目前较常用;房颤持续发作伴血流动力学障碍首选电复律 |
| 心室颤动 | 立即非同步电复律,能量为单向波 360 J 或双向波 200 J |
| 一度房室传导阻滞 | 心室率不慢者不需治疗 |
| 二度房室传导阻滞 | Ⅰ型:心室率不慢者不需治疗<br>Ⅱ型:应急药物用阿托品、异丙肾上腺素。若出现血流动力学障碍或心室率<40 次/分,应给予心脏起搏治疗 |
| 三度房室传导阻滞 | 同二度Ⅱ型房室传导阻滞 |

## 二、护理问题分析

"案例导入"中的张阿姨被确诊为房颤,平时规律服药,效果控制一般。目前头晕、心悸、乏力不适 2 天入院,血压 80/45 mmHg,脉搏 180 次/分,说明房颤持续且伴血流动力学不稳,因此评估张阿姨存在以下主要护理问题,其中"心输出量减少"为首优护理问题。

1. 心输出量减少　与心动过速有关。
2. 活动无耐力　与心律失常导致心悸或心排血量减少有关。
3. 潜在并发症:猝死、脑栓塞
4. 焦虑　与心律失常反复发作、疗效欠佳、患者知识缺乏、入院后环境及仪器陌生有关。

## 三、护理措施分析

根据目前张阿姨的病情,护士应给予及时有效的护理措施,采取绝对卧床休息,床旁心电监护,吸氧,迅速开通静脉通道,遵医嘱用抗心律失常类型的药物,密切监测生命体征,密切观察药物疗效和不良反应,并做好实施电复律的准备,备好抢救器械,待病情稳定后再进行健康指导。

(一) 一般护理

1. 体位与休息

(1) 对无器质性心脏病的良性心律失常患者:鼓励正常工作和生活,建立健康的生活方式,避免过度疲劳。

(2) 对潜在引起猝死危险的心律失常患者:如频发室早、阵发性室上速、室速、房颤、二度Ⅱ型、三度房室传导阻滞等,患者应绝对卧床休息。

(3) 当心律失常发作伴头晕、胸闷、心悸时:可采取高枕、半坐等舒适体位,避免左侧卧位。

2. 饮食护理　给予低脂、易消化、富含维生素饮食,适宜少量多餐,避免过饱,避免摄入浓茶、咖啡等刺激性茶饮,戒烟酒,保持大便通畅。

3. 氧疗　有气促、发绀等缺氧指征者,给予中心吸氧,并随时根据血气分析及血氧饱和度调整氧疗方式。

(二)病情监测

1. 心电监护　对严重心律失常者应该持续心电监护,严密监测生命体征、心电图、血氧饱和度变化。及时发现潜在引起猝死危险的心律失常:如频发、多源、成对的或呈 R-on-T 现象的室性期前收缩,阵发性室上性心动过速,心房颤动,二度Ⅱ型房室传导阻滞;随时有猝死危险的心律失常:阵发性室性心动过速、心室颤动、三度房室传导阻滞。一旦发生上述情况应立即报告医生,配合紧急处理。

2. 密切观察　观察患者的末梢循环,肢端温度,准确记录 24 小时出入水量,及时追踪电解质结果,维持水、电解质平衡。观察患者神志情况,警惕心房颤动形成的血栓脱落导致脑栓塞。

(三)用药护理

见表 2-2-5。

表 2-2-5　心律失常用药护理

| 药物 | 不良反应 |
| --- | --- |
| 利多卡因 | 可引起中枢抑制,静脉注射不可过快、过量,以免引起传导阻滞、低血压、抽搐甚至呼吸抑制和心脏停搏 |
| 奎尼丁 | 有较强的心脏毒性作用,使用前需测血压、心率,用药期间也需严密监测生命体征,如出现明显的血压下降、心率减慢或不规则、心电图示 Q-T 间期延长时,需暂停给药 |
| 胺碘酮 | 心外毒性最严重,可导致肺纤维化 |

(四)心脏起搏器安置术后护理

(1)术后可心电监护 24 小时,注意起搏频率和心率是否一致,监测起搏器工作情况。

(2)绝对卧床 1～3 天,取平卧位或半卧位,不要压迫植入侧。患者 6 周内限制体力活动,植入侧手臂、肩部应避免过度活动,避免剧烈咳嗽等以防电极移位或脱落。

(3)告知患者应避免强磁场和高压电的场所,移动电话放置在距离起搏器至少 15 cm 的口袋内,接听电话时采用对侧。患者每天自测脉搏 2 次,出现脉率比设置频率低 10% 时应就医。避免剧烈运动,装有起搏器的一侧上肢应避免做用力过度或幅度过大的动作。

(五)心理护理

部分患者因病情反复发作会产生紧张、焦虑、悲观的心理,应向患者及家属讲解心律失常的疾病知识,认识到情绪对控制疾病进展的帮助,介绍用药知识,或者最新非药物治疗方法,引导患者积极配合治疗。

(六)健康指导

1. 疾病知识指导　向患者讲解心律失常的原因及常见诱发因素,如情绪紧张、过度劳累、急性感染、寒冷刺激、吸烟、饮浓茶、喝咖啡等。

2. 生活指导　指导患者劳逸结合,培养有规律的生活作息,保持平和的心态,精神不要过于紧张,早睡早起,保持大便通畅。

3. 自我监测　教患者自测脉搏,并做好记录。阵发性室上速患者发作后可刺激咽喉导致恶心呕吐,或者压迫眼球,可达到刺激迷走神经、终止心律失常的作用。安装人工心脏起搏器的患者应随身携带诊断卡和阿托品。心律失常患者还应避免从事高空作业,长途驾驶等工作。

4. 定期检查　发现异常及时就医。

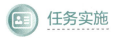

## 一、心脏电复律操作

（一）操作前准备工作

1. 环境准备　病房安静、整洁、温湿度适宜。
2. 护士准备　着装整齐、修剪指甲、洗手、戴口罩。
3. 用物准备　盐水纱布、导电糊、除颤仪、弯盘、笔、记录单、手消毒液。
4. 评估患者　生命体征、病情、意识状态、用药情况、皮肤情况、合作程度。解释说明此操作的目的、过程及注意事项。

（二）操作步骤

（1）备齐用物,携至患者床旁,做好查对、解释,取得配合。

（2）协助患者仰卧于硬板床上,暴露胸部,松开衣领,取下义齿,去除身上金属物品及电子产品,用盐水纱布清洁除颤部位。

（3）连接心电监护,确认心电活动,连接除颤仪,检查性能。

（4）遵医嘱予地西泮静脉注射使患者进入理想麻醉状态。

（5）导联选择开关置于"除颤"位置,根据病情选择"同步"或"非同步"除颤。

（6）两电极板涂导电胶,选择能量,充电。

（7）安放电极,前电极位于胸骨右缘第2～3肋间,侧电极位于左下胸乳头左侧(心尖部)。

（8）确认无人员接触患者及病床,确认电极板紧贴胸壁。

（9）再次确认患者心电活动,放电进行除颤。

（10）观察患者反应,注意心跳和脉搏变化,选择导联观察心电活动,如转为窦律,表明除颤成功。

（11）心律无恢复时可进行5个循环CPR后再进行电除颤,可加大能量,不超过3次。

（12）除颤成功后,将患者身上及电极板上的导电胶擦拭干净整理后放回原处。

（13）继续进行心电监护,观察生命体征及肢体活动情况。

（14）帮助患者取舒适体位,询问患者感受,消除心理负担。

（15）整理用物,按院感要求处置。

（16）洗手,脱口罩,记录。

## 二、注意事项

（1）心脏电复律分为同步和非同步，应根据患者心律失常类型选择合适的电复律模式和充电量。心房颤动 100～200 J，心房扑动 50～100 J，室上性心动过速 100～150 J，室性心动过速 100～200 J，心室颤动 200～360 J。

（2）电复律治疗时，不能接触患者和床沿，以免遭到电击；放电时电极要与患者皮肤充分接触，以免发生皮肤烧灼。

（3）复律后卧床休息 24 小时，2 小时内避免进食。

（4）复律后严密观察病情，及时发现有无因电击而导致的各种心律失常等并发症发生。

（5）复律后应指导患者继续遵医嘱服用抗心律失常类药物，以维持窦性心律。

## 任务评价

任务评价详见表 2-2-6。

表 2-2-6 任务评价表

| 任务 | 评价内容 | 评价标准 | 分值 |
|---|---|---|---|
| 分析主要护理问题及护理措施 | 护理问题（6分） | 1. 心输出量减少与心动过速有关 | 2分 |
| | | 2. 活动无耐力与心律失常导致心悸或心排血量减少有关 | 2分 |
| | | 3. 潜在并发症：猝死、脑栓塞 | 2分 |
| | 护理措施（24分） | 1. 绝对卧床休息，留置静脉通道 | 4分 |
| | | 2. 上心电监护仪，吸氧 | 4分 |
| | | 3. 严密观察患者的生命体征、病情变化，用药后效果及不良反应，做好紧急处置准备 | 7分 |
| | | 4. 急性发作期暂禁食，待病情好转后按饮食原则指导患者饮食 | 3分 |
| | | 5. 做好患者的心理护理，消除紧张、恐惧、焦虑等负性情绪，保持患者舒适 | 3分 |
| | | 6. 病情稳定后对患者及家属进行健康指导 | 3分 |
| 心脏电复律操作 | 操作前准备（10分） | 1. 环境准备：病房安静、整洁、温湿度适宜 | 1分 |
| | | 2. 护士准备：着装整齐、修剪指甲、洗手、戴口罩 | 1分 |
| | | 3. 盐水纱布、导电糊、除颤仪、弯盘、笔、记录单、手消毒液 | 3分 |
| | | 4. 核对：姓名、床号、住院号 | 2分 |
| | | 5. 评估患者：生命体征、病情、意识状态、用药情况、皮肤情况、合作程度。解释说明此操作的目的、过程及注意事项 | 3分 |
| | 操作步骤（55分） | 1. 备齐用物，携至患者床旁，做好查对、解释，取得配合 | 2分 |
| | | 2. 协助患者仰卧于硬板床上，暴露胸部，松开衣领，取下义齿，去除身上金属物品及电子产品，用盐水纱布清洁除颤部位 | 2分 |

续 表

| 任务 | 评价内容 | 评价标准 | 分值 |
|---|---|---|---|
| | | 3. 连接心电监护,确认心电活动,连接除颤仪,检查性能 | 5分 |
| | | 4. 遵医嘱予地西泮静脉注射使患者进入理想麻醉状态 | 5分 |
| | | 5. 导联选择开关置于"除颤"位置,根据病情选择"同步"或"非同步"除颤 | 5分 |
| | | 6. 两电极板涂导电胶,选择能量,充电 | 5分 |
| | | 7. 安放电极,前电极位于胸骨右缘第2、3肋间,侧电极位于左下胸乳头左侧(心尖部) | 5分 |
| | | 8. 确认无人员接触患者及病床,确认电极板紧贴胸壁 | 5分 |
| | | 9. 再次确认患者心电活动,放电进行除颤 | 5分 |
| | | 10. 观察患者反应,注意心跳和脉搏变化,选择导联观察心电活动,如转为窦律,表明除颤成功 | 5分 |
| | | 11. 心律无恢复时可进行5个循环CPR后再进行电除颤,可加大能量,不超过3次 | 2分 |
| | | 12. 除颤成功后,将患者身上及电极板上的导电胶擦拭干净整理后放回原处 | 2分 |
| | | 13. 继续进行心电监护,观察生命体征及肢体活动情况 | 2分 |
| | 操作后处置(3分) | 1. 帮助患者取舒适体位,询问患者感受,消除心理负担 | 1分 |
| | | 2. 用物处置规范 | 1分 |
| | | 3. 洗手,脱口罩,记录 | 1分 |
| | 整体规范性(2分) | 动作规范、5分钟内完成 | 2分 |
| 评价总分 | | | 100分 |

## 知识点小结

请扫描二维码。

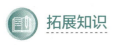

### 射频消融术在房颤患者中的应用

射频消融是通过股动静脉、颈内静脉、锁骨下静脉的途径,把电极导管插入心脏,用电生理标测技术找到心脏内异常电传导通道或异位搏动点,利用大头导管顶端的电极在心肌组织内产生阻力性电热效应,使心肌细胞干燥坏死,达到治疗快速性心律失常的目的。

心房颤动导管消融术作为转复和维持窦性心律的有效手段,在心房颤动的节律控制中发挥着越来越重要的作用。国际指南对导管消融的推荐级别不断提高,对于抗心律失常药物(AAD)治疗无效的症状性阵发性心房颤动(Ⅰ,A)和持续性心房颤动(Ⅱa,C)患者推荐导管射频消融;并提出导管消融可作为阵发性心房颤动的一线治疗选择,即不经抗心律失常药物治疗直接接受导管消融。

　　研究显示导管消融不仅能控制患者症状,提高生活质量,还能改善预后,降低卒中、心血管事件和死亡的发生。瑞典心房颤动导管消融注册数据显示导管消融可使卒中率和死亡率降低50%以上。AATAC-AF研究表明对于持续性心房颤动合并心力衰竭患者,导管消融较胺碘酮可显著降低患者住院率和死亡率。这些研究都进一步奠定了导管消融在心房颤动治疗中的地位。

 测一测

请扫描二维码。

练习题及答案

(黎燕)

模块二 心血管内科常见疾病的护理

## 任务三 原发性高血压患者的护理

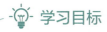 学习目标

1. 素质目标
(1) 能接受大卫生、大健康的概念,主动关注社会重大健康问题。
(2) 能感知、认同"扎根基层、服务基层、回报基层"的朴实情怀。
(3) 能表现出对高血压患者的关心和同理心。
(4) 面对危急情况,能逐步养成急救意识。
2. 知识目标
(1) 能说出高血压的定义及分级和症状。
(2) 能讲述高血压(亚)急症概念及其主要表现形式。
(3) 能讲述常用降压药的种类、服药剂量和注意事项。
(4) 能列出原发性高血压患者常见的护理问题和护理措施。
3. 能力目标
(1) 能识别高血压的表现,采取正确的处理措施。
(2) 能通过情景模拟对高血压急症患者采取正确的救护措施。
(3) 能对原发性高血压患者提供一定的健康教育。

 案例导入

周某,男,62岁,腰围95 cm。5年前体检时发现血压168/95 mmHg,平时无明显不适,只在劳累或睡眠不佳时感觉头痛,休息后好转,未予重视,间断服用降压药,此期间测量血压,在150/90~170/100 mmHg。患者平素性格急躁,有吸烟史30年,吸烟20支/天,不饮酒,家庭饮食喜高盐高糖,其父50岁时患冠心病,60岁时因心肌梗死已病逝,母亲健在。

问题:
1. 该患者目前有哪些主要护理诊断/问题?应给予哪些护理措施?
2. 按照危险度分层,该患者属于哪一层?
3. 该患者应建立哪些健康的生活方式?

任务分析

高血压是以动脉血压持续升高为特征的心血管综合征,可分为原发性高血压和继发性高血压,前者病因不明(通常简称为高血压),后者是由某些确定疾病或病因引起的血压升

高。高血压是最常见的慢性病之一，也是心脑血管病最主要的危险因素，可损伤心、脑、肾等重要脏器的结构和功能，最终导致脑卒中、心力衰竭及慢性肾病等主要并发症。

原发性高血压的病因和发病机制尚未完全明了，目前认为可能与遗传因素、饮食（如高盐、低钙、高蛋白饮食）及饮酒、精神应激（如长期精神紧张、焦虑、环境噪声）及其他因素如肥胖、服用避孕药、阻塞性睡眠呼吸暂停综合征等有关。在一定的遗传背景下，多种因素综合作用使血压升高。

根据《中国高血压防治指南》（2010修订版）定义高血压并为其分级，具体见表2-3-1。

表2-3-1 血压水平的定义和分类

| 类型 | 收缩压(mmHg) | 舒张压(mmHg) |
| --- | --- | --- |
| 正常血压 | <120 和 | <80 |
| 正常高值血压 | 120~139 和(或) | 80~89 |
| 高血压 | ≥140 和(或) | ≥90 |
| 1级高血压(轻度) | 140~159 和(或) | 90~99 |
| 2级高血压(中度) | 160~179 和(或) | 100~109 |
| 3级高血压(重度) | ≥180 和(或) | ≥110 |
| 单纯收缩期高血压 | ≥140 和 | <90 |

注：以上标准适用于≥18岁的成人，当收缩压和舒张压分属于不同分级时，以较高的级别作为标准

如何评估和判断患者存在的主要护理诊断/问题？采取哪些有效的护理措施？通过学习，正确掌握高血压患者的护理知识和技能，运用护理程序对高血压患者实施整体护理。

## 一、护理评估

### （一）健康史

询问有无高血压家族史；有无摄盐过多、高蛋白质和饱和脂肪酸摄入过多的习惯；有无烟酒嗜好；了解个性特征、职业、人际关系，是否从事脑力劳动，或从事精神紧张度高的职业，或长期在噪声环境中工作；有无肥胖、心脏病、肾脏疾病、糖尿病、高脂血症及痛风等病史及用药情况。

### （二）身体状况

1. 一般症状 早期常无症状，可有头晕、头痛、颈部板直、疲劳、心悸、耳鸣常见症状，也可出现视力模糊、鼻出血等较重症状，但与血压值不一定成正比。

2. 体征 一般较少。

3. 高血压急症和亚急症

（1）高血压急症：血压突然和显著升高（一般超过180/120 mmHg）同时伴有心、脑、肾等重要靶器官功能不全的表现（最新专家共识强调：若收缩压≥220 mmHg和/或舒张压≥140 mmHg，则无论有无症状都应视为高血压急症）。

少数患者舒张压持续≥130 mmHg,伴头痛,视力模糊,眼底出血、渗出和视乳头水肿,肾损害突出,持续蛋白尿、血尿与管型尿,称为恶性高血压,此时病情进展迅速,预后差,主要死因是肾衰竭,病理上以肾小动脉纤维素样坏死为特征。

(2) 高血压亚急症:血压显著升高,不伴有靶器官受损,可有头痛、胸闷、鼻出血和烦躁不安等。

高血压急症和亚急症唯一区别的标准是有无新近发后的急性进行性严重靶器官损害。

4. 并发症  可导致脑、心、肾、眼底血管损伤,并出现相应表现,见表2-3-2。

表2-3-2  高血压并发症

| 并发症 | 表现 |
| --- | --- |
| 脑血管病 | 最常见,高血压的常见死亡原因 |
| 心力衰竭和冠心病 | 左心室后负荷加重,心肌肥厚与扩大,可出现心力衰竭 |
| 慢性肾损害 | 长期高血压导致肾小球纤维化、萎缩以及肾动脉硬化,最终导致肾衰竭 |
| 主动脉夹层 | 表现为突发撕裂样胸痛,是猝死的病因之一 |

5. 高血压心血管风险分层  高血压患者的诊断和治疗不能只根据血压水平,必须进行心血管风险评估并分层。根据血压水平、其他危险因素、靶器官损害及伴临床疾病将高血压患者分为低危、中危、高危和很高危4个层级(表2-3-3)。

(1) 心血管危险因素:①高血压(1~3级);②年龄>55岁(男),>65岁(女);③吸烟;④糖耐量受损和/或空腹血糖受损;⑤高脂血症;⑥早发心血管病家族史(一级亲属发病男性<55岁,女性<65岁);⑦腹型肥胖(腰围:男性≥90 cm,女性≥85 cm)或肥胖(BMI≥28 kg/m²);⑧高同型半胱氨酸。

(2) 靶器官损害:①左心室肥厚;②颈动脉内膜增厚或动脉粥样斑块;③踝/臂血压指数<0.9;④肾小球滤过率降低或血肌酐轻度升高;⑤微量白蛋白尿。

(3) 伴临床疾病情况:①脑血管病;②心脏疾病;③肾脏疾病;④外周血管疾病;⑤视网膜病变;⑥糖尿病。

表2-3-3  高血压患者心血管风险水平分层标准

| 其他危险因素和病史 | 血压 | | |
| --- | --- | --- | --- |
| | 1级高血压 | 2级高血压 | 3级高血压 |
| 无 | 低危 | 中危 | 高危 |
| 1~2个其他危险因素 | 中危 | 中危 | 很高危 |
| ≥3个其他危险因素,或靶器官损害 | 高危 | 高危 | 很高危 |
| 临床并发症或合并糖尿病 | 很高危 | 很高危 | 很高危 |

注:无论血压属于几级,只要合并有糖尿病,均属于很高危组

**提示**  案例中周某的血压达到高血压的诊断标准,存在以下5个危险因素:年龄62岁、腰围95 cm、血压1~2级、吸烟、早发心血管病家族史,按照危险度分层,该患者属于2级高

血压高危组。

(三) 辅助检查

1. 心电图　左心室肥大、劳损。
2. 24小时动态血压监测　判断高血压的严重程度。

(四) 治疗要点

治疗原则是改善生活行为,长期服用降压药物。治疗目的是降低血压,防治靶器官的损害,降低死亡率。

1. 非药物治疗　主要指生活方式干预,包括减轻体重;限制钠盐;补充钙和钾,每日食用新鲜蔬菜、水果;减少脂肪摄入;戒烟限制饮酒;低度、中度等张运动。
2. 药物治疗　见表2-3-4。

表2-3-4　高血压患者药物治疗

| 药物 | 降压机制 | 常用药 | 适应证 | 不良反应 |
| --- | --- | --- | --- | --- |
| 利尿药 | 利钠排水,降低血容量 | 氢氯噻嗪 呋塞米 螺内酯 | 轻、中度高血压 | 易发生低钾血症 |
| β受体阻断药 | 抑制交感神经活性、抑制心肌收缩力,减慢心率 | 比索洛尔 美托洛尔 普萘洛尔 阿替洛尔 | 心率快合并心绞痛或心力衰竭 | 心动过缓和支气管收缩。病态窦房结综合征、房室传导阻滞、慢阻肺、哮喘病患者禁用 |
| 钙通道阻滞药 | 阻断钙离子由细胞外流入细胞内,达到舒张血管作用 | 硝苯地平 | 合并冠心病、糖尿病 | 颜面潮红、头痛、长期服用硝苯地平可出现胫前水肿 |
| 血管紧张素转化酶抑制药(ACEI) | 抑制血管紧张素转换酶,阻断肾素血管紧张素系统 | 卡托普利 依那普利 贝纳普利 | 伴有心力衰竭、心肌梗死、糖尿病肾病 | 降压效果在用药3~4周时达到最大。主要不良反应是刺激性干咳和血管神经性水肿 |
| 血管紧张素Ⅱ受体拮抗药(ARB) | 阻断血管紧张素Ⅱ受体 | 厄贝沙坦 替米沙坦 | 伴有心力衰竭、心肌梗死、糖尿病肾病 | 轻微而短暂的头痛、眩晕、心悸、腹泻等。降压效果在用药6~8周时达到最大 |

## 二、护理问题分析

"案例导入"中的周某对疾病未予重视,间断服用降压药,性格急躁,吸烟,说明存在知识缺乏问题。评估周某存在以下主要护理诊断/问题,其中"知识缺乏"为首优护理问题。

1. 知识缺乏　缺乏高血压防治知识。
2. 疼痛:头痛　与血压升高有关。
3. 有受伤的危险　与头晕、视力模糊、意识改变或发生直立性低血压有关。
4. 潜在并发症:高血压急症

## 三、护理措施分析

根据目前周某的病情,护士应给予及时有效的护理措施,采取指导休息与活动、做好病情观察、指导饮食、用药等。

### (一) 一般护理

1. 休息与活动　适当休息和运动,防跌倒,缓慢变换体位。

2. 饮食护理

(1) 限制钠盐摄入,每天摄入量应低于6 g。

(2) 限制总热量,减少脂肪摄入,尤其要控制油脂类的摄入量。

(3) 营养均衡,适量补充蛋白质、钙、钾,多食含钾丰富的水果和蔬菜,如香蕉、橘子、大枣、油菜、香菇等。增加新鲜蔬菜和水果,增加膳食中钙的摄入。

(4) 控制体重。

(5) 戒烟、限酒。

### (二) 病情观察

定期监测血压,观察血压变化,密切观察有无并发症征象。一旦发现血压急剧升高,患者神志、面色改变、烦躁不安和肢体运动障碍等症状,立即报告医生并协助处理。

### (三) 高血压急症护理

1. 体位　绝对卧床,半卧位。

2. 吸氧　4～5 L/分。

3. 降压

(1) 建立静脉通路。

(2) 首选硝普钠(扩张动脉和静脉):现配现用、避光滴注、控制滴速。硝普钠不良反应有恶心、呕吐、肌肉颤动等,不宜长期、大量使用,否则可引起硫氰酸中毒。

4. 心电监护　密切监测血压,用药期间每5～10分钟测血压1次。1小时平均动脉压降低幅度不超过治疗前水平的25%,其后2～6小时将血压降至安全水平(160/100 mmHg),病情稳定后,24～48小时逐步降至正常水平。

5. 安全防护　意识不清者加床栏,防坠床;抽搐者上下磨牙间置牙垫,防唇舌咬伤。

### (四) 药物护理

(1) 小剂量开始,联合用药。

(2) 服药期间应监测血压的变化,以判断疗效。

(3) 遵医嘱按时按量服药,不可随意增减药量,漏服、补服上次剂量或突然停药。遵医嘱调整剂量,降压不宜过低过快。

(4) 应用降压药期间易出现直立性低血压,指导患者休息时服药,服药后继续休息一段时间再下床活动。在改变体位时动作要缓慢,当出现头晕、眼花、恶心时,应立即平卧,以增加回心血量,改善脑部血液供应。洗澡水不宜过热,更不宜大量饮酒,下床活动时穿弹力袜,站立时间不宜过久。

### (五) 心理护理

了解患者性格特征,指导患者学会自我调节,使用放松技术,适当调整工作和生活节奏,减轻精神压力,保持健康的心理状态。当患者的情绪出现变化时,稳定患者的情绪。

### (六) 健康教育

1. 疾病知识指导　讲解高血压的疾病知识和危害,让患者了解控制血压及终身治疗的必要性,解释改变生活方式的重要性,使之长期坚持。

2. 生活方式指导　①控制体重;②戒烟限酒;③适当运动,根据年龄及病情选择合适的运动方式,运动强度指标为运动时最大心率达到"170－年龄";④血压较高、症状较多或有并发症者应卧床休息;⑤室温不宜过低,因寒冷可使血管收缩,血压升高;⑥保持大便通畅,避免剧烈运动和用力咳嗽,以防发生脑血管意外;⑦避免突然改变体位,禁长时间站立;⑧保持心理平衡。

3. 用药指导　强调长期药物治疗的重要性;指导观察和处理药物不良反应的方法;叮嘱患者遵医嘱用药,不可随意增减药量,漏服、补服药物或突然停药。

4. 指导测量血压　教会患者及家属及时正确测量血压并记录;测血压前应休息 5~10 分钟,测量前 30 分钟内不要吸烟,避免喝浓茶、咖啡及其他刺激性饮料;测量血压的最佳时段是两次服用降压药之间。

5. 降压目标　目前主张血压控制目标值应<140/90 mmHg。糖尿病、慢性肾病、心力衰竭合并高血压患者,血压控制目标值<130/80 mmHg。对于老年人收缩期高血压患者,收缩压控制于 150 mmHg 以下。

6. 定期随访　低危或中危患者,每 1~3 个月随诊 1 次;高危患者至少每个月随诊 1 次;当出现血压异常波动或有症状随时就诊。

**知识点小结**

请扫描二维码。

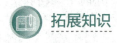

**拓展知识**

### 家庭血压监测

家庭血压可获取日常生活状态下患者的血压信息,可帮助排除白大衣性高血压,检出隐蔽性高血压,在增强患者诊治的主动参与性、改善患者治疗依从性等方面具有优点。应教会患者和家属正确的家庭血压监测方法,推荐使用合格的上臂式自动血压计自测血压,血压未达标者,建议每天早晚各测量血压 1 次,每次测量 2~3 遍,连续 7 天,以后面 6 天血压平均值作为医生治疗的参考。血压达标者,建议每周测量 1 次。

**测一测**

请扫描二维码。

练习题及答案

(林琴　邝亚琳)

## 任务四　冠状动脉粥样硬化性心脏病患者的护理

### 学习目标

1. 素质目标
(1) 能接受大卫生、大健康的概念,主动关注社会重大健康问题。
(2) 能感知、认同"扎根基层、服务基层、回报基层"的朴实情怀。
(3) 能表现出对冠心病患者的尊重和同理心。
(4) 面对危急情况,能逐步养成急救意识。
2. 知识目标
(1) 能说出冠心病的典型表现和常见并发症。
(2) 能讲述冠心病的病因、病理、临床分型和心电图特点。
(3) 能列出冠心病患者常见的护理问题和护理措施。
3. 能力目标
(1) 能识别心绞痛与急性心肌梗死的表现,采取正确的处理措施。
(2) 能通过情景模拟对冠心病患者采取正确的救护措施。
(3) 能对冠心病患者提供一定的健康教育。

## 稳定型心绞痛

### 案例导入

患者,男性,65 岁。高血压病史 6 年,糖尿病病史 5 年,反复劳力性胸骨后疼痛 2 年。患者诉近两年每次在上坡、劳累时出现胸骨后紧缩感,放射至左肩部,伴轻度胸闷气短,每次持续约 5～10 分钟,休息可缓解,未系统诊治。吸烟 30 年,每日 20 支。

问题:
1. 患者目前有哪些主要护理诊断/问题? 应给予哪些护理措施?
2. 如何指导患者识别急性心肌梗死?

### 任务分析

冠状动脉粥样硬化性心脏病(coronary atherosclerotic heart disease)指冠状动脉粥样硬化使血管腔狭窄、阻塞和(或)因冠状动脉功能性改变(痉挛)导致心肌缺血缺氧或坏死而引起的心脏病,统称冠状动脉性心脏病(coronary heart disease,CHD),简称冠心病,也称缺血性心脏病(ischemic heart disease)。

本病病因尚未明确,主要危险因素有:①年龄、性别;②血脂异常;③高血压;④吸烟;⑤糖尿病和糖耐量异常;其他危险因素有:①肥胖;②缺少体力劳动;③进食过多的动物脂肪、胆固醇、糖和钠盐;④遗传因素;⑤A型性格等。

根据病理解剖和病理生理变化,本病有不同的临床分型。近年临床趋于根基发病特点和治疗原则的不同,将本病分为两大类:①急性冠脉综合征(acute coronary syndrome,ACS),包括不稳定型心绞痛、非 ST 段抬高型心肌梗死、ST 段抬高型心肌梗死及冠心病猝死。②慢性冠脉病(chronic coronary artery,CAD),也称慢性缺血综合征,包括稳定型心绞痛、冠脉正常的心绞痛(X 综合征)、无症状性心肌缺血和缺血性心力衰竭(缺血性心肌病)。本节重点介绍稳定型心绞痛和急性心肌梗死。

如何评估和判断患者存在的主要护理诊断/问题?采取哪些有效的护理措施?通过学习,正确掌握冠心病患者的护理知识和技能,运用护理程序对冠心病患者实施整体护理。

1. 概念　稳定型心绞痛也称劳力性心绞痛,是在冠状动脉狭窄的基础上,由于心肌负荷的增加而引起心肌急剧的、暂时的缺血与缺氧的临床综合征。

2. 病因　本病的基本病因是冠状动脉粥样硬化所致的冠脉管腔狭窄和(或)部分分支闭塞。

## 一、护理评估

### (一) 健康史

询问患者有无冠心病的危险因素;了解本病发病的诱因(劳累、寒冷、饱餐等);疼痛是否为首发或再发;生活习惯、工作性质和性格特征、冠心病家族史等。

### (二) 身体状况

1. 症状:发作性胸痛

(1) 诱因:体力劳动或情绪激动、饱食、寒冷、吸烟、心动过速、休克等。

(2) 部位:胸骨体中段或上段,可波及心前区,可放射至左肩、左臂内侧,甚至达无名指和小指,或至颈、咽或下颌部。

(3) 性质:常为压迫感、发闷或紧缩感,也可有烧灼感,偶伴濒死感。

(4) 时间:持续时间多为3～5分钟内,一般不超过15分钟。

(5) 缓解方式:休息或含服硝酸甘油后几分钟内缓解。

2. 体征　平时一般无异常体征。

3. 心理、社会状况　因其病情容易反复、频发胸痛不适及濒死感、难以根治、病死率高等发病特点,患者容易产生恐惧、抑郁、焦虑、失眠等心理负担。

**提示**　案例中对患者的诱因和症状描述均符合稳定型心绞痛的典型表现。

### (三) 辅助检查

1. 心电图　诊断心绞痛最常用的检查方法,发作时可出现 ST 段压低(≥0.1 mV)。

2. 冠状动脉造影　是冠心病临床诊断的"金标准",当管腔狭窄超过 70% 会严重影响冠脉血供。

### (四) 治疗要点

1. 发作时的治疗　首选硝酸酯制剂,如舌下含服硝酸甘油 1～2 分钟开始起效,作用持续 30 分钟左右,如服药后 3～5 分钟仍不缓解可重复使用,连续 3 次未缓解,应及时报告医生。

2. 缓解期的治疗

(1) 改善缺血、减轻症状的药物:β 受体拮抗剂(减慢心率、减弱心肌收缩力、降低血压、减少心肌耗氧量,降低心绞痛患者死亡率和心肌梗死的危险)、钙通道阻滞剂(可以解除冠状动脉痉挛,从而缓解心绞痛)。

(2) 预防心肌梗死、改善预后的药物:阿司匹林(抑制血小板聚集,最佳剂量为 75～150 mg/天,主要不良反应是胃肠道症状,饭后用)、氯吡格雷(抑制血小板聚集,主要用于支架植入术后)、血管紧张素转换酶抑制剂(ACEI)(合并糖尿病、心衰的患者推荐使用)、调血脂药(他汀类药物,如辛伐他汀、阿托伐他汀)。

## 二、护理问题分析

"案例导入"中的患者反复劳力性胸骨后疼痛,因此评估存在以下主要护理诊断/问题,其中"疼痛:胸痛"为首优护理问题。

1. 疼痛:胸痛　与心肌缺血、缺氧有关。
2. 活动无耐力　与心肌氧的供需失调有关。
3. 知识缺乏　缺乏纠正危险因素、控制诱发因素及预防心绞痛发作的知识。
4. 潜在并发症:心肌梗死

## 三、护理措施分析

根据患者目前的病情,护士应给予及时有效的护理措施,采取指导患者控制危险因素、避免诱因、饮食等措施。

### (一) 一般护理

1. 休息与活动　心绞痛发作时应立即就地休息。症状缓解后,根据患者的活动能力制订合理的活动计划。

2. 饮食护理　宜低热量、低动物脂肪、低胆固醇、少糖、少盐、适量蛋白质食物,饮食中应有适量的纤维素和丰富的维生素,宜少量多餐,不宜过饱,不饮浓茶、咖啡,避免辛辣刺激性食物,避免吃过多动物性脂肪和高胆固醇食物。

3. 避免诱因　冬季外出注意保暖,避免在饱餐或饥饿时洗澡,洗澡水不要过冷或过热,时间不宜过长,以防意外。避免剧烈运动,保持情绪稳定,避免过劳。保持排便通畅,切忌用力排便。

### (二) 病情观察

了解心绞痛发作的诱因,发作时疼痛的部位、性质、程度、持续时间、缓解方式、伴随症状等。疼痛发作时测血压、心率,做心电图,为判断病情提供依据。观察症状变化,警惕急性心肌梗死发生。

### (三) 用药护理

1. 硝酸甘油　舌下含服,或嚼碎后含服,应在舌下保留一些唾液,以利药物迅速溶解而吸收。含药后应平卧,以防低血压的发生。部分患者用药后出现面部潮红、头部胀痛、头晕、心动过速、心悸等血管扩张的表现,可自行好转。青光眼、低血压患者忌用硝酸酯类药物。

2. 他汀类药物　严密监测转氨酶及肌酸激酶等生化指标,及时发现药物可能引起的肝脏损害和肌病。

(四) 心理护理

鼓励家属陪伴和社会支持,使患者在亲情、友情的支持下积极配合治疗,有勇气战胜疾病。及时答疑解惑,并耐心、仔细地倾听患者的心理需求,鼓励其表达自己内心的负面情绪。教会患者采用放松疗法缓解焦虑情绪。

(五) 健康教育

1. 疾病知识指导　向患者及家属讲解疾病的病因、临床表现、发生发展、治疗等。

2. 保健知识指导

(1) 告知患者及家属尽量避免过劳、情绪激动、饱餐、用力排便、寒冷刺激等诱因。

(2) 指导患者出院后遵医嘱服药,不可擅自增减药量,自我监测药物的不良反应。外出时随身携带硝酸甘油以备急需。硝酸甘油见光易分解,应放在棕色瓶内存放于干燥处。药瓶开封后每 6 个月更换 1 次,以确保疗效。

(3) 生活方式指导:①合理膳食,宜低热量、低动物脂肪、低胆固醇、少糖、少盐、适量蛋白质食物,饮食中应有适量的纤维素和丰富的维生素,宜少量多餐,不宜过饱,不饮浓茶、咖啡,避免辛辣刺激性食物;②戒烟限酒;③适量运动,必要时需要在监测下进行。

(4) 教会患者及家属心绞痛发作时的缓解方法。如果服用硝酸甘油症状不缓解,或心绞痛发作较以往频繁、程度加重、疼痛时间延长,应立即到医院就诊,警惕心肌梗死的发生。不典型心绞痛发作时可能表现为牙痛、上腹痛等,为防止误诊,可先按心绞痛发作处理并及时就医。告知患者应定期复查。

3. 心理社会指导　调整心态,减轻精神压力,逐渐改变急躁易怒性格,保持心理平衡。

# 急性心肌梗死

 案例导入

王阿姨,65 岁。主诉:反复胸闷、气短 5 年,持续心前区疼痛 4 小时。患者 5 年前劳累时出现胸闷、气短、当地医院诊断为"冠心病",经治疗(具体用药不详)后症状缓解出院。此后每次在劳累后出现上述症状,含服硝酸甘油片可缓解。入院前 4 小时再次于劳累后突然出现心前区疼痛,向左肩和背后放射,含硝酸甘油片不缓解,伴大汗、恶心呕吐,家人急送医院。平素喜食荤菜,无吸烟及饮酒史。患者及家属对所患疾病的有关知识了解甚少。入院时护理评估:体温 37℃,脉搏 120 次/分,呼吸 20 次/分,血压 120/95 mmHg。神志清楚,痛苦表情,大汗,口唇轻度发绀,可闻及期前收缩 2～3 次/分,心尖部第一心音减弱,腹软。辅查:血常规:白细胞:$11.2×10^9$/L,血生化:肌钙蛋白 I 8.87 ug/L,肌酸激酶 103 U/L,SAT 40 U/L,乳酸脱氢酶 210 U/L。心电图:窦性心律,室性期前收缩。Ⅱ、Ⅲ、aVF 导联 ST 段弓背向上抬高,T 波高尖,R 波减低,V1－V5 导联 ST 段低,T 波倒置。

问题:

1. 患者目前有哪些主要护理诊断/问题? 应给予哪些护理措施?

2. 护士遵医嘱完成床旁心电监护、吸氧、微量泵的使用操作。

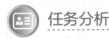 任务分析

急性心肌梗死（acute myocardial infarction，AMI）是指急性心肌缺血性坏死，大多是在冠脉病变的基础上，发生冠脉血供急剧减少或中断，使相应的心肌严重而持久地急性缺血导致心肌细胞死亡。

本病的基本病因是冠脉粥样硬化造成一支或多支血管管腔狭窄和心肌供血不足，而侧支循环尚未充分建立。一旦血供急剧减少或中断，使心肌严重而持久地急性缺血达 20～30 分钟以上，即可发生急性心肌梗死。

如何评估和判断患者存在的主要护理诊断/问题？采取哪些有效的护理措施？通过学习，正确掌握急性心肌梗死患者的护理知识和技能，运用护理程序对患者实施整体护理。

## 一、护理评估

（一）健康史

询问患者有无冠心病的危险因素；了解本病发病的诱因（劳累、寒冷、饱餐等）；生活习惯、工作性质和性格特征、心绞痛发作史及冠心病家族史等。

（二）身体状况

身体状况见表 2-4-1，心绞痛与心肌梗死的鉴别见表 2-4-2。

表 2-4-1 急性心肌梗死的身体状况

| 症状 | 特 点 |
|---|---|
| 疼痛 | 为最早、最突出的症状，多发生于清晨，疼痛部位、性质与心绞痛相似，但程度更剧烈，伴烦躁不安、出汗、濒死感。诱因多不明显，疼痛持续达数小时或更长，休息和含用硝酸甘油片大多不能缓解 |
| 全身症状 | 发热、心动过速、白细胞计数增高和红细胞沉降率增快等，由坏死物质被吸收所引起。一般在疼痛发生后 24～48 小时出现，体温一般在 38℃ 左右，持续约一周 |
| 心律失常 | 多发生在起病 1～2 天，前 24 小时内最多见。以室性心律失常最常见，尤其是室性期前收缩，如室性期前收缩频发（每分钟 5 次以上），成对出现或呈短阵室性心动过速，多源性或落在前一心搏易损期（R-on-T）时，常为心室颤动的先兆。室颤是急性心肌梗死早期，特别是患者入院前主要的死亡原因。下壁心肌梗死容易发生房室传导阻滞，前壁心肌梗死容易发生室性心律失常 |
| 心源性休克 | 收缩压<80 mmHg，同时伴有休克表现（面色苍白、皮肤湿冷、脉搏细速、大汗淋漓、尿少）。是因心肌广泛坏死，心排血量急剧下降有关 |
| 心力衰竭 | 主要急性左心衰竭，主要原因是为心肌缺血性损伤和坏死，表现为呼吸困难、咳嗽、发绀、烦躁等，重者出现肺水肿 |
| 并发症 | 乳头肌功能失调或断裂、心室壁瘤、栓塞、心脏破裂 |

表 2-4-2　心绞痛与心肌梗死的鉴别

| 鉴别点 | 心绞痛 | 心肌梗死 |
| --- | --- | --- |
| 疼痛部位 | 胸骨体中、上段之后 | 同心绞痛 |
| 疼痛性质 | 压榨样或窒息性 | 相似。但程度更剧烈 |
| 疼痛的诱因 | 劳力、情绪激动、受寒等 | 无明显诱因 |
| 疼痛持续时间 | 短,3~5 分钟,一般不超过 15 分钟 | 长,数小时或数天。 |
| 硝酸甘油的疗效 | 显著缓解 | 作用较差或无效 |

**提示** 案例中王阿姨本次入院的胸痛特点符合急性心肌梗死的表现。

（三）辅助检查

1. 心电图检查　是急性心肌梗死最有意义的检查,详见表 2-4-3。

表 2-4-3　急性心肌梗死心电图检查

| 名称 | 部位 | 特点 |
| --- | --- | --- |
| 特征性改变 | 坏死区 | 宽而深的 Q 波(病理性 Q 波) |
| | 损伤区 | ST 段呈弓背向上抬高 |
| | 缺血区 | T 波倒置 |
| 定位诊断 | $V_1$、$V_2$、$V_3$ 导联 | 前间壁心肌梗死 |
| | $V_1$~$V_5$ 导联 | 广泛前壁心肌梗死 |
| | $V_3$~$V_5$ 导联 | 局限前壁心肌梗死 |
| | Ⅱ、Ⅲ、aVF | 下壁心肌梗死 |
| | Ⅰ、aVL | 高侧壁心肌梗死 |

**提示** 案例中王阿姨本次入院的心电图检查表现符合心肌梗死的典型表现。

2. 血清心肌损伤标记物(表 2-4-4)　建议入院即刻测此标记物。肌钙蛋白 I(cTnI)或肌钙蛋白 T(cTnT)是诊断心肌坏死最特异性和敏感的首选指标。肌酸磷酸激酶同工酶(CPK-MB)适用于 4 小时内的急性心肌梗死的诊断。

2-4-4　血清心肌损伤标记物

| 血清心肌损伤标记物 | 出现时间<br>（小时） | 高峰时间<br>（小时） | 恢复正常<br>（天） |
| --- | --- | --- | --- |
| 肌红蛋白(出现最早) | 2 | 12 | 1~2 |
| 肌钙蛋白 I(cTnI) | 2~4 | 10~24 | 7~10 |
| 肌钙蛋白 T(cTnT) | 2~4 | 24~48 | 10~14 |
| 肌酸磷酸激酶同工酶(CPK-MB) | 4 | 16~24 | 3~4 |

### (四) 治疗要点

1. **心肌再灌注治疗** 包括溶栓、经皮冠状动脉介入治疗(PCI)。最好在起病3～6小时,最迟在12小时内进行,可以使冠脉再通,减小坏死范围,见表2-4-5。

表2-4-5 心肌再灌注治疗

| 项目 | 类型 | 方法 |
| --- | --- | --- |
| 经皮冠状动脉介入治疗(PCI) | 禁忌证 | 发病12小时以上患者不宜实施经皮冠状动脉介入治疗 |
| | 术后护理 | ①经股动脉穿刺进行冠状动脉造影术后,常规压迫穿刺点30分钟,若无活动性出血,再进行制动并加压包扎,并需用1kg沙袋压迫穿刺点6～8小时,制动24小时后可正常活动;②经桡动脉行造影术后,穿刺点压迫4～6小时即可 |
| | 注意事项 | 经皮冠状动脉腔内成形术(PTCA)后可发生再狭窄,患者应终身服用阿司匹林,植入支架者还需联合应用氯吡格雷等 |
| 溶栓疗法 | 溶栓药物 | 尿激酶(UK)、链激酶(SK)、重组组织型纤溶酶原激活剂(rt-PA) |
| | 禁忌证 | ①6个月内发生过缺血性脑卒中或脑血管病;②2～4周内有活动性内脏出血、大手术、创伤史;③未控制高血压(>180/110 mmHg) |
| | 注意事项 | 用药过程中注意监测凝血时间,一般维持在正常的2倍左右 |

2. **其他治疗** 见表2-4-6。

表2-4-6 急性心肌梗死其他治疗

| 问题 | | 措施 |
| --- | --- | --- |
| 心律失常 | 室性心律失常 | 用利多卡因 |
| | 室颤 | 用电复律 |
| | 缓慢性心律失常 | 用阿托品 |
| | 二度或三度房室传导阻滞 | 伴有血流动力学障碍者,用临时心脏起搏器 |
| 心力衰竭 | | 急性心肌梗死24小时内禁止使用洋地黄制剂(如地高辛、毛花苷C) |
| 降低死亡率 | | ①β受体阻滞剂和钙通道阻滞剂:可以降低心率和血压,防止梗死面积扩大,降低死亡率;②血管紧张素转换酶抑制剂(ACEI):可以改善心室重构,降低心力衰竭的发生率,从而降低患者的死亡率 |
| 控制血压 | | 控制血压<140/90 mmHg,合并糖尿病或肾功能不全者应控制在<130/80 mmHg |

## 二、护理问题分析

"案例导入"中的王阿姨5年前已被确诊为冠心病,因再次劳累后出现心前区疼痛,向左肩和背后放射,含硝酸甘油片不缓解,伴大汗、恶心呕吐,病情加重,说明患者及家人均缺乏冠心病的知识,因此评估王阿姨存在以下主要护理诊断/问题,其中"疼痛:胸痛"为首优护理问题。

1. **疼痛:胸痛** 与心肌缺血坏死有关。
2. **活动无耐力** 与心肌氧的供需失调有关。

3. 有便秘的危险　与进食少、活动少、不习惯床上排便有关。

4. 潜在并发症：心律失常、心源性休克、心力衰竭、猝死

5. 恐惧　与起病急、病情危重、环境陌生等因素有关。

6. 知识缺乏　缺乏心肌梗死的相关知识。

### 三、护理措施分析

根据目前王阿姨的病情，护士应给予及时有效的护理措施，采取绝对卧床休息，吸氧，迅速开通两条静脉通道，遵医嘱吗啡或哌替啶镇静止痛，并做好溶栓准备和介入治疗准备，密切观察病情，尤其疼痛变化，严密心电监测，及时发现心率和心律的变化，监测生命体征，观察药物疗效和不良反应，准备好急救药品和抢救设备，随时准备抢救。待病情稳定后向患者及家人进行疾病知识教育，指导饮食及活动、用药、运动康复等。

（一）一般护理

1. 休息与活动　发病12小时内患者绝对卧床休息，限制探视，保持环境安静。如无并发症，24小时内鼓励患者进行床上肢体活动；无低血压，第3天可在病房内走动，第4～5天逐渐增加活动。如病情加重或出现并发症，适当延长卧床时间。

2. 给氧　鼻导管吸氧2～3天，氧流量2～5 L/分。

3. 饮食护理　心肌梗死发病4～12小时内给予流质饮食，逐步过渡到半流质、软食、普食；待病情稳定后饮食内容同稳定型心绞痛。

4. 防止便秘　向患者强调预防便秘的重要性，适量饮水，可进行腹部按摩，必要时遵医嘱给予缓泻剂口服，使用开塞露等辅助排便，保证大便通畅。严禁用力排便，以防猝死。

（二）病情观察

1. 严密观察病情变化　连续监测心电图、血压和呼吸等，观察心率、心律和心功能的变化，观察患者疼痛的性质，及时给予止痛处理，观察尿量和意识改变。

2. 观察有无并发症　及时发现心率和心律的变化，如发现频发室性期前收缩，成对出现或呈非持续性室性心动过速，多源性或R-on-T现象的室性期前收缩时，应立即通知医生，遵医嘱用药处理。

3. 注意　需要警惕室颤动或心脏停搏的发生。

4. 监测　需要监测电解质和酸碱平衡状况。

5. 做好准备　需要备好急救药品和抢救设备，如除颤仪、起搏器等，随时准备抢救。

（三）药物护理

止痛药的护理：

（1）吗啡或哌替啶：注意观察有无呼吸抑制和低血压。

（2）硝酸甘油：观察药物疗效和不良反应，低血压患者不宜静脉使用。

（3）溶栓药物：注意观察有无低血压、过敏、出血等药物不良反应，观察药物疗效，监测出凝血时间和纤溶蛋白酶原。

（四）心理护理

耐心向患者简要介绍疾病特点和治疗配合要点，入住心脏病重症监护病房（cardiovascular care unit，CCU）的需要介绍病室环境，减轻患者心理负担。允许患者表达内心感受，安慰

患者,稳定情绪,必要时遵医嘱使用镇静剂,如地西泮。妥善安排探视,给予亲情支持。

(五) 健康教育

1. 疾病知识指导　病情稳定后对患者进行疾病知识教育,向患者及家属宣教心肌梗死后 ABCDE 二级预防原则,并做正确解释。

2. 避免诱因　避免过劳、情绪激动、饱餐、寒冷、用力排便等诱因。

3. 饮食习惯指导　合理饮食,宜低盐、低脂、低胆固醇清淡饮食,少量多餐,避免过饱,多进食新鲜蔬菜水果,适当摄入粗纤维食物,防止便秘,改变现有不良饮食习惯,控制体重,戒烟限酒。

4. 运动康复指导　病情稳定后与患者一起制定科学、可行的个体化运动处方,指导患者落实运动康复计划。

5. 用药指导　告知患者坚持用药的重要性,熟悉药物的用法、疗效和不良反应,提高用药依从性。

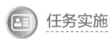

## 一、微量泵的使用操作

(一) 操作前准备工作

1. 环境准备　病房安静、整洁、整齐、光线充足。

2. 护士准备　着装整齐、洗手、戴口罩。

3. 用物准备　手消毒液、微量泵、治疗盘、无菌治疗巾、棉签、纱布或输液贴、适合型号的一次性注射器及针头、微量泵延长管、皮肤消毒剂、砂轮、垫巾、止血带、胶布、输液架、盛污物容器,必要时备夹板及绷带。并按医嘱备药液。

4. 评估患者　评估患者病情、意识状态、注射部位的皮肤及血管情况。

(二) 操作步骤

(1) 备齐用物,携至患者床旁,做好查对、解释,取得配合。

(2) 协助患者取舒适的体位。

(3) 使用前检查仪器,性能是否正常(口述)。

(4) 安装微量泵,连接电源,打开电源开关。

(5) 将延长管与注射器连接,将配置好药液的注射器妥善固定于微量泵上,卡好,夹紧。

(6) 将延长管充满液体,排尽空气,按静脉注射进行操作。

(7) 按医嘱准确调节泵入药液的速度及其他需要设置的参数,按启动键,启动微量泵,绿灯闪亮表示运转正常。

(8) 观察药液泵入情况及患者反应,询问患者感受。

(9) 整理床单位,协助患者取舒适体位,交代注意事项,特别是不要随意搬动或者调节微量泵。

(10) 整理用物,洗手。

## 二、注意事项:

(1) 严格无菌技术操作。
(2) 正确设定输液速度及其他必需参数,防止设定错误延误治疗。
(3) 随时查看输液泵的工作状态,及时排除报警、故障,防止液体输入失控。
(4) 注意观察穿刺部位皮肤情况,防止发生液体外渗,出现外渗及时给以相应处理。

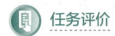任务评价

任务评价详见表 2-4-7。

表 2-4-7 任务评价表

| 任务 | 评价内容 | 评价标准 | 分值 |
| --- | --- | --- | --- |
| 分析主要护理问题及护理措施 | 护理问题(8分) | 1. 疼痛:胸痛 与心肌缺血坏死有关 | 2分 |
| | | 2. 活动无耐力 与心肌氧的供需失调有关 | 2分 |
| | | 3. 有便秘的危险 与进食少、活动少、不习惯床上排便有关 | 1分 |
| | | 4. 潜在并发症:心律失常、心源性休克、心力衰竭、猝死 | 1分 |
| | | 5. 恐惧 与起病急、病情危重、环境陌生等因素有关 | 1分 |
| | | 6. 知识缺乏 缺乏心肌梗死的相关知识 | 1分 |
| | 护理措施(27分) | 1. 绝对卧床休息,吸氧,开通两条静脉通道,准确执行医嘱用药,备好抢救药品和设备 | 5分 |
| | | 2. 严密观察病情,监测心电图、心率、心律、血压、血氧饱和度的变化,及时发现并发症,保持电解质及酸碱平衡,准确记录神志、生命体征变化和出入量 | 10分 |
| | | 3. 按冠心病饮食原则指导患者饮食 | 3分 |
| | | 4. 做好心理护理,安慰患者,避免不良情绪刺激 | 3分 |
| | | 5. 病情稳定后指导活动、饮食、用药 | 3分 |
| | | 6. 对患者及家属进行冠心病健康教育 | 3分 |
| 微量泵的使用仪操作 | 操作前准备(10分) | 1. 环境准备:病房安静、整洁、整齐、光线充足 | 1分 |
| | | 2. 护士准备:着装整齐、洗手、戴口罩 | 2分 |
| | | 3. 用物准备:手消毒液、微量泵、治疗盘、无菌治疗巾、棉签、纱布或输液贴、适合型号的一次性注射器及针头、微量泵延长管、皮肤消毒剂、砂轮、垫巾、止血带、胶布、输液架、盛污物容器,必要时备夹板及绷带。并按医嘱备药液 | 2分 |
| | | 4. 核对:姓名、床号、住院号 | 2分 |
| | | 5. 评估患者:病情、意识状态、注射部位的皮肤及血管情况 | 3分 |
| | 操作步骤(50分) | 1. 备齐用物,携至患者床旁,核对、解释,取得配合 | 3分 |
| | | 2. 协助患者取舒适的体位 | 3分 |

续 表

| 任务 | 评价内容 | 评价标准 | 分值 |
|---|---|---|---|
| | | 3. 使用前检查仪器,性能是否正常 | 5分 |
| | | 4. 安装微量泵,连接电源,打开电源开关 | 5分 |
| | | 5. 将延长管与注射器连接,将配置好药液的注射器妥善固定于微量泵上,卡好,夹紧 | 6分 |
| | | 6. 将延长管充满液体,排尽空气,按静脉注射进行操作 | 6分 |
| | | 7. 按医嘱准确调节泵入药液的速度及其他需要设置的参数,按启动键,启动微量泵,绿灯闪亮表示运转正常 | 8分 |
| | | 8. 观察药液泵入情况及患者反应,询问患者感受 | 6分 |
| | | 9. 整理床单位,协助患者取舒适体位,交代注意事项,特别是不要随意搬动或者调节微量泵 | 6分 |
| | | 10. 整理床单元 | 2分 |
| 操作后处置<br>(3分) | | 1. 洗手、脱口罩、记录 | 2分 |
| | | 2. 用物处置规范 | 1分 |
| 整体规范性<br>(2分) | | 动作规范、5分钟内完成 | 2分 |
| 评价总分 | | | 100分 |

**知识点小结**

请扫描二维码。

**拓展知识**

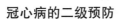

### 冠心病的二级预防

冠心病的主要措施有两个:一是寻找可控危险因素,二是可靠持续的药物治疗。主要针对可控危险因素(包括高血压、吸烟、血脂异常、糖尿病、超重/肥胖、身体活动不足、不合理膳食、精神紧张)等进行干预,包括药物处方、营养处方、营养处方、戒烟等五大处方。

**测一测**

请扫描二维码。

练习题及答案

(吴艳林)

## 任务五　心脏瓣膜病患者的护理

### 学习目标

1. 素质目标
(1) 能接受大卫生、大健康的概念，主动关注社会重大健康问题。
(2) 能感知、认同"扎根基层、服务基层、回报基层"的朴实情怀。
(3) 能表现出对心脏瓣膜病患者的尊重和同理心。
2. 知识目标
(1) 能讲述风湿性心脏病的病因。
(2) 能列出风湿性心脏病患者的临床表现和护理措施。
3. 能力目标
(1) 能对风湿性心脏病患者的身体状况进行评估，采取正确的处理措施。
(2) 能通过应用护理程序对风湿性心脏病患者实施整体护理。
(3) 能对风湿性心脏病患者提供一定的健康教育。

### 案例导入

夏阿姨，48岁。主诉：反复劳累或受凉后出现胸闷、心悸、气急。曾多次住院治疗，经胸片、心脏超声等检查明确为"风湿性心脏病、二尖瓣狭窄伴关闭不全、心房颤动、心力衰竭"。2天前受凉后出现畏寒发热、胸闷，气急加重，夜间不能平卧，咳嗽、咳白色泡沫痰，量不多，胃纳差，尿量减少，双下肢水肿，门诊入院。患者年轻时曾有"风湿性关节炎"病史。入院时查体：体温39.1℃，脉搏88次/分，呼吸20次/分，血压100/65 mmHg。二尖瓣面容，颈静脉怒张，可闻及心尖部中度隆样舒张期杂音及3/6级吹风样收缩期杂音。二维超声心动图：二尖瓣狭窄伴中度反流，EF38%。

问题：
1. 患者目前有哪些主要护理诊断/问题？应给予哪些护理措施？
2. 护士如何观察患者有无栓塞发生？

### 任务分析

心脏瓣膜病(valvular heart disease)是由炎症、缺血性坏死、退行性改变、创伤、黏液样变性、先天性畸形等原因引起的单个或多个瓣膜的功能或结构异常，导致瓣口狭窄和(或)关闭不全。其中以二尖瓣受累最常见，其次是主动脉瓣。

风湿性心脏病(rheumatic valvular heart disease),简称风心病,是风湿热引起的风湿性心脏炎症所致的心瓣膜损害,与A组乙型溶血性链球菌(或称A组β型溶血性链球菌)反复感染有关,主要累及40岁以下人群,2/3者为女性。

如何评估和判断患者存在的主要护理诊断/问题?采取哪些有效的护理措施?通过学习,正确掌握风心病患者的护理知识和技能,运用护理程序对风心病患者实施整体护理。

## 一、护理评估

### (一)健康史

询问患者有无感染因素;了解本病发病的诱因;以及既往史、药物使用情况等。

### (二)身体状况

1. 症状及体征特点　详见表2-5-1。

表2-5-1　心脏瓣膜病的症状及体征

| 类型 | 典型症状 | 重要体征 |
| --- | --- | --- |
| 二尖瓣狭窄 | ①最常出现的症状是劳力性呼吸困难,严重时可导致急性肺水肿;②咳嗽;③咯血:大咯血与肺静脉破裂出血有关;④声音嘶哑 | ①出现"二尖瓣面容";②心尖部可闻及舒张中晚期隆隆样杂音,局限,不向远处传导;③肺动脉瓣第二心音亢进、分裂提示肺动脉高压;④开瓣音提示瓣膜弹性尚好 |
| 二尖瓣关闭不全 | 轻症者可无症状,重者出现左心功能不全的表现,首先出现的是疲乏无力 | 心尖部可闻及全收缩期粗糙吹风样杂音,并向左腋下和肩胛区传导 |
| 主动脉瓣狭窄 | 典型三联征:劳力性呼吸困难、心绞痛和晕厥。劳力性呼吸困难为晚期肺瘀血的首发症状 | 主动脉瓣区第一听诊区(胸骨右缘第1～2肋间)可闻及收缩期吹风样杂音,可向颈部传导。尚可在主动脉瓣区可触及收缩期震颤。心尖搏动有力,呈抬举样 |
| 主动脉瓣关闭不全 | 轻症者可无症状,重者出现心悸、心前区不适、头部强烈搏动感,常有体位性头晕等,如反流量大,主动脉舒张压显著降低,出现冠状动脉灌注不足,出现心绞痛 | 主动脉第二听诊区(胸骨左缘第3、4肋)可闻及舒张期早期叹气样杂音,坐位前倾和深吸气时易听到;出现周围血管征,包括毛细血管搏动征、大动脉枪击音、水冲脉等 |

**提示**　案例中夏阿姨本次入院的主诉及症状描述均符合风湿性心脏病的典型表现。

2. 并发症

(1)心力衰竭:晚期常见并发症,也是主要的死亡原因。

(2)栓塞:最常见于二尖瓣狭窄伴房颤时,以脑栓塞最常见。

(3)心律失常:以房颤最常见。

(4)急性肺水肿:二尖瓣狭窄、急性左心衰竭、循环负荷过重均可引起急性肺水肿,出现粉红色泡沫痰。

### (三)辅助检查

主要辅助检查详见表2-5-2。

表 2-5-2 风心病患者的主要辅助检查

| 类型 | 超声心动图 | X 线 | 心电图 |
|---|---|---|---|
| 二尖瓣狭窄 | 确诊可见"城墙样"改变。是明确诊断最可靠的方法 | 左心房增大,呈梨形心 | 严重者可有"二尖瓣型 P 波" |
| 二尖瓣关闭不全 | 确诊 | 左心房、左心室增大 | 急性者窦性心动过速。常出现房颤 |
| 主动脉狭窄 | 是明确诊断、判断狭窄程度的重要方法 | 心影可正常或左房左室轻度增大,重者可有肺瘀血征 | 重度狭窄者 ST-T 非特异性改变,可有房颤、房室传导阻滞及室性心律失常 |
| 主动脉关闭不全 | M 型显示二尖瓣前叶或室间隔舒张期纤细扑动是可靠诊断征象 | 急性者可见有肺瘀血或肺水肿征 | 急性者常见窦性心动过速和 ST-T 非特异性改变,慢性者可有左室肥厚 |

**提示** 案例中夏阿姨本次入院的 B 超心动图及心电图检查均符合风心病的诊断。

**(四)治疗要点**

1. 内科治疗　包括预防感染性心内膜炎和风湿热复发。
2. 外科手术　治疗本病的根本方法,如经皮球囊二尖瓣形成术、闭式分离术、直视分离术、人工瓣膜置换术等。

## 二、护理问题分析

"案例导入"中的夏阿姨年轻时曾有"风湿性关节炎"病史,20 年来反复因劳累或受凉后出现胸闷、心悸、气急症状,多次住院治疗,诊断明确。本次住院因 2 天前再次受凉后发病,且症状加重,夜间不能平卧、咳嗽、咳白色泡沫痰伴双下肢水肿,为心衰症状,因此评估夏阿姨存在以下主要护理诊断/问题,其中"气体交换障碍"为首优护理问题。

1. 气体交换障碍　与肺循环淤血有关。
2. 体液过多　与右心衰竭引起水钠潴留有关。
3. 体温过高　与上呼吸道感染有关。
4. 活动无耐力　与心排血量有关。

## 三、护理措施分析

根据目前夏阿姨的病情,护士应给予及时有效的护理措施,采取半卧床休息,吸氧,迅速开通静脉通道,遵医嘱使用利尿药、平喘药等处理,并做严格控制输液速度,密切观察病情,注意生命体征变化,呼吸情况,严密心电监测,监测血氧饱和度、血气分析等,观察药物疗效和不良反应,注意复查血常规及电解质、血气分析情况。准备好急救药品和抢救设备,随时准备抢救,待病情稳定后向患者及家人进行疾病知识教育,指导饮食及活动、用药、运动康复等。

## （一）一般护理

1. **休息与活动** 呼吸困难者取半卧床休息；风湿活动或中重度心衰者给予卧床休息；左房有巨大附壁血栓者应绝对卧床休息。长期卧床者注意防压疮，防静脉血栓。
2. **给氧** 鼻导管吸氧，根据缺氧情况调节氧流量。
3. **饮食护理** 给予高蛋白、高热量、高维生素、清淡饮食易消化饮食，少量多餐，避免过饱，有心衰症者应低盐饮食；多进食新鲜蔬菜水果，适当摄入粗纤维食物，保持大便通畅。

## （二）病情观察

1. **监测** 监测生命体征、血氧饱和度、心率、心律的变化，注意心衰症状有无缓解，呼吸困难及咳嗽咳痰症状是否改善、肺部啰音、尿量、体温的变化。记录出入量、每日晨起称体重。
2. **观察** 观察有无栓塞：脑栓塞可引起言语不清，肢体活动受限，偏瘫；四肢动脉栓塞可引起肢体剧烈疼痛，皮肤颜色及温度改变；肺动脉栓塞可引起剧烈胸痛、呼吸困难、发绀、咯血等；肾动脉栓塞可引起剧烈腰痛、血尿。

## （三）药物护理

（1）风湿活动者应长期用苄星青霉素，注射前常规要皮试。
（2）合并房颤者遵医嘱口服阿司匹林，防止附壁血栓形成，主要不良反应有胃肠道反应；使用抗凝药华法林预防栓塞的，注意观察有无出血倾向，定期检查凝血酶原时间，必要时遵医嘱给予维生素K。

## （四）预防血栓形成

（1）避免长时间盘腿或蹲坐，勤换体位，肢体保持功能位，以防发生下肢静脉血栓。
（2）合并心房颤动者服阿司匹林，防止附壁血栓形成。心房颤动患者复律之前3周和复律成功后4周需服抗凝药物（华法林），预防栓塞。
（3）若有附壁血栓形成者，应避免剧烈运动或体位突然改变，以免附壁血栓脱落，形成动脉栓塞。

## （五）心理护理

向患者解释风心病的原因和诱因及预后，稳定情绪，家属给予亲情支持。

## （六）健康教育

1. **疾病知识指导** 向患者普及本病的基础知识，鼓励患者树立信心。坚持遵医嘱用药，定期复查。有手术适应证者尽早择期手术，提高生活质量。
2. **预防措施指导** 避免呼吸道感染是预防链球菌感染最重要的措施。发生扁桃体炎患者，在风湿活动控制后2~4个月可手术摘除扁桃体。在拔牙、内镜检查、导尿、分娩、人工流产等手术前，应预防性使用抗生素。预防风心病最关键的措施是积极预防A族乙型溶血性链球菌感染，有风湿活动者应长期使用苄星青霉素。

### 知识点小结

请扫描二维码。

## 拓展知识

### 经导管主动脉瓣置入术

经导管主动脉瓣置入术（transcatheter aortic valve implantation，TAVI），或称经导管主动脉瓣置换术（transcatheter aortic valve replacement，TAVR）是通过股动脉送入介入导管，将人工心脏瓣膜输送至主动脉瓣区打开，从而完成人工瓣膜置入，恢复瓣膜功能。手术无须开胸，因而创伤小、术后恢复快。由有经验的心血管内科和外科医师实施。

随着我国老龄化社会的发展，老年瓣膜退行性病变发病率不断增加，其中主动脉瓣狭窄已逐渐成为这一人群最常见的瓣膜性心脏病。对严重主动脉瓣狭窄患者，外科主动脉瓣置换术曾经是唯一可以延长生命的治疗手段，但老年患者常因高龄、体质弱、病变重或合并其他疾病而禁忌手术。在发达国家的统计表明，约1/3的重度主动脉瓣狭窄患者因为手术风险高或有禁忌证而无法接受传统的外科开胸手术。对于这些高危或有心外科手术禁忌的患者，现在经导管主动脉瓣置入术则可以作为一种有效的治疗手段。经导管主动脉瓣置入术最早开始于2002年。新近研究表明，对不能手术的严重主动脉瓣狭窄患者，经导管主动脉瓣置入术与药物治疗相比可降低46%病死率，并显著提高患者的生活质量。

## 测一测

请扫描二维码。

练习题及答案

（吴艳林）

模块二 心血管内科常见疾病的护理

## 任务六　感染性心内膜炎患者的护理

### 学习目标

1. 素质目标
（1）能表现出对感染性心内膜炎患者的尊重和同理心。
（2）面对危急情况，能逐步养成急救意识。
（3）能感知、认同"扎根基层、服务基层、回报基层"的朴实情怀。
2. 知识目标
（1）能说出感染性心内膜炎典型表现和常见并发症。
（2）能讲述感染性心内膜炎患者常见的护理诊断及护理措施。
（3）能讲述感染性心内膜炎患者疾病预防指导及用药指导。
3. 能力目标
（1）能为感染性心内膜炎患者正确采集血培养标本。
（2）能通过情景模拟对感染性心内膜炎患者采取正确的护理措施。
（3）能对感染性心内膜炎患者提供一定的健康教育。

### 案例导入

韦女士，40岁。发现室间隔缺损38年。3个月前拔牙后持续发热至今，体温波动在37～38.5℃之间，最高达39.1℃。3日前出现心脏杂音，全身酸痛，睑结膜苍白，皮肤出现散在淤血点，手指出现豌豆大小紫色痛性结节，脾肋下可触及，诊断为感染性心内膜炎。入院后心脏彩超检查示二尖瓣有一大小约为3 mm×4 mm赘生物。入院后按医嘱给予绝对卧床休息、抽血培养、使用高微生物药物治疗等处理。

问题：
1. 患者目前有哪些主要护理诊断？应给予哪些护理措施？
2. 护士遵医嘱完成血培养的标本采集。

### 任务分析

感染性心内膜炎（infective endocarditis，IE）为心脏内膜表面的微生物感染，伴赘生物形成。赘生物为大小不等、形状不一的血小板和纤维素团块，内含大量微生物和少量炎症细胞，瓣膜为最常受累部位。

根据病程可将感染性心内膜炎分为急性和亚急性；根据获得途径可分为社区获得性感

染性心内膜炎、医疗相关性感染性心内膜炎(院内感染和非院内感染)和经静脉毒品滥用者感染性心内膜炎;根据瓣膜材质可将感染性心内膜炎分为自体瓣膜心内膜炎和人工瓣膜心内膜炎。

感染性心内膜炎不常见,年发病率为3~10例/10万人,男女比例2∶1。近年来,感染性心内膜炎的流行病学特点发生了明显变化,风湿性瓣膜病所导致的感染性心内膜炎比例下降,而人工瓣膜、老年退行性变、经静脉吸毒及器械相关性感染性心内膜炎发生率增高。感染性心内膜炎死亡率居高不下,达16%~25%;合并心力衰竭、脓肿、栓塞或细菌性动脉瘤破裂早期病死率40%~75%,晚期病死率20%~25%。

感染性心内膜炎的主要病原微生物是链球菌和金黄色葡萄球菌。急性者主要是由金黄色葡萄球菌引起,亚急性者主要由草绿色链球菌引起。其感染主要侵犯已有病变的心脏瓣膜,其次为有先天性缺损的心内膜。

如何评估和判断患者存在的主要护理诊断?采取哪些有效的护理措施?通过学习,正确掌握感染性心内膜炎患者的护理知识和技能,运用护理程序对感染性心内膜炎患者实施整体护理。

## 一、护理评估

(一) 健康史

询问患者有无感染性心内膜炎家族史、感染史、个人史,有无其他自身免疫性疾病等。

(二) 身体状况

见表2-6-1。

表2-6-1 感染性心内膜炎临床表现

| 症状体征和并发症 | | | 临床表现 |
| --- | --- | --- | --- |
| 症状 | 感染症状 | | 发热是最常见的症状,弛张热与感染和赘生物脱落引起的菌血症或败血症有关。后期可出现脾大、贫血、杵状指(趾) |
| | 栓塞 | | 开始抗生素治疗前2周内发生率最高,脑栓塞最为常见 |
| 体征 | 心脏杂音 | | 大多数患者有病理性杂音,杂音强度与性质易改变是本病特征性表现,如变得粗糙、响亮或出现新的杂音,腱索断裂或瓣叶穿孔是迅速出现新杂音的重要因素 |
| | 周围血管栓塞征 | Osler结节 | 在指或趾垫出现的豌豆大的红或紫色痛性结节,多见于亚急性感染性心内膜炎 |
| | | Roth斑 | 为视网膜的卵圆形出血斑块 |
| | | Janeway损坏 | 为手掌或足底处直径1~4mm的无痛性出血红斑,多见于急性感染性心内膜炎 |
| | | 瘀点 | 在锁骨以上皮肤、口腔黏膜和睑结膜多见 |
| 并发症 | | | 心力衰竭(最常见的并发症)、细菌性动脉瘤(见于亚急性患者)、迁移性脓肿(见于急性患者)、神经系统并发症(脑栓塞常见)肾脏并发症(大多数患者有肾损害) |

### (三)辅助检查

1. 血培养 是最重要的诊断方法。
2. B超 是最基本的检查方法,可发现心脏赘生物。

**提示** 案例中韦女士的临床表现及心脏彩超检查结果符合感染性心内膜炎的典型表现。

### (四)治疗要点

1. 抗微生物药物治疗 是最重要的治疗措施,用药原则为:①早期应用,在3~5次血培养后即可开始治疗;②足量用药,大剂量和长疗程,疗程至少6~8周,旨在完全消灭藏于赘生物内的致病菌,抗生素的联合应用能起到快速的杀菌作用;③静脉用药为主;④病原微生物不明时,急性者选用针对金黄色葡萄球菌、链球菌和革兰阴性杆菌均有效的广谱抗生素,亚急性者选用针对大多数链球菌(包括肠球菌)的抗生素;⑤已培养出病原微生物时,应根据药物敏感试验结果选择用药。

2. 药物选择 本病大多数致病菌对青霉素敏感,可作为首选药物。联合用药以增加杀菌能力,如氨苄西林、万古霉素、庆大霉素等,真菌感染者选用两性霉素B。

3. 手术治疗 有严重心脏并发症或抗生素治疗无效的患者应及时考虑外科手术治疗。

## 二、护理问题分析

"案例导入"中的韦女士有持续发热,因此评估其存在以下主要护理诊断。其中"体温过高"为首优护理问题。

1. 体温过高 与感染有关。
2. 营养失调:低于机体需要量 与长期发热导致机体消耗过多有关。
3. 潜在并发症:栓塞、心力衰竭
4. 知识缺乏 缺乏预防感染性心内膜炎及该病自我管理相关知识。

## 三、护理措施分析

根据目前韦女士的病情,护士应给予及时有效的护理措施,采取卧床休息,建立静脉通道,遵医嘱补液,使用抗微生物药物,密切观察药物疗效和不良反应。

### (一)一般护理

1. 休息与活动 急性者,卧床休息,限制活动;亚急性者,适当活动,避免剧烈运动。有巨大赘生物的患者,应绝对卧床休息,防止赘生物脱落。

2. 饮食护理 给予清淡、高蛋白、高热量、高维生素、易消化的饮食,鼓励患者多饮水,做好口腔护理。有心力衰竭征象的患者按心力衰竭患者饮食进行指导。

### (二)病情观察

每4~6小时测体温1次并记录;观察皮肤黏膜,评估皮损及消退情况;观察有无心力衰竭、脏器栓塞表现。观察患者有无栓塞征象,重点观察瞳孔、神志、肢体活动及皮肤温度等。当患者突然出现胸痛、气急、发绀和咯血等症状,要考虑肺栓塞的可能;出现腰痛、血尿等考虑肾栓塞的可能;当患者出现神志和精神改变、失语、吞咽困难、肢体感觉或运动功能障碍、瞳孔大小不对称,甚至抽搐或昏迷征象时,警惕脑血管栓塞的可能;当出现肢体突发剧烈疼痛、局部皮肤温度下降、动脉搏动减弱或消失要考虑外周动脉栓塞的可能；突发剧烈腹痛，应警惕肠系膜动脉栓塞。出现可疑征象，应及时报告医生并协助处理。

（三）对症护理

高热患者卧床休息，可采用冰袋或温水拭浴等物理降温措施，动态监测体温变化情况。出汗较多时及时更换衣服。

（四）应用抗生素的护理

遵医嘱应用抗生素治疗，观察药物疗效、可能产生的不良反应，并及时报告医生。告知患者抗生素是治疗本病的关键，病原菌隐藏在赘生物内和内皮下，需坚持大剂量长疗程的抗生素治疗才能杀灭。严格按时间用药，以确保维持有效的血药浓度。注意保护静脉，可使用静脉留置针，避免多次穿刺增加患者痛苦。

（五）正确采集血培养标本

告知患者及家属为提高血培养结果的准确率，需多次采血，且采血量较多，在必要时甚至需要暂停使用抗生素，以取得理解和配合。对于未经治疗的亚急性患者，应在第1天每间隔1小时采血1次，共3次。如次日未见细菌生长，重复采血3次后，开始抗生素治疗。已用过抗生素者，停药2~7天后采血。急性患者应在入院后3小时内，每隔1小时采血1次，共取3次血标本后，按医嘱开始治疗。本病的菌血症为持续性，无须在体温升高时采血。每次采血10~20 mL，同时作需氧和厌氧培养，至少应培养3周。

（六）心理护理

向患者及家属讲解疾病相关知识，充分认识正确对待疾病的重要性，避免两种极端情况：一是不重视，不在乎；二是过分紧张、悲观、失望、焦虑、惶然或"病急乱投医"，不利于治疗和康复。

（七）健康教育

向患者及家属讲解疾病相关知识，指导患者饮食、运动、用药、监测等方面知识，嘱患者定期复查。在实施口腔内手术如拔牙、扁桃体摘除、上呼吸道手术或操作及生殖、泌尿、消化道侵入性检查或其他外科手术前，应预防性使用抗生素。

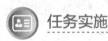

一、血培养标本采集

（一）操作前准备工作

1. 环境准备　病房安静、整洁、整齐、光线充足。
2. 护士准备　着装整齐、洗手、戴口罩。
3. 用物准备　治疗盘、75%的乙醇、棉签、一次性采血针、需氧及厌氧血培养瓶、胶布、手套、弯盘、笔、记录单。
4. 评估患者　病情、意识状态、合作程度、皮肤血管情况、患者使用抗生素情况。

（二）操作步骤

（1）备齐用物，携至患者床旁，做好查对、解释，取得配合。

（2）协助患者取舒适的体位；暴露穿刺部位，穿刺点上方6 cm处扎止血带，常规消毒皮

模块二 心血管内科常见疾病的护理

肤 2 遍。消毒血培养瓶橡胶塞待干。

（3）再次核对患者及检验项目、血培养瓶。

（4）检查采血针包装及有效期，戴手套，按照静脉注射进针方法进针，见回血后再推进少许，胶布固定采血针。

（5）检查血培养瓶，将采血针的另一端穿刺进入培养瓶内，抽至所需要刻度的血液量。

（6）松止血带，反折采血针管，分离采血针与血培养瓶。

（7）拔针，嘱患者用棉签按压穿刺点，直至不出血。

（8）将血培养瓶轻轻摇匀，标注采集部位，核对患者信息。

（9）同样的方法在另一次肢体采集静脉血标本注入另一组血培养瓶中摇匀。

（10）操作后核对患者和血培养瓶上的标签。

（11）整理床单位，协助患者取舒适体位，交代注意事项，致谢。

（12）洗手，做好记录。

（13）标本及时送检，整理用物。

## 二、注意事项

（1）严格无菌技术操作。

（2）严禁在输液侧肢体采集血标本。

（3）为确保检验结果的准确性每次采集血液量约 10～20 mL。

（4）避免同时给几位患者采集血标本。

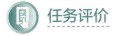 任务评价

任务评价详见表 2-6-2。

表 2-6-2 任务评价表

| 任务 | 评价内容 | 评价标准 | 分值 |
| --- | --- | --- | --- |
| 分析主要护理问题及护理措施 | 护理问题（6分） | 1. 体温过高　与感染有关 | 2分 |
| | | 2. 营养失调低于机体需要量　与发热引起机体消耗增加有关 | 1分 |
| | | 3. 潜在并发症：栓塞、心力衰竭 | 2分 |
| | | 4. 知识缺乏　缺乏预防感染性心内膜炎及该病自我管理相关知识 | 1分 |
| | 护理措施（24分） | 1. 发热的处理。物理或者药物降温 | 5分 |
| | | 2. 严密观察病情，监测体温 | 5分 |
| | | 3. 给予清淡、高蛋白、高热量、高维生素、易消化的饮食，鼓励患者多饮水，有心力衰竭征象的患者按心力衰竭患者饮食进行 | 4分 |
| | | 4. 做好口腔及皮肤护理，防止压疮的发生 | 4分 |
| | | 5. 病情稳定后指导运动、用药 | 3分 |
| | | 6. 对患者及家属进行健康教育 | 3分 |

2-49

续表

| 任务 | 评价内容 | 评价标准 | 分值 |
|---|---|---|---|
| 采集血培养标本 | 操作前准备（10分） | 1. 环境准备：病房安静、整洁、整齐、光线充足 | 1分 |
| | | 2. 护士准备：着装整齐、洗手、戴口罩 | 2分 |
| | | 3. 用物准备：治疗盘、75%乙醇、棉签、血培养瓶、一次性采血针、手头、弯盘、笔、记录单 | 2分 |
| | | 4. 核对：姓名、床号、住院号 | 2分 |
| | | 5. 评估患者：病情、意识状态、合作程度、皮肤血管情况、患者使用抗生素情况 | 3分 |
| | 操作步骤（55分） | 1. 备齐用物，携至患者床旁，做好查对、解释，取得配合 | 2分 |
| | | 2. 协助患者取舒适的体位；暴露穿刺部位，穿刺点上方6 cm处扎止血带，常规消毒皮肤2遍。消毒血培养瓶橡胶塞待干 | 3分 |
| | | 3. 再次核对患者及检验项目、血培养瓶 | 5分 |
| | | 4. 检查采血针包装及有效期，戴手套，按照静脉注射进针方法进针，见回血后再推进少许，胶布固定采血针 | 5分 |
| | | 5. 检查血培养瓶，将采血针的另一端穿刺进入培养瓶内，抽至所需要刻度的血液量 | 5分 |
| | | 6. 松止血带，反折采血针管，分离采血针与血培养瓶 | 6分 |
| | | 7. 拔针，嘱患者用棉签按压穿刺点，直至不出血 | 3分 |
| | | 8. 将血培养瓶轻轻摇匀，标注采集部位，核对患者信息 | 6分 |
| | | 9. 同样的方法在另一次肢体采集静脉血标本注入另一组血培养瓶中摇匀 | 6分 |
| | | 10. 操作后核对患者和血培养瓶上的标签 | 4分 |
| | | 11. 整理床单位，协助患者取舒适体位，交代注意事项，致谢 | 5分 |
| | | 12. 洗手，记录 | 2分 |
| | | 13. 标本及时送检 | 3分 |
| | 操作后处置（3分） | 1. 按照消毒技术规范要求处置使用后用物 | 2分 |
| | | 2. 用物处置规范 | 1分 |
| | 整体规范性（2分） | 动作规范、5分钟内完成 | 2分 |
| | | 评价总分 | 100分 |

 知识点小结

请扫描二维码。

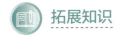

## 拓展知识

### 人工瓣膜和静脉药瘾者心内膜炎

1. 人工瓣膜心内膜炎　人工瓣膜心内膜炎（prosthetic valve endocarditis，PVE）是一种累及人工心脏瓣膜（机械瓣或生物瓣，外科植入或经导管植入）及其周围组织的病原微生物感染性疾病，是感染性心内膜炎最严重的形式，发生于1%～6%的人工瓣膜患者。人工瓣膜患者罹患感染性心内膜炎风险是普通人群的50倍。人工瓣膜心内膜炎的发生率为每年0.3%～1.2%，其中近几年备受关注的经导管主动脉瓣置换术相关感染性心内膜炎的发生率第1年为1%，此后每年为1.2%。机械瓣膜和生物瓣膜受侵犯的概率相等。

人工瓣膜心内膜炎诊断较为困难，临床表现通常不典型，尤其是术后早期阶段，其中不伴发热的情况也比较常见。但对持续发热的患者应该怀疑人工瓣膜心内膜炎的可能。同样也可以应用Duke诊断标准（2015修订版）评估怀疑感染性心内膜炎的人工瓣膜患者。感染的临床征象和经胸超声心动图（trans thoracic echocardiography，TTE）所见人工瓣膜结构和功能异常是确诊人工瓣膜心内膜炎的重要依据。疑似人工瓣膜心内膜炎时，推荐进行经食管超声心动图（trans esophageal echocardiography，TEE）检查，能够明显提高检出人工瓣膜心内膜炎的敏感性。多种因素与人工瓣膜心内膜炎的不良预后相关，包括高龄、糖尿病、医疗相关感染、葡萄球菌或真菌感染、早期PVE心力衰竭、卒中和心内脓肿等。其中，有合并症的人工瓣膜心内膜炎和葡萄球菌感染是不良预后的最强预测因素。

人工瓣膜心内膜炎的抗生素治疗与自体瓣膜心内膜炎（native valve endocarditis，NVE）相似，但应在自体瓣膜心内膜炎用药基础上将疗程延长为6～8周或更长。任一用药方案均应加庆大霉素和利福平，即庆大霉素1 mg/kg，每12小时1次，静脉滴注；利福平300～600 mg，每12小时1次，口服。根据有无血培养结果以及药敏试验来选择联合万古霉素、氟氯西林或达托霉素。经验性治疗或甲氧西林耐药、万古霉素敏感（MIC＜2 mg/L）时，联合应用万古霉素1 g，每12小时1次，静脉滴注；甲氧西林、利福平敏感时联合应用氟氯西林2 g，每4～6小时1次，静脉滴注；甲氧西林耐药、万古霉素耐药（MIC＞2 mg/L）时，联合应用达托霉素6 mg/kg，每24～48小时1次，静脉滴注。万古霉素、达托霉素、庆大霉素和利福平均需要根据肾功能调整剂量。

2. 静脉药瘾者心内膜炎　静脉药瘾者心内膜炎（endocarditis in intravenous drug abusers）是指发生在静脉注射毒品患者，尤其是同时伴有人类免疫缺陷病毒（HIV）抗体阳性或免疫功能不全患者中的一种主要累及右心系统的感染性心内膜炎。致病菌最常来源于皮肤，药物本身所致者较少见。主要的致病菌为金黄色葡萄球菌（占60%～90%），其中甲氧西林耐药菌株变得越来越普遍，其次为链球菌、革兰阴性杆菌和真菌。大多累及正常心脏瓣膜，三尖瓣最常受累，其次为肺动脉瓣，左心瓣膜较少累及。急性发病者多见，常伴有迁移性感染灶，X线可见肺部多处小片状浸润阴影，为三尖瓣或肺动脉瓣赘生物所致的脓毒性肺栓塞，而亚急性发病者多见于曾有感染性心内膜炎病史者。主要临床表现是持续发热、菌血症和多发性感染性肺栓塞。单纯右心衰竭少见，可由肺动脉高压或严重的右心瓣膜反流或梗阻导致。一般三尖瓣受累时无心脏杂音。经胸超声心动图较易发现三尖瓣病变,经食管超声心动图则对肺动脉瓣病变敏感。

 测一测

请扫描二维码。

练习题及答案

（阳绿清）

模块二　心血管内科常见疾病的护理

## 任务七　心肌疾病患者的护理

### 学习目标

1. 素质目标
(1) 能接受大卫生、大健康的概念,主动关注社会重大健康问题。
(2) 能表现出对心肌病患者的尊重和同理心。
(3) 面对危急情况,能逐步养成急救意识。
2. 知识目标
(1) 能说出心肌病的典型表现和常见并发症。
(2) 能讲述常用心肌病口服药的种类、服用时间和不良反应。
(3) 能列出心肌病患者常见的护理问题和护理措施。
3. 能力目标
(1) 能识别心力衰竭的表现,采取正确的处理措施。
(2) 能对心肌疾病患者进行一定的健康教育。
(3) 能使用护理程序对心肌疾病患者实施整体护理。

### 案例导入

患者闭某,男性,49岁。主诉:反复气喘1年余。患者自诉1年前无明显诱因下反复出现胸闷、劳力性呼吸困难,活动后明显,休息后数分钟至10分钟后可以缓解,夜间能平卧入睡,无端坐呼吸,无胸痛,双下肢中度水肿。入院心脏彩超:1.左心增大;2.左室壁普遍性运动减低;3.二尖瓣轻度反流;4.三尖瓣轻微反流;5.左室收缩功能减低(EF 21%,左室舒张末79 mm,左室收缩末71 mm)。诊断"1.扩张型心肌病心功能Ⅲ级;2.心律失常,完全性左束支传导阻滞"。入院症见,神清,主诉稍事活动即感胸闷、气喘、乏力。

问题:
1. 患者目前有哪些主要护理诊断/问题? 应给予哪些护理措施?
2. 护士为患者完成心电监护,监测心率和血压变化。

### 任务分析

心肌疾病是由不同病因引起的心肌病变导致心肌机械和(或)心电功能障碍。本节重点学习扩张型心肌病、肥厚型心肌病和病毒性心肌炎。

## 一、扩张型心肌病

扩张型心肌病(dilated cardiomyopathy，DCM)是一类以左心室或双心室扩大伴收缩功能障碍为特征的心肌病。扩张型心肌病是原发性心肌病最常见的类型，与病毒感染、自身免疫反应有关，尤其是柯萨奇病毒 B 感染。临床表现为心脏扩大、心力衰竭、心律失常、血栓栓塞及猝死。

### (一)护理评估

1. 健康史　询问患者造成心肌损害的因素，如是否患过病毒性心肌炎；有无使用对心肌损害的药物，如化疗药物、抗精神病类药物、不明成分的中成药等；询问患者家族中有无类似的疾病。

2. 身体状况

(1) 症状：充血性心力衰竭，可发生栓塞或猝死。

(2) 体征：心脏明显扩大，心音减弱，心率增快，出现奔马律；颈静脉怒张及肝颈静脉反流征阳性，肝大，有压痛；水肿，严重者出现胸水和腹水。

3. 辅助检查

(1) 胸部 X 线检查：心影增大，心胸比例＞0.50，伴有心力衰竭者常有肺淤血和胸腔积液。

(2) 心电图：常见的心律失常有室性期前收缩、室性心动过速、房室传导阻滞、室内传导阻滞、心房颤动等。

(3) 超声心动图：是诊断和评估扩张型心肌病最常用的检查手段。心腔均扩大，以左心室扩大为著，室壁运动减弱，心肌收缩力减弱；可伴二尖瓣和三尖瓣功能性反流；左心室心尖部附壁血栓等。

(4) 其他：放射性核素、心导管、心内膜心肌活检等检查均有助于诊断或鉴别诊断。近年来发展的心肌基因检测和免疫学检查对明确病因有一定的意义。

**提示**　案例中闵某的主诉及症状、辅助检查描述均符合扩张型心肌病的典型表现。

### (二)治疗要点

治疗旨在阻止基础病因介导的心肌损害，阻断造成心力衰竭加重的神经体液机制，控制心律失常，预防栓塞和猝死，提高生活质量和延长生存。见表 2-7-1。

表 2-7-1　扩张型心肌病的治疗要点

| 治疗方法 | 措　　施 |
| --- | --- |
| 治疗充血性心力衰竭 | 低钠饮食：应用洋地黄和利尿剂，但本病易发生洋地黄中毒，故应慎用。在病情稳定，射血分数＜40%，可选用 β 受体阻滞剂，注意从小剂量开始。 |
| 预防栓塞 | 对于有血栓形成风险或是有心房颤动的患者，可给予阿司匹林 |
| 改善心肌代谢 | 常用辅酶 $Q_{10}$ |
| 预防猝死 | 室性心律失常和猝死是扩张型心肌病的常见症状，预防猝死主要是控制室性心律失常的诱发因素，如纠正低钾、低镁，改善神经激素功能紊乱(选用 ACEI 和 β 受体阻滞剂)，改善心肌代谢(选用辅酶 $Q_{10}$)等，若药物不能控制者，可考虑植入心脏电复律除颤器 |

## 二、肥厚型心肌病

肥厚型心肌病(hypertrophic cardiomyopathy,HCM)是一种遗传性心肌病,以心室壁非对称性肥厚为解剖特征。根据其有无左心室流出道梗阻分为梗阻性与非梗阻性肥厚型心肌病。肥厚型心肌病有家族史,是常染色体显性遗传疾病。研究认为,儿茶酚胺代谢异常、高血压和高强度体力活动可能是本病的促进因素。肥厚型心肌病的主要死亡原因是心源性猝死,也是青年和运动员猝死的常见原因。

### (一) 护理评估

1. 健康史　询问患者家庭中是否有人被确诊为肥厚型心肌病,是否有猝死的先例;评估患者本身的疾病情况,是否有猝死的危险及有无并发症出现。

2. 身体状况　不同类型患者的临床表现差异较大,半数患者可无症状或体征,尤其是非梗阻患者。临床上以梗阻性患者的表现较为突出。

(1) 症状:肥厚型心肌病最常见的症状是劳力性呼吸困难和乏力,1/3患者有劳力性胸痛,部分患者有猝死,常于运动时出现。

(2) 体征:胸骨左缘第3～4肋间可闻及收缩期喷射性杂音,使用β受体阻滞剂、蹲位可使杂音减轻;含服硝酸甘油或做Valsalva动作可使杂音增强。

3. 心理-社会状况　患者起病大多缓慢,大多有家族史,且有猝死的危险。一旦确诊,医生会建议患者的其他直系亲属过筛检,由此给患者及其家人带来很大的心理压力,患者会担心自己的疾病,同时也会担心自己的亲人患上此病。

4. 辅助检查

(1) 胸部X线检查:心影正常或左心室增大。

(2) 心电图:ST段压低,倒置T波和深而不宽的病理性Q波。室内传导阻滞和室性心律失常亦常见。

(3) 超声心动图:是最主要的诊断手段。主要表现为室间隔非对称性肥厚,梗阻性肥厚型心肌病室间隔厚度与左心室后壁之比≥1.3。

(4) 其他:心导管检查、心血管造影、心内膜心肌活检等可进一步明确诊断;采用基因检测可对常见致病基因突变进行筛查。

### (二) 治疗要点

基本治疗原则为改善舒张功能,防止心律失常的发生。

1. 避免诱因　避免剧烈运动、持重、情绪激动、突然起立或屏气等诱因,减少猝死的发生。

2. 药物治疗

(1) 最常用的药物是β受体拮抗剂及钙通道阻滞剂,用以减慢心率,降低心肌收缩力,减少流出道梗阻。常用药物有美托洛尔、维拉帕米。

(2) 避免使用增强心肌收缩力的药物(如洋地黄)及减轻心脏负荷的药物(如硝酸甘油),以免加重左室流出道梗阻。

3. 非药物治疗　室间隔部分心肌切除术适用于药物治疗无效、心功能Ⅲ～Ⅳ级、存在严重流出道梗阻的患者。无水乙醇化学消融术是经冠状动脉间隔支注入无水乙醇造成该供血区域心室间隔坏死,从而减轻左心室流出道梗阻。放置右心室心尖部起搏可减轻左心室流出道梗阻。植入型心律复除颤器(ICD)能有效预防猝死。

### 三、病毒性心肌炎

病毒性心肌炎是由病毒感染导致心肌的炎症性疾病。柯萨奇病毒 B 是最常见的致病因素。

(一)护理评估

1. 健康史　最主要是询问发病前有无柯萨奇病毒 B 感染史。

2. 身体状况

(1)症状:发病前 1~3 周有病毒感染前驱症状,如发热、全身倦怠感和肌肉酸痛,或恶心、呕吐、腹泻等呼吸道或肠道感染史,重者可发生心律失常、心力衰竭、心源性休克。

(2)体征:心率增快且与体温不相称,各种心律失常(房性或室性期前收缩及房室传导阻滞最多见)、心音低钝、奔马律等。

3. 辅助检查　血清心肌酶增高、血沉增快、C 反应蛋白阳性等。

(二)治疗要点

无特异性治疗措施,最核心的治疗原则是处理好心律失常和心衰。

(1)急性期应限制体力活动直至完全恢复,一般为起病后至少 6 个月;无并发症者可考虑恢复学习或轻体力工作;适当锻炼身体,增强抵抗力,6 个月至 1 年内避免剧烈运动或重体力劳动、妊娠。

(2)多食易消化、富含蛋白质和富含维生素 C 的食物,多吃新鲜蔬菜和水果。禁烟、酒,禁饮浓茶、咖啡。

(3)目前不主张早期使用糖皮质激素。

### 四、护理问题分析

"案例导入中"的闭先生确诊为扩张型心肌病,目前主诉胸闷、气喘、乏力,双下肢水肿,因此评估闭先生存在以下主要护理诊断/问题,其中"气体交换受损"为首优护理问题。

1. 气体交换受损　与左心衰竭导致肺循环瘀血有关。
2. 体液过多　与右心衰竭导致体循环瘀血、水钠潴留有关。
3. 活动无耐力　与心腔扩大心肌重塑导致心输出量下降有关。
4. 潜在并发症:心律失常、猝死、栓塞。

### 五、护理措施分析

根据目前闭先生的病情,护士应给予及时有效的护理措施,采取卧床休息,心电监护,吸氧,遵医嘱予病因治疗,强心、利尿、扩管治疗心力衰竭,密切观察药物疗效和不良反应,病情稳定后指导饮食及运动、用药等。

(一)一般护理

1. 休息与活动　根据患者心功能情况安排休息与活动。目前闭先生心功能Ⅲ级,应严格限制一般的体力活动,在护士指导下活动,活动量以不加重呼吸困难为宜;给予氧气吸入。

2. 饮食护理　给予低盐、低脂、高维生素、清淡易消化饮食,少量多餐,保持大便通畅。

（二）药物护理

1. 使用强心剂（肥厚型心肌病应避免使用）　如洋地黄类药物容易发生洋地黄中毒,应密切观察。

2. 使用利尿药　注意有无低血钾的表现。

3. 使用抗凝制剂　观察患者有无牙龈、皮下等部位的出血表现。

4. β受体阻滞剂　这是治疗扩张型心肌病心衰非常重要的药物,使用时需从小剂量开始,密切观察药物疗效和不良反应。

（三）健康教育

1. 疾病预防指导　肥厚型心肌病患者的一级亲属应接受心电图、超声心动图检查和基因筛查,以协助早期诊断。

2. 活动指导　扩张型心肌病患者一般按心功能分级进行活动。肥厚型心肌病患者应避免竞技性运动或剧烈的体力活动,避免情绪激动、持重或屏气用力等,减少晕厥和猝死的危险。有晕厥病史或猝死家族史者应避免独自外出活动,以免发作时无人在场而发生意外。

3. 用药指导　扩张型心肌病患者应遵医嘱服用β受体阻断药、ACEI 类或 ARB 类药物,以减缓心室重构及心肌进一步损伤。肥厚型心肌病患者坚持服用β受体阻断药或钙通道阻滞药,以提高存活年限。教会患者及家属观察药物疗效及不良反应。

4. 病情监测　指导教会患者自测脉率、节律,发现异常或有不适应及时就诊,定期门诊复查。患者有猝死风险者,应教会家属 CPR 技术。

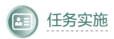

## 一、心电监护操作

（一）操作前准备工作

1. 环境准备　病房安静、整洁、整齐、光线充足。
2. 护士准备　着装整齐、洗手、戴口罩。
3. 用物准备　准备用物:手消毒液、心电监护仪、清洁治疗盘内放置一次性粘贴电极 3～5 片、棉签、75%乙醇、纱布,必要时备电源插板。
4. 评估患者　患者病情、意识状态,心前区皮肤情况;周围环境、光照情况及有无电磁波干扰,心电监护仪器的性能是否良好。
5. 解释操作目的　取得患者合作。

（二）操作步骤

（1）备齐用物,携至患者床旁,做好查对、解释,取得配合。

（2）协助患者取舒适的体位。

（3）连接各种导线,连接电源,打开电源开关。检查心电监护仪是否正常,将电极片连接至监护仪导线上。

(4) 暴露患者前胸，用棉签蘸乙醇清洁粘贴电极部位的皮肤，再用纱布擦净。

(5) 按照监测仪标识要求贴于患者胸部正确位置，避开伤口，必要时避开除颤部位。

(6) 根据情况选择导联；调节振幅、报警上下限。保证监测波清晰、无干扰。

(7) 观察心电示波性质，有无心律失常。

(8) 帮助取舒适体位，整理病床单元，整理用物，告知患者注意事项，指导患者观察电极周围皮肤情况，致谢。

(9) 停止心电监护时，向患者告知，取得合作。

(10) 关机、断开电源。

(11) 取下电极片，清洁局部皮肤。

(12) 告知患者注意事项。

(13) 协助患者取舒适体位，整理床单元，致谢。

(14) 洗手，记录。

(15) 消毒技术规范要求分类整理使用后物品。

## 二、注意事项

(1) 根据病情取平卧或半卧位。观察心率、心律波形，发现异常及时报告医生。

(2) 患者更换体位时，妥善保护导联线。注意保暖。正确设定报警界限，不能关闭报警铃声。注意观察电极周围皮肤情况。

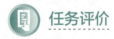

任务评价详见表 2-7-2。

表 2-7-2　任务评价表

| 任务 | 评价内容 | 评价标准 | 分值 |
| --- | --- | --- | --- |
| 分析主要护理问题及护理措施 | 护理问题（5分） | 1. 气体交换受损　与左心衰竭导致肺循环瘀血有关 | 2分 |
| | | 2. 体液过多　与右心衰竭导致体循环瘀血、水钠潴留有关 | 1分 |
| | | 3. 活动无耐力　与心腔扩大心肌重塑导致心输出量下降有关 | 1分 |
| | | 4. 潜在并发症：心律失常、猝死、栓塞 | 1分 |
| | 护理措施（25分） | 1. 根据患者心功能情况安排休息与活动 | 5分 |
| | | 2. 急性期应严密监测心电监护直至病情稳定。注意有无严重心律失常、猝死等并发症的早期征兆 | 5分 |
| | | 3. 按心肌病原则指导患者饮食 | 4分 |
| | | 4. 做好用药护理，观察有无药物不良反应 | 4分 |
| | | 5. 病情稳定后指导运动、用药、心率监测 | 4分 |
| | | 6. 对患者及家属进行心肌病健康教育 | 3分 |

续 表

| 任务 | 评价内容 | 评价标准 | 分值 |
|---|---|---|---|
| 心电监护操作 | 操作前准备（10分） | 1. 环境准备：病房安静、整洁、整齐、光线充足 | 1分 |
| | | 2. 护士准备：着装整齐、洗手、戴口罩 | 2分 |
| | | 3. 手消毒液、心电监护仪、清洁治疗盘内放置一次性粘贴电极3～5片、棉签、75%乙醇、纱布，必要时备电源插板 | 2分 |
| | | 4. 核对：姓名、床号、住院号 | 2分 |
| | | 5. 评估患者：病情、意识状态、心前区皮肤情况；周围环境、光照情况及有无电磁波干扰，心电监护仪器的性能是否良好；解释操作目的，取得患者合作 | 3分 |
| | 操作步骤（55分） | 1. 备齐用物，携至患者床旁，核对、解释，取得配合 | 3分 |
| | | 2. 协助患者取舒适的体位 | 3分 |
| | | 3. 连接各种导线，连接电源，打开电源开关。检查心电监护仪是否正常，将电极片连接至监护仪导线上 | 5分 |
| | | 4. 暴露患者前胸，用棉签蘸乙醇清洁粘贴电极部位皮肤，再用纱布擦净 | 5分 |
| | | 5. 按照监测仪标识要求贴于患者胸部正确位置，避开伤口，必要时避开除颤部位 | 8分 |
| | | 6. 根据情况选择导联；调节振幅、报警上下限。保证监测波清晰、无干扰 | 6分 |
| | | 7. 观察心电示波性质，有无心律失常 | 2分 |
| | | 8. 帮助取舒适体位，整理病床单元，整理用物，告知患者注意事项，指导患者观察电极周围皮肤情况，致谢 | 6分 |
| | | 9. 停止心电监护时，向患者告知，取得合作 | 6分 |
| | | 10. 关机、断开电源 | 2分 |
| | | 11. 取下电极片，清洁局部皮肤 | 3分 |
| | | 12. 告知患者注意事项 | 5分 |
| | | 13. 协助患者取舒适体位，整理床单元，致谢 | 1分 |
| | 操作后处置（3分） | 1. 洗手、脱口罩、记录 | 2分 |
| | | 2. 用物处置规范 | 1分 |
| | 整体规范性（2分） | 动作规范、5分钟内完成 | 2分 |
| | | 评价总分 | 100分 |

**知识点小结**

请扫描二维码。

 **拓展知识**

**心律失常和猝死的防治**

1. 药物治疗　室性心律失常和猝死是扩张型心肌病常见的临床表现,预防猝死主要是控制诱发室性心律失常的可逆性因素:①纠正心衰,降低室壁张力;②纠正低钾低镁;③改善神经激素机能紊乱,选用 ACEI 和 β 受体阻滞剂;④避免药物因素如洋地黄、利尿剂的毒副作用。

2. 置入式心脏转复除颤器(ICD)　恶性心律失常及其导致的猝死是扩张型心肌病的常见死因之一,ICD 能降低猝死率,可用于心衰患者猝死的一级预防;也可降低心脏停搏存活者和有症状的持续性室性心律失常患者的病死率,即作为心衰患者猝死的二级预防。

一级预防:对经过≥3 个月的优化药物治疗后仍有心衰症状,LVEF≤35%且预计生存期＞1 年,状态良好的扩张型心肌病患者推荐 ICD 治疗(Ⅰ类推荐,B 级证据)。

二级预防:对曾发生室性心律失常伴血流动力学不稳定且预期生存期＞1 年的状态良好的扩张型心肌病患者推荐 ICD 治疗,降低扩张型心肌病患者的猝死及全因死亡风险(Ⅰ类推荐,A 级证据)。

 **测一测**

请扫描二维码。

练习题及答案

(韦丽华)

模块二　心血管内科常见疾病的护理

## 任务八　心包疾病患者的护理

### 学习目标

1. 素质目标
(1) 做到主动关注社会重大健康问题。
(2) 能表现出对心包疾病患者的尊重和同理心。
(3) 面对危急情况,能逐步养成急救意识。
2. 知识目标
(1) 能描述急性心包炎及缩窄型心包炎的病因及临床表现。
(2) 能说出心脏压塞的临床表现及处理原则。
(3) 能列出心包炎常见的护理问题和护理措施。
3. 能力目标
(1) 能识别心脏压塞的表现,采取正确的处理措施。
(2) 能熟练地为心包疾病患者进行健康指导。
(3) 能使用护理程序对心包疾病患者实施整体护理。

### 案例导入

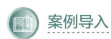

患者李某,男性,79岁,于6天前无明显诱因下出现胸闷痛、心悸,以心前区疼痛为主,呈持续性隐痛,活动及劳累后出现气喘、心悸,休息时心悸、气喘缓解,伴有头晕、乏力,休息后好转,入院查体:体温:37.5℃,脉搏:108次/分,呼吸:24次/分,血压:90/58 mmHg,神清,颈静脉怒张,肝颈征阴性,两肺呼吸音清,两肺偶可闻及湿性啰音。心界左下扩大,急诊心脏B超提示:大量心包积液。诊断:急性心包炎。

问题:
1. 患者目前有哪些主要护理诊断/问题?应给予哪些护理措施?
2. 护士遵医嘱完成心包穿刺置管引流。

### 任务分析

心包疾病是由感染、肿瘤、代谢性疾病、尿毒症、自身免疫病、外伤等引起的心包病理性改变。临床上按病程分为:①急性:病程<6周,包括纤维素性、渗出性(浆液性或血性);②亚急性:病程6周~6个月,包括渗出性-缩窄性、缩窄性;③慢性:病程>6个月,包括缩窄性、渗出性、粘连性(非缩窄性)。按病因分为感染性、非感染性、过敏性或免疫性。临床上以

2-61

急性心包炎和慢性缩窄性心包炎最常见。

## 一、急性心包炎

急性心包炎为心包脏层和壁层的急性炎症性疾病。最常见的病因是病毒感染。

(一)护理评估

1. 健康史　询问患者有无风湿热、结核、细菌、病毒感染史，有无自身免疫病史等。

2. 身体状况　急性期心包炎壁层上有纤维蛋白、白细胞渗出，无明显液体积聚，称为纤维蛋白性心包炎；随后液体增加（正常心包腔内有 50 mL 液体润滑着心脏表面），则转为渗出性心包炎，常为浆液纤维蛋白性。积液一般在数周或数月内被吸收。急性心包炎时，心外膜下心肌有不同程度的炎症变化。详见表 2-8-1。

表 2-8-1　急性心包炎的身体状况

| 疾病 | 纤维蛋白性心包炎 | 渗出性心包炎 |
| --- | --- | --- |
| 症状 | 心前区疼痛是纤维蛋白性心包炎的主要症状。疼痛常位于心前区或胸骨后，可放射到颈部、左肩、左臂及左肩胛骨；疼痛性质呈压榨样或锐痛，也可闷痛，常与呼吸有关，常因咳嗽、深呼吸、变换体位或吞咽而加重 | 呼吸困难是渗出性心包炎最突出的症状，可能与支气管、肺受压及肺淤血有关 |
| 体征 | 心包摩擦音是纤维蛋白性心包炎的典型体征，多位于心前区，以胸骨左缘第 3、4 肋间，坐位时身体前倾，深吸气时最为明显。若心前区听到心包摩擦音，就可做出心包炎的诊断 | 心音低而遥远。心浊音界扩大，脉压变小。积液大量时可出现心包积液征（Ewart 征），即在左肩胛骨下叩诊呈浊音和闻及因左肺受压引起的支气管呼吸音。心包积液快速增加可引起急性心脏压塞，造成体循环淤血，表现出颈静脉怒张、肝肿大、腹水等 |

提示　案例中李某患者的症状和体征符合急性心包炎的表现。

3. 并发症　心脏压塞见表 2-8-2。

表 2-8-2　心脏压塞的表现

| 分类 | 具体内容 |
| --- | --- |
| 急性心脏压塞 | Beck 三联征：低血压（动脉血压降低）、心音低弱、颈静脉怒张，脉压变小，静脉压增高，休克 |
| 亚急性或慢性心脏压塞 | 因体循环淤血可出现颈静脉怒张、静脉压升高、奇脉（大量心包积液时，桡动脉搏动呈吸气性显著减弱或消失，而呼气时又复原的现象） |

4. 辅助检查　辅助检查见表 2-8-3。

表 2-8-3 急性心包炎辅助检查

| 检查方法 | 辅助检查特点 |
|---|---|
| X 线检查 | 渗出性心包炎的典型表现是心影向两侧增大,呈"普大型"("球形"或"烧瓶状") |
| 心电图 | ①ST 段抬高,呈弓背向下;②心包积液时有 QRS 低电压 |
| 超声心动图 | 可以迅速诊断心包积液 |

**提示** 案例中的李某通过心脏超声心动图检查明确心包积液及急性心包炎诊断。

(二) 治疗要点

1. 病因治疗

(1) 结核性心包炎:抗结核治疗,糖皮质激素可预防心包积液再发,预防进展成缩窄性心包炎。

(2) 化脓性心包炎:给予大剂量抗生素,必要时向心包腔内注射抗生素,使用大的导管向心包腔内注射尿激酶、链激酶,溶解化脓性渗液,然后引流。

(3) 急性非特异性心包炎和心脏损伤后综合征:一般只需休息及对症治疗,必要时用糖皮质激素或非甾体抗炎药。

(4) 尿毒症性心包炎:需强化透析治疗,无效时选用非甾体类抗炎药(NSAIDs)和糖皮质激素全身治疗。

2. 心包穿刺引流　解除心脏压塞和减轻大量渗液引起的压迫症状,必要时可经穿刺在心包腔内注入抗菌药物或化疗药物等。

3. 手术治疗　如化脓性心包炎患者经内科治疗效果不佳时,应及早施行心包切开引流术。

## 二、缩窄性心包炎

缩窄性心包炎是指心脏被致密厚实的纤维化或钙化心包所包围,使心室舒张期充盈受限而产生一系列循环障碍的疾病,多为慢性。以结核性心包炎为最常见。

(一) 护理评估

1. 身体状况　常见症状为劳力性呼吸困难;还可见颈静脉怒张、肝大、腹水、下肢水肿、奇脉、心包叩击音,可见库斯莫尔征(吸气时颈静脉怒张更明显)。

2. 辅助检查　超声心动图显示心包增厚、僵硬,室壁活动减弱。

(二) 治疗要点

心包切除是唯一的治疗措施,术后继续用药 1 年。

## 三、护理问题分析

"案例导入"中的李先生被确诊为急性心包炎,目前心前区疼痛为主,呈持续性隐痛,与心包炎性渗出有关,活动及劳累后出现气喘,说明有气体交换受损,与心包积液导致心脏受压、肺淤血有关。伴有头晕、乏力,说明活动无耐力,与心输出量减少有关。B 超提示大量心包积液,血压偏低,提示亚急性心包填塞,因此评估李先生存在以下主要护理诊断/问题,其中"疼痛:胸痛"为首优护理问题。

1. 疼痛:胸痛　与心包炎性渗出有关。
2. 气体交换受损　与心包积液导致心脏受压、肺淤血有关。
3. 体液过多　与渗出性心包炎有关。
4. 活动无耐力　与心输出量减少有关
5. 有感染的危险　与心包炎性渗出、留置引流管等因素有关。

### 四、护理措施分析

根据目前李先生的病情,护士应给予及时有效的护理措施,采取绝对卧床休息,吸氧,迅速开静脉通道,配合医生进行心包穿刺置管引流术,遵医嘱抗感染等治疗,密切观察病情变化,和药物疗效和不良反应,病情稳定后指导饮食及运动、用药等。

（一）一般护理和心包穿刺护理

如表2-8-4所示。

表2-8-4　心包炎的一般护理和心包穿刺护理

| 项目 | 分类 | | 措　施 |
|---|---|---|---|
| 一般护理 | 体位 | | 呼吸困难的患者,应采取半卧位或前倾坐位。有胸痛的患者,不要用力咳嗽、深呼吸或突然改变体位,以免使疼痛加重 |
| | 饮食 | | 给予高热量、高蛋白、高维生素的易消化饮食,限制钠盐摄入 |
| 心包穿刺 | 术前护理 | 用药 | 必要时术前用镇静剂,备用阿托品,以备中发生迷走反射时使用 |
| | | 检查 | 术前需行超声心动图检查,确定积液量和穿刺部位 |
| | | 禁食 | 择期操作者可禁食4～6小时 |
| | 术中护理 | 体位 | 取坐位或半卧位 |
| | | 部位 | 于胸骨左缘第5肋间心浊音界内侧1～2 cm处或心尖搏动外1～2 cm处进针 |
| | | 穿刺要点 | ①术中嘱患者勿剧烈咳嗽或深呼吸。②严格无菌操作,抽液过程中要注意随时夹闭胶管,防止空气进入心包腔。③抽液要缓慢,第1次抽液量<200～300 mL,以后每次抽液量<1 000 mL,以防引起急性右心室扩张,若抽出液为鲜血时,应立即停止抽液,观察有无心脏压塞征象 |
| | 术后护理 | | 术后护理穿刺部位覆盖无菌纱布并固定;穿刺后2小时内继续心电、血压监测,嘱患者休息,并密切观察生命体征变化;心包引流者需做好引流管的护理,待每天心包抽液量<25 mL时拔除引流管;记录抽液量、颜色、性质,按要求及时送检 |

（二）病情观察

1. 观察　观察患者呼吸困难的程度,有无呼吸浅快、发绀等;监测血气分析结果;观察疼痛的部位、性质及其变化情况;评估是否可闻及心包摩擦音。
2. 记录　记录出入液量,定期测量体重、腹围、下肢周径,观察利尿效果,并评估营养状况。若有心包穿刺置管引流,严密观察引流量、引流液颜色,做好引流管的护理,妥善固定,避免滑脱。
3. 测量　定时测量体温并记录,观察有无发热。由结核引起的心包炎多为稽留热,常在午后或劳动后出现体温升高,伴有盗汗;由化脓感染引起的心包炎为弛张热,有白细胞计数增加及血沉增快等炎性反应。

(三)心理护理

向患者介绍疾病相关知识,如血培养、心包穿刺的目的,以及抗结核治疗用药的特点和注意事项;告诉患者急性心包炎经积极治疗,大多数可以痊愈,仅少数会演变成慢性缩窄性心包炎,解除患者的思想顾虑,使其积极配合治疗。

(四)健康教育

1. 疾病知识指导　嘱患者注意休息,防寒保暖,防止呼吸道感染。心包炎患者机体抵抗力下降应给予高热量、高蛋白、高维生素、易消化饮食,限制钠盐摄入。

2. 用药指导告知　患者坚持按疗程服药的重要性,不可私自减量或停药,防止复发;观察药物不良反应,定期检查肝、肾功能及随访。

## 知识点小结

请扫描二维码。

## 拓展知识

### 心包积液穿刺

心包积液是一种临床常见疾病,其病因多,对患者生活质量影响也很大,尤其是大量积液时可造成猝死,故及时穿刺抽液十分必要,心包穿刺行心包积液检查是病因检查的主要手段,同时心包穿刺放液也是解决心包填塞症状的快速有效的措施,对中到大量心包积液常需要多次抽液,但心包穿刺术有一定的危险性,可引起组织器官损伤、出血、心律失常、休克甚至死亡,反复穿刺势必增加风险,并易造成感染、心包粘连,同时也给患者带来较大的思想负担及痛苦,留置导管抽取心包积液可避免反复穿刺损伤心肌和血管,还可反复进行检测、注入药物,减少感染机会,既可减轻患者痛苦,又方便临床治疗、护理,其方法操作简便,安全可靠,拔管方便。在留置导管过程中护士应熟练掌握护理要点,严密观察病情变化,各个环节严格无菌操作,预防感染是保证治疗成功的关键因素。

## 测一测

请扫描二维码。

**练习题及答案**

(韦丽华)

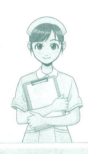

内科护理——教学一体化工作页

# 模块三
# 神经内科常见疾病的护理

# 任务一　脑血管疾病患者的护理

## 学习目标

1. 素质目标
(1) 能够养成积极进取,勇于探索的学习精神。
(2) 能表现出对脑血管疾病患者的尊重和同理心。
(3) 面对危急情况,能够具备急救意识。
2. 知识目标
(1) 能说出脑血管疾病的分类、病因及临床表现。
(2) 能理解各类脑血管疾病的发病机制和治疗要点。
(3) 能列出脑血管疾病患者常见的护理问题和护理措施。
3. 能力目标
(1) 能识别脑血管疾病发作的表现,采取正确的处理措施。
(2) 能正确分析病例并制订合理的护理计划。
(3) 能对脑血管疾病患者提供正确的健康指导。

## 短暂性脑缺血发作

### 案例导入

患者,男性,80岁,今晨约1时醒来出现头晕、左侧肢体无力,休息约2小时症状缓解;今日上午8时再出现头晕、左侧肢体无力,约2小时症状缓解,为进一步治疗入院。体格检查及CT检查未见明显异常,既往有高血压,未规律用药,近半年来曾多次出现类似表现,每次持续数分钟到2小时,经休息可自行缓解。初步诊断为"短暂性脑缺血发作"。

**问题:**患者目前有哪些主要护理诊断/问题? 应给予哪些护理措施?

### 任务分析

脑血管疾病(cerebrovascular diseases,CVD)是指脑部血管病变引起的脑功能障碍。该病是神经系统常见病和多发病,死亡率约占所有疾病的10%,同时还是重要的严重致残疾病。脑血管疾病包括由于栓塞和血栓形成导致的血管腔闭塞、血管破裂、血管壁损伤或通透性发生改变、血黏度增加或血液成分异常变化引起的疾病。

脑血管疾病的分类见图3-1-1。

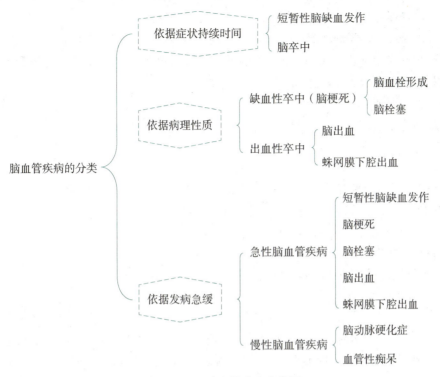

图 3-1-1 脑血管疾病分类图

短暂性脑缺血发作(transient ischemic attack，TIA)是指由于局部脑组织或视网膜缺血引起的短暂性神经功能缺损,临床症状一般不超过 1 小时,最长不超过 24 小时,且无责任病灶的证据。

短暂性脑缺血发作的主要病因是动脉硬化。短暂性脑缺血发作是脑卒中,尤其是缺血性脑卒中最重要的危险因素。

如何评估和判断患者存在的主要护理诊断/问题？采取哪些有效的护理措施？通过学习,正确掌握短暂性脑缺血发作患者的护理知识和技能,运用护理程序对短暂性脑缺血发作患者实施整体护理。

## 一、护理评估

### (一) 健康史
有无原发病病史和发病前有无血压波动。

### (二) 身体状况
多为突然起病,持续时间短,在 24 小时内恢复正常,可出现偏身感觉障碍、偏瘫或单瘫、单眼失明、眩晕眼震、恶心、呕吐等症状,不留神经功能缺失,反复发作。

### (三) 辅助检查
磁共振血管造影(MRA)可见颅内动脉狭窄;彩色经颅多普勒(TCD)可见动脉狭窄、粥样硬化斑等。

**提示** 案例中患者的症状及检查结果符合短暂性脑缺血发作的典型表现。

### (四) 治疗要点

1. 病因治疗　是预防短暂性脑缺血复发的关键。
2. 药物治疗　预防性应用抗血小板聚集剂，如阿司匹林、噻氯吡啶等；抗凝治疗，常用药物有肝素、低分子肝素、华法林。
3. 改善脑循环
4. 其他治疗

## 二、护理问题分析

"案例导入"中的患者反复出现左侧肢体无力，存在跌倒的危险，评估患者有以下主要护理诊断/问题，其中"有跌倒的危险"为首优护理问题。

1. 有跌倒的危险　与突发眩晕、平衡失调和一过性失明有关。
2. 潜在并发症：脑卒中
3. 知识缺乏　缺乏疾病的防治知识。

## 三、护理措施分析

根据目前患者的病情，护士应给予及时有效的护理措施，采取卧床休息，做好安全防护，观察病情，警惕完全性缺血性脑卒中的发生，做好疾病健康教育。

### (一) 一般护理

1. 休息与防护　发作时卧床休息，枕头 15°～20°为宜；转头应缓慢且幅度不宜太大；做好居家安全防护。
2. 饮食护理　给予低盐、低糖、低脂、足量优质蛋白质、丰富维生素及少刺激性的食物。

### (二) 病情观察

监测血压，观察和记录每次短暂性脑缺血发作的状况，警惕完全性缺血性脑卒中的发生。

### (三) 用药护理

用抗血小板聚集药物如阿司匹林时，应饭后服，有消化性溃疡者慎用或勿用，观察有无出血倾向。

### (四) 健康教育

1. 疾病预防指导　选择低盐、低糖、低脂、足量优质蛋白质、丰富维生素的食物，戒烟限酒。规律用药，积极控制血压，保持心态平衡和情绪稳定。
2. 疾病知识指导　告知患者及家属此病为脑卒中的一种先兆表现，需积极治疗，以免发展为脑卒中。坚持用药，强调定期门诊复查。对频繁发作的患者减少独处时间。

# 脑梗死

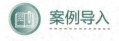

患者，男，68岁，今晨起床时发现左侧肢体麻木，继而无法活动，左角歪斜，说话含糊不

清。有高血压病史10年。身体评估：血压160/95 mmHg，神志清楚，双侧瞳孔等大等圆，对光反射灵敏，讲话吐词不清，左侧鼻唇沟变浅，口角下垂，伸舌偏右，左侧肢体偏瘫，左侧病理征阳性，头颅CT示右侧低密度灶。初步诊断：脑血栓形成。

**问题：**

1. 患者目前有哪些主要护理诊断/问题？应给予哪些护理措施？
2. 如何进行康复指导？

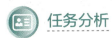

脑梗死又称缺血性脑卒中是指各种原因引起的脑部血液供应障碍，使局部脑组织发生不可逆性的损害，导致脑组织缺血、缺氧性坏死。

脑梗死常见类型：

（1）**脑血栓形成**：在脑血管病中最为常见，其最常见病因是脑动脉粥样硬化，主要诱因是睡眠（休息）状态。

（2）**脑栓塞**：最常见的病因是心源性（房颤、风湿性心脏瓣膜病、感染性心内膜炎），其次是非心源性和来源不明性。

如何评估和判断患者存在的主要护理诊断/问题？采取哪些有效的护理措施？通过学习，正确掌握脑梗死患者的护理知识和技能，运用护理程序对脑梗死患者实施整体护理。

## 一、护理评估

### （一）健康史

有无短暂性脑缺血发作史及发作时所处状态。

### （二）身体状况

见表3-1-1。

表3-1-1 脑梗死临床表现

| 疾病 | 脑血栓形成 | 脑栓塞 |
|---|---|---|
| 好发人群 | >50岁中老年人 | 青壮年 |
| 发病形式 | 部分患者有头晕、头痛等前驱症状，缓慢起病 | 无前驱症状，突然出现 |
| 临床表现 | 睡眠或安静休息时发病，晨起发现半身肢体瘫痪 | 安静与活动均可发病，以活动中突然出现常见的，以偏瘫、失语等局灶定位症状为主要表现，同时伴有原发病表现及颅外栓塞的表现 |

**提示** 案例中对患者的症状描述符合脑血栓形成的典型表现。

### （三）辅助检查

1. **头颅CT** 最常用脑血栓形成发病24小时后梗死区呈低密度影，而脑栓塞发病24~48小时内病变部位呈低密度影。

2. 数字减影血管造影　是脑血管病变检查的金标准。

（四）治疗要点

1. 早期溶栓　溶栓治疗是目前最重要的恢复血流措施，发病3～4小时内进行溶栓使血管再通。溶栓药物：重组组织型纤溶酶原激活剂（rt-PA）、尿激酶。

2. 调整血压　除非血压过高（收缩压＞220 mmHg或舒张压＞120 mmHg），不予应用降压药物。

3. 防治脑水肿　脑水肿常于发病后3～5天达到高峰，严重脑水肿和颅内压增高是急性重症脑梗死的常见并发症和主要死亡原因。当患者出现剧烈头痛、喷射性呕吐、意识障碍等高颅压征象时，常用20%甘露醇快速静滴。

4. 抗血小板聚集　未行溶栓治疗的患者应在发病后48小时内服用阿司匹林。

5. 抗凝治疗　常用药物包括肝素、低分子肝素和华法林。

6. 其他治疗　控制血糖，脑保护治疗，高压氧舱治疗，中医中药治疗等。

## 二、护理问题分析

"案例导入"中的患者出现左侧肢体偏瘫，存在躯体活动障碍的问题，评估患者有以下主要护理诊断/问题，其中"躯体活动障碍"为首优护理问题。

1. 躯体活动障碍　与运动中枢损害致肢体瘫痪有关。
2. 语言沟通障碍　与语言中枢损害有关。
3. 吞咽障碍　与意识障碍或延髓麻痹有关。
4. 有失用综合征的危险　与意识障碍、偏瘫所致长期卧床有关。
5. 焦虑/抑郁　与瘫痪、失语、缺少社会支持及担心疾病预后有关。
6. 知识缺乏　缺乏疾病治疗、护理、康复和预防复发的相关知识。

## 三、护理措施分析

根据目前患者的病情，护士应给予及时有效的护理措施，采取卧床休息，保持肢体功能位，做好生活护理，防止发生误吸，按医嘱正确用药等。

（一）一般护理

1. 休息与体位　急性期应绝对卧床休息，采取平卧位，头部禁止使用冰袋或冷敷。
2. 饮食护理　给予低盐、低脂、低胆固醇、低热量、高蛋白、高纤维素饮食，保持大便通畅。
3. 生活护理　病情稳定后指导并协助患者用健肢穿脱衣服、洗漱、进食等生活自理活动。

（二）病情观察

观察患者神经系统表现，及时发现颅内压增高的症状。

（三）对症护理

1. 偏瘫、感觉障碍者　注意保持瘫痪肢体功能位，及早开始肢体功能锻炼。
2. 吞咽障碍者　进食时采取坐位，进食后保持坐位30～60分钟；将食物调成糊状，把食物放在健侧舌根处以利于食物进入食管；不能用吸管饮水、饮茶，用杯子饮水时，保持水量在半杯以上;发生误吸立即取侧卧位,清除分泌物,保持呼吸道通畅。

#### (四)用药护理

使用溶栓药时,观察有无出血征象。重症患者急性期生命体征不平稳时,不宜口服桂利嗪和倍他司汀。

#### (五)心理护理

关心、尊重患者,鼓励其表达自己的感受,避免刺激和伤害患者的言行。多与家属沟通,鼓励患者及家属主动参与治疗、护理、康复活动。帮助患者树立恢复生活自理的信心。

#### (六)健康教育

1. 疾病知识指导  告知患者和家属本病的病因和危险因素、早期症状,指导正确用药,定期复查。

2. 生活方式指导  合理饮食,戒烟、限酒。有短暂性脑缺血发作病史的患者改变体位时动作要慢。鼓励生活自理。

3. 康复指导  告知康复治疗的知识和功能锻炼的方法,说明积极配合康复训练的重要性。

# 脑出血

### 案例导入

患者,男性,75岁。因与邻居发生口角后突发头痛,继而倒地,不省人事,大小便失禁1小时而入院。既往有高血压史10年,不规范服用降压药物。查体:体温36.3℃,脉搏70次/分,呼吸13次/分,血压180/105 mmHg,中度昏迷,两侧瞳孔直径约2 mm,等大,对光反射迟钝,右侧鼻唇沟变浅,右偏肢体偏瘫。急诊CT示:高密度影。初步诊断:脑出血。

问题:

1. 患者目前有哪些主要护理诊断/问题?应给予哪些护理措施?
2. 护士应在患者出院前做哪些健康指导?

### 任务分析

脑出血又称自发性脑出血,是指原发性非外伤性脑实质内出血。急性期病死率是急性脑血管病中最高的。

脑出血最常见病因为高血压合并细动脉、小动脉硬化。

如何评估和判断患者存在的主要护理诊断/问题?采取哪些有效的护理措施?通过学习,正确掌握脑出血患者的护理知识和技能,运用护理程序对脑出血患者实施整体护理。

### 一、护理评估

#### (一)健康史

询问患者有无高血压、动脉粥样硬化、血液病及脑卒中家族史;了解用药情况;发病前有无情绪激动、过度活动、疲劳、用力排便诱因;了解患者的性格特征、生活习惯和饮食结构等。

(二)身体状况

1. 发病特点　①多见于50岁以上有高血压病史者,男性较女性多见。②体力活动或情绪激动时发病,多无前驱症状。③有肢体瘫痪、失语等局灶定位症状和剧烈头痛、喷射性呕吐、意识障碍等全脑症状。

2. 不同部位出血的表现　见表3-1-2。

表3-1-2　不同部位脑出血的表现

| 部位 | 表　现 |
|---|---|
| 基底节区出血 | 基底节区出血占全部脑出血的70%(以壳核最常见),因壳核出血常累及内囊,故以内囊损害最为突出,又称内囊出血,多为大脑中动脉分支的豆纹动脉破裂所致 |
| | 表现为剧烈头痛、头晕、呕吐,迅速出现意识障碍。出血常损害内囊而出现对侧偏瘫、偏身感觉障碍、对侧同向偏盲(称为"三偏征")。脑疝是导致患者死亡的直接原因 |
| 脑干出血 | 最常见的部位是脑桥。脑桥少量出血无意识障碍,可出现交叉性瘫痪。大量出血时,患者立即昏迷、双侧瞳孔缩小如针尖样(交感神经纤维损伤所致)、中枢性高热、中枢性呼吸衰竭、四肢瘫痪,多于48小时内死亡。中枢性高热是因下丘脑下部散热中枢受损所致,解热镇痛药无效,物理降温有效 |
| 小脑出血 | 表现为眩晕、呕吐、枕部头痛、眼球震颤、共济失调、站立和步态不稳 |

**提示**　案例中对患者的症状描述符合脑出血的典型表现。

(三)辅助检查

1. 头颅CT　是确诊脑出血的首选检查方法,可见高密度影像。

2. 脑脊液检查　呈血性。重症依据临床表现可确诊者不宜进行此项检查,以免诱发脑疝。

(四)治疗要点

治疗原则为脱水降颅压、调整血压、防止继续出血、减轻血肿所致继发性损害、促进神经功能恢复、防治并发症。

1. 脱水降颅内压　首选20%甘露醇快速静滴。头痛剧烈可给予脱水剂、镇静止痛剂,但禁用吗啡与哌替啶,因其有抑制呼吸中枢及降低血压作用。

2. 调整血压　急性期一般不用降压药物,当血压>200/110 mmHg时,可用硫酸镁等药物降压。脑出血患者血压降低速度和幅度不宜过快、过大,以免造成脑低灌注。

3. 止血和凝血治疗　仅用于并发消化道出血或有凝血障碍时,常用6-氨基己酸、对羧基苄氨、氨甲环酸等。

4. 外科治疗　内科治疗无效时转外科手术。

5. 亚低温疗法　亚低温疗法是在应用肌松药和控制呼吸的基础上,采用降温毯、降温仪、降温头盔等进行全身和头部局部降温,将温度控制在32~35℃。是脑出血的一种新的辅助治疗方法,无不良反应,安全有效。初步的基础与临床研究认为,脑出血发生后越早应用亚低温疗法,预后越好。

6. 康复治疗　早期将患肢置于功能位。患者生命体征稳定、病情控制后,应尽早进行肢体、语言功能和心理的康复治疗,以促进神经功能恢复,提高生存质量。

## 二、护理问题分析

"案例导入"中的患者突然出现意识障碍,存在意识障碍的问题,评估患者有以下主要护理诊断/问题,其中"意识障碍"为首优护理问题。

1. 意识障碍　与脑出血、脑水肿有关。
2. 潜在并发症:脑疝
3. 躯体移动障碍　与脑出血导致运动障碍有关。
4. 言语沟通障碍　与脑出血累及舌咽、迷走神经及大脑优势半球的语言中枢有关。
5. 自理缺陷　与脑出血所至偏瘫、共济失调或医源性限制(绝对卧床)有关。
6. 有失用综合征的危险　与脑出血所致意识障碍、运动障碍或长期卧床有关。

## 三、护理措施分析

根据目前患者的病情,护士应给予及时有效的护理措施,采取绝对卧床休息,严密监测并记录生命体征及意识、瞳孔变化,观察有无恶心、呕吐及呕吐物的性状与量,准确记录出入水量,预防消化道出血和脑疝发生等。

(一) 一般护理

1. 休息与活动　急性期绝对卧床休息2～4周,患者侧卧位,抬高床头15°～30°,瘫痪肢体保持良肢位,发病24～48小时内避免搬运患者,头部置冰袋。谵妄躁动患者加保护栏,专人陪护。

2. 饮食护理　急性脑出血患者24小时内禁食,24小时后如病情稳定可行鼻饲流质饮食。鼻饲液体温度以不超过30℃为宜。意识清醒后如无吞咽困难,可撤掉胃管,酌情给予易吞咽饮食。进食时患者取坐位或高侧卧位(健侧在下),食物应送至口腔健侧近舌根处,以利吞咽。水、汤易误吸,吞咽困难者不能用吸管喝水。

3. 生活护理　保持大便通畅,便秘后可使用缓泻药诱导排便,禁忌用力屏气排便,防止再次脑出血。

(二) 病情观察

应密切观察生命体征,如患者出现剧烈头痛、喷射性呕吐、烦躁不安、血压升高、脉搏减慢、意识障碍进行性加重、双侧瞳孔不等大、呼吸不规则等脑疝的先兆表现时,应立即报告医生。观察有无上消化道出血。

(三) 对症护理

对意识障碍、感觉障碍及运动障碍等患者给予相应护理。

(四) 用药护理

甘露醇快速静脉滴注,应在15～30分钟内滴完,避免药物外渗,注意肾损害。遵医嘱应用 $H_2$ 受体拮抗药、胃黏膜保护剂等,注意观察药物的疗效和不良反应。

## （五）脑疝的护理

1. 避免诱因　避免用力排便、用力咳嗽、剧烈咳嗽或打喷嚏；避免快速输液脱水剂滴注速度过慢等。

2. 配合抢救

（1）保持呼吸道通畅。

（2）快速静脉滴注 20%甘露醇或静脉注射呋塞米。

（3）备好气管切开包、脑室穿刺引流包、监护仪、呼吸机和抢救药物等。

## （六）功能锻炼

康复锻炼应在病情稳定后早期进行。

## （七）心理护理

## （八）健康教育

1. 疾病知识指导
2. 生活指导
3. 康复训练指导

# 蛛网膜下腔出血

案例导入

患者许 XX，女性，45 岁，于昨日中午在活动过程中突感前额部疼痛，呈搏动性胀痛，数分钟后头痛加重，无法忍受，当时无明显意识障碍、肢体抽搐、大小便失禁，无肢体麻木及无力，家属立即送至医院就诊，至医院后曾呕吐胃内容物 2 次，并感后颈部僵硬、疼痛，当日下午行头部 CT 可见高密度影，考虑"蛛网膜下腔出血"。

问题：

1. 患者目前有哪些主要护理诊断/问题？应给予哪些护理措施？
2. 护士应在患者出院前做哪些健康指导？

任务分析

蛛网膜下腔出血（subarachnoid hemorrhage，SAH）是指脑底部动脉瘤或脑表面血管破裂，血液直接流入蛛网膜下腔所引起的临床综合征。

最常见的病因为先天性脑动脉瘤，突然用力、情绪激动、重体力劳动、吸烟酗酒时可诱发。此病好发于青壮年。

如何评估和判断患者存在的主要护理诊断/问题？采取哪些有效的护理措施？通过学习，正确掌握蛛网膜下腔出血患者的护理知识和技能，运用护理程序对蛛网膜下腔出血患者实施整体护理。

## 一、护理评估

### (一)健康史
询问病史及诱发因素。

### (二)身体状况
起病急骤,常在活动中突然发病,表现为剧烈头痛,喷射性呕吐,具有特征性的体征是脑膜刺激征,一般无肢体瘫痪,再发率较高,以首次出血后 4 周内再出血的危险最大,2 周再发率最高。

### (三)辅助检查
1. 头颅 CT　是确诊蛛网膜下腔出血的首选检查方法,表现为高密度影像。
2. 脑血管造影(DSA)　是确诊蛛网膜下腔出血病因特别是颅内动脉瘤最有价值的检查方法。
3. 脑脊液　腰椎穿刺进行脑脊液检查对确诊蛛网膜下腔出血最具诊断价值和特征性,脑脊液为血性,压力增高>200 mmH$_2$O。

### (四)治疗要点
(1) 防止再出血,防治血管痉挛和脑积水。
(2) 手术治疗。

## 二、护理问题分析

"案例导入"中的患者突然出现头痛,存在疼痛:头痛的问题,评估患者有以下主要护理诊断/问题,其中"疼痛:头痛"为首优护理问题。

1. 疼痛:头痛　与脑血管破裂、脑动脉痉挛、颅内压增高有关。
2. 自理缺陷　与长期卧床(医源性限制)有关。
3. 恐惧　与突然发病及损伤性检查、治疗有关。
4. 潜在并发症:再出血

## 三、护理措施分析

根据目前患者的病情,护士应给予及时有效的护理措施,采取绝对卧床休息,严密监测并记录生命体征及意识、瞳孔变化,观察有无恶心、呕吐及呕吐物的性状与量,准确记录出入水量,预防消化道出血和脑疝发生等。

### (一)一般护理
1. 休息与活动　绝对卧床休息 4~6 周并抬高床头,头部置冰袋,可防止继续脑出血。
2. 保持病室安静　避免不良的声、光刺激,严格限制探视,治疗和护理活动集中进行。

### (二)病情观察
避免诱因:应避免导致血压和颅内压升高,进而诱发再出血的各种危险因素,如精神紧张、情绪激动、剧烈咳嗽、用力排便、屏气等,必要时应用镇静药、缓泻药。

### (三)健康教育
合理饮食,避免诱发因素,发现再出血征象立即就诊,女性患者应避孕 1~2 年。

## 知识点小结

请扫描二维码。

## 拓展知识

**吞咽障碍及吞咽功能评定方法**

由多种原因导致食物不能经口腔进入胃中称为吞咽障碍,表现为液体或固体食物进入口腔、吞下过程发生障碍或吞下时发生呛咳、哽噎。可用下述方法对吞咽功能进行评定:①视频荧光造影(VFC),是目前最可信的吞咽功能评价方法,先调制不同黏度的造影剂,让患者吞服,然后在荧光屏幕下摄录整个吞咽过程,评价吞咽障碍的程度和部位;②吞唾液测试:患者取坐位,护士将手指放在患者的喉结及舌骨处,观察在 30 秒内患者吞咽的次数和活动度;③洼田饮水试验:患者取坐位,饮温水 30 mL,观察饮水经过并记录时间;④摄食-吞咽过程评定:观察进食情况、唇、舌和咀嚼运动、食团运送情况、吞咽后有无食物误吸入气道或残留在口腔中。

## 测一测

请扫描二维码。

练习题及答案

(廖喜琳 黄梦珍)

## 任务二　急性炎症性脱髓鞘性多发性神经病患者的护理

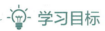

1. 素质目标
(1) 能接受大卫生、大健康的概念,主动关注社会重大健康问题。
(2) 能感知、认同"扎根基层、服务基层、回报基层"的朴实情怀。
(3) 能表现出对急性炎症性脱髓鞘性多发性神经病患者的尊重和同理心。
(4) 面对危急情况,能逐步养成急救意识。
2. 知识目标
(1) 能理解急性炎症性脱髓鞘性多发性神经病的病因及发病机制。
(2) 能说出急性炎症性脱髓鞘性多发性神经病的典型表现。
(3) 能讲述急性炎症性脱髓鞘性多发性神经病的辅助检查、诊断及治疗要点。
(4) 能列出急性炎症性脱髓鞘性多发性神经病患者常见的护理问题和护理措施。
3. 能力目标
(1) 能通过临床表现或辅助检查识别急性炎症性脱髓鞘性多发性神经病。
(2) 根据患者的症状做出准确的护理诊断,并给予恰当的护理措施。
(3) 能对急性炎症性脱髓鞘性多发性神经病患者提供一定的健康教育。

赵先生,40岁,3周前有消化道感染、腹泻症状,经治疗后好转。3周前突然感觉四肢对称性迟缓无力且不断加重,肢体有麻木不适感,呼吸困难、多汗,遂至医院检查。检查过程中,赵先生神情紧张,不断询问疾病严重程度和预后情况。检查显示,赵先生腱反射消失、感觉减退、存在双侧周围性面瘫、皮肤潮红、手足肿胀,腰椎穿刺脑脊液检查显示细胞计数正常、蛋白质含量增高。

问题:患者目前有哪些主要护理诊断/问题? 应给予哪些护理措施?

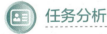

急性炎症性脱髓鞘性多发性神经病(acute inflammatory demyelinating polyradiculoneuropathy,AIDP)又称吉兰-巴雷综合征(Guillain-Barre syndrome,GBS),是一种自身免疫介导的周围神经病,主要损害多数脊神经根和周围神经,也常累及脑神经。

急性炎症性脱髓鞘性多发性神经病的病因和发病机制尚未完全阐明,目前普遍认为是由免疫介导的迟发型超敏反应引起,感染是启动免疫反应的首要因素,最主要的感染因子有空肠弯曲杆菌、多种病毒及衣原体等。

如何评估和判断患者存在的主要护理诊断/问题?采取哪些有效的护理措施?通过学习,正确掌握急性炎症性脱髓鞘性多发性神经病患者的护理知识和技能,运用护理程序对患者实施整体护理。

## 一、护理评估

### (一) 健康史

询问患者有无疾病家族史、呼吸道或消化道感染史、个人史,有无其他自身免疫性疾病等。

### (二) 身体状况

一般症状见表3-2-1。

表3-2-1 急性炎症性脱髓鞘性多发性神经病临床表现

| 临床表现 | 具体表现 |
| --- | --- |
| 发病情况 | 多为急性起病,症状于2周左右达高峰,任何年龄、任何季节均可发病,男性多于女性,病前1～3周常有呼吸道或消化道感染症状或疫苗接种史 |
| 弛缓性瘫痪 | 首发症状为四肢对称性无力,从双下肢开始,逐渐加重并向上发展至四肢,一般是下肢重于上肢,近端重于远端,表现为双侧对称的下运动神经元性瘫痪,严重者可累及肋间肌及膈肌致呼吸麻痹,急性呼吸衰竭是本病死亡的主要原因。腱反射可减低或消失,少数正常或活跃 |
| 感觉障碍 | 起病时肢体远端感觉异常,如麻木、蚁走感、针刺感和烧灼感,伴有肌肉酸痛,或轻微的手套、袜套样,感觉减退 |
| 脑神经损伤 | 半数以上患者有脑神经损害,且多为双侧。以双侧周围性面瘫多见,多见于成年人。延髓麻痹多见于儿童,偶见视乳头水肿 |
| 自主神经症状 | 有多汗、皮肤潮红、手足肿胀及营养障碍。严重者可出现心动过速、直立性低血压 |

**提示** 案例中对赵先生的症状描述符合急性炎症性脱髓鞘性多发性神经病的典型症状。

### (三) 辅助检查

见表3-2-2。

表3-2-2 急性炎症性脱髓鞘性多发性神经病的辅助检查

| 检查方法 | 临床意义 |
| --- | --- |
| 脑脊液检查 | 脑脊液改变在发病2～4周最明显,表现为细胞数正常而蛋白质明显增高,即蛋白-细胞分离现象,这是急性炎症性脱髓鞘性多发性神经病最重要的特征性检查结果 |
| 血清免疫球蛋白检查 | 免疫球蛋白IgM显著增高 |
| 肌电图检查 | 肌电图早期可见F波或H反射延迟,提示神经近端或神经根损害 |

模块三 神经内科常见疾病的护理

**提示** 案例中赵先生脑脊液检查出现脑脊液蛋白-细胞分离现象。

(四) 治疗要点

见表3-2-3。

表3-2-3 急性炎症性脱髓鞘性多发性神经病的治疗要点

| 治疗方法 | 措 施 |
|---|---|
| 病因治疗 | 血浆置换：可迅速降低抗周围神经髓鞘抗体滴度及清除炎症化学介质补体等，从而减少和避免神经髓鞘损害，促进脱落髓鞘的恢复和再生 |
| | 免疫球蛋白：在出现呼吸麻痹前应尽早应用大量的免疫球蛋白静滴治疗，可获得与血浆置换治疗相近的效果 |
| | 糖皮质激素：国内外对应用糖皮质激素治疗急性炎症性脱髓鞘性多发性神经病仍有争议，但急性炎症性脱髓鞘性多发性神经病对糖皮质激素有较好的反应 |
| 辅助呼吸 | 呼吸机麻痹是急性炎症性脱髓鞘性多发性神经病的主要危险因素，呼吸麻痹的抢救是增加本病治愈率、降低死亡率的关键，对有呼吸困难者进行严密观察，必要时进行气管插管、气管切开和人工辅助呼吸 |
| 其他治疗 | 抗感染、对症治疗、营养神经治疗。病情稳定后可进行正规神经功能康复锻炼 |

## 二、护理问题分析

"案例导入"中的赵先生被确诊为急性炎症性脱髓鞘性多发性神经病，因存在紧张的情况，存在恐惧的心理问题。目前患者存在呼吸困难、四肢瘫痪的症状，因此评估赵先生存在以下主要护理诊断/问题，其中"低效型呼吸形态"为首优护理问题。

1. 低效型呼吸形态　与周围神经损害、呼吸肌麻痹有关。
2. 躯体活动障碍　与四肢肌肉进行经瘫痪有关。
3. 恐惧　与呼吸困难、四肢瘫痪有关。
4. 清理呼吸道无效　与呼吸肌麻痹、咳嗽无力及肺部感染所致分泌物增多等有关。
5. 吞咽障碍　与脑神经受损所致延髓麻痹，咀嚼肌无力及气管切开等有关。
6. 潜在并发症：深静脉血栓形成、肺部感染、营养失调

## 三、护理措施分析

根据目前赵先生的病情，护士应给予及时有效的护理措施，采取保持呼吸道通畅、防窒息、病情监测、饮食护理、药物护理、预防并发症等措施。

(一) 一般护理

指导进食高蛋白、高维生素、高热量且易消化的软食，多食水果、蔬菜，补充足够的水分。

(二) 病情观察

给予心电监测，严密观察呼吸困难程度和血气分析指标。

(三) 对症护理

1. 保持呼吸道通畅　指导患者半卧位，鼓励患者深呼吸和有效咳嗽，协助翻身、拍背或

体位引流,及时清除口腔、鼻腔及呼吸道分泌物,必要时吸痰。呼吸肌麻痹者持续低流量给氧及准备抢救用物。

2. 吞咽障碍患者的护理　喂食速度要慢,不能吞咽进食应及早插胃管鼻饲;留置胃管的病进食时、进食后30分钟应抬高床头。

3. 躯体活动障碍及感觉障碍的护理　定时翻身、按摩,保持瘫痪肢体功能位,进行肢体主动和被动锻炼。

4. 预防并发症　预防肺部感染、压疮、深静脉血栓形成、肢体挛缩、肌肉失用性萎缩、便秘、尿潴留等并发症。

（四）药物护理

指导患者按医嘱正确服药,告知药物的作用、使用时间、使用方法、不良反应及注意事项。使用糖皮质激素时应观察有无消化道出血征兆。

（五）心理护理

及时了解患者心理状况,主动关心患者,耐心倾听患者的感受,嘱家属尽可能陪在患者身边。告知患者医务人员会认真了解病情变化并给予恰当的应对措施,使其安心和放松休息。向患者讲解疾病相关知识和治疗措施的必要性,告知患者本病经过积极治疗和康复锻炼大多预后良好,增强患者的治疗信心。

（六）健康教育

1. 疾病知识指导　介绍本病病因、进展、常见并发症及预后;避免诱因,防止复发。

2. 康复指导　加强肢体功能锻炼和日常生活活动训练,家属应全程陪同,督促患者坚持运动锻炼。

3. 病情监测指导　教会患者及家属监测生命体征的变化,注意观察吞咽、运动及感觉方面的变化,如有不适应及时就诊。

 **知识点小结**

请扫描二维码。

 **拓展知识**

中医是我国古人智慧的结晶,已经得到国内外医学界的广泛认可,对疾病治疗、促进康复及保持健康等方面都能发挥巨大优势,同理,研究显示,中医对治疗急性炎症性脱髓鞘性多发性神经病也颇有成效。急性炎症性脱髓鞘性多发性神经病属中医"痿证""痹证"范畴,遵从《素问·痿论》中"五脏使人痿"之说,临床多从"虚"论治,运用滋补之药以扶正固本、调和气血。然而,有专家指出本病乃一派本虚标实、虚实夹杂之象,滋补同时需佐以"通"药荡涤经络中邪气,从而创立通补兼施之法治疗本病,功效显著。急性炎症性脱髓鞘性多发性神经病其标为"脉络阻滞",经行不畅,即不通,其本乃"脾胃虚弱",无力抗邪,即不足,此病的发生在外乃风、寒、湿等邪气侵袭机体孔窍,在内则为阳气亏虚,卫外功能失司。治宜通补兼施,益胃补脾祛湿护其本,散寒祛瘀通络治其标,以达扶正祛邪之功。因此,以补中益气汤合小活络丹为基础方加减化裁,基本药物组成:黄芪30～60 g,白术15 g,当归15 g,茯苓15 g,白芍30 g,僵蚕10 g,红花10 g,川芎20 g,桂枝10 g,胆南星6 g,制川乌3 g,制草乌3 g,木瓜20 g,乳香(制)3 g,没药(制)3 g,甘草10 g。两方可于"补益"同时佐以"通畅"之法,充分体现出"通补"之道,补脾以生气血,通络以除邪气,二者相得益彰,同时再根据患者具体情况或增或减,便可直达病所。

 **测一测**

请扫描二维码。

练习题及答案

(廖喜琳　滕兰轩)

## 任务三　帕金森患者的护理

### 学习目标

1. 素质目标

(1) 能接受大卫生、大健康的概念，主动关注社会重大健康问题。

(2) 能感知、认同"扎根基层、服务基层、回报基层"的朴实情怀。

(3) 能表现出对帕金森病患者的尊重和同理心。

2. 知识目标

(1) 能说出帕金森病典型的临床表现。

(2) 能讲述帕金森病患者常见的护理诊断及护理措施。

(3) 能讲述帕金森病患者的用药指导及日常康复训练指导。

3. 能力目标

(1) 能了解帕金森的病因及发病机制，理解患者的表现，根据疾病的状态正确指导患者日常生活的自我照顾及家属的日常照护。

(2) 能给患者及家属提供心理护理，正确疾病，乐观面对生活。

### 案例导入

患者，男性，75岁，因"左侧肢体抖动、僵硬5年，累及右侧3年，加重10天"入院。查体：体温36.3℃，脉搏82次/分，呼吸18次/分。神清，面具脸，流涎较多、颜面躯干皮脂分泌增多。血压116/78 mmHg，双眼各向活动无障碍；四肢肌力Ⅴ级，肌肉无明显萎缩，肱二头肌、膝腱反射无明显亢进，双侧Hoffmann征、Babinski征阴性；指鼻准；双上肢粗大"搓丸样"静止性震颤，四肢肌张力高，呈齿轮样强直，左侧重于右侧。屈曲体态，慌张步态，小写征明显。

**问题：** 患者目前有哪些主要护理诊断/问题？应给予哪些护理措施？

### 任务分析

帕金森病(Parkinson's disease，PD)又名震颤麻痹，临床表现主要包括静止性震颤、运动迟缓、肌强直和姿势步态异常，同时可伴有抑郁、便秘和睡眠障碍等非运动症状，是一种常见的中老年人神经系统变性疾病。最主要的病理改变是中脑黑质多巴胺能神经元的变性坏死和路易小体形成而致病。高血压脑动脉硬化、脑炎、脑外伤、中毒、基底核附近肿瘤，以及药物等所产生的震颤、强直等症状，称为帕金森综合征。

帕金森病的确切病因至今未明。遗传因素、环境因素、年龄老化、氧化应激等均可能参与帕金森病患者多巴胺能神经元的变性死亡过程。

如何评估和判断患者存在的主要护理诊断/问题？采取哪些有效的护理措施？通过学习，正确掌握帕金森病患者的护理知识和技能，运用护理程序实施整体护理。

## 一、护理评估

### (一) 健康史

询问患者发病前有无心脑血管疾病、脑外伤、中毒、脑肿瘤等病史；评估生活环境、家族史，疾病随年龄增长有无明显变化，以及用药效果等。

### (二) 身体状况

本病好发于 60 岁以上的男性。起病隐匿、缓慢，动作不灵活和震颤为疾病早期的首发症状。具体表现见表 3-3-1。

表 3-3-1 帕金森病的临床表现

| 症状及体征 | 临床意义 |
| --- | --- |
| 静止性震颤 | 常为首发症状，始于一侧上肢远端，逐渐扩展到同侧下肢及对侧上肢、下肢。上肢震颤重于下肢。震颤在静止状态时出现且明显，运动时减轻或暂时停止，情绪激动可加重，睡眠时可完全停止，形似搓丸样动作 |
| 肌强直 | 多从一侧上肢或下肢近端开始，逐渐蔓至远端、对侧和全身肌肉，表现为被动运动关节时的"铅管样强直"，如合并有震颤，可表现为"齿轮样强直" |
| 运动迟缓 | 是帕金森病中基底节功能不全的特征性症状，表现为随意运动减少，动作缓慢笨拙。表现为写字过小，面具脸，日常活动受限，如不能刷牙、修剪指甲，不能取物、穿衣或脱衣，严重时呈现为运动不能 |
| 姿势步态异常 | 早期走路拖步，上肢协同摆动的联合动作减少或消失；晚期坐位、卧位起立困难，有时行走中全身僵住，不能动弹，称为"冻结"现象；有时迈步后碎步往前冲，越走越快，不能立刻停步，称为"前冲步态"或"慌张步态" |

**提示** 案例中患者的症状符合典型的帕金森病的临床表现。

### (三) 辅助检查

1. 脑脊液检查 可检出多巴胺水平降低，其代谢产物高香草酸浓度降低。
2. 脑 CT、核磁共振成像(MRI)检查 一般无特征性所见。

### (四) 治疗要点

首先采用药物治疗使患者尽快地恢复功能，延缓病程进展，减轻症状。其次是进行保护性、预防性治疗，重点是康复治疗，修复性治疗。

1. 抗胆碱能药 适用于震颤明显的年轻人。常用盐酸苯海索(安坦)或东莨菪碱、苯扎托品等，合并有前列腺增生及青光眼者禁用此类药物。
2. 复方左旋多巴 是治疗本病最基本、最有效的药物，可补充黑质纹状体内多巴胺的不足。常用药为多巴丝肼(美多巴)。
3. 多巴胺受体激动剂 常选用普拉克索和吡贝地尔。
4. 单胺氧化酶 B 抑制剂 常用药有司来吉兰。

5. 手术疗法

## 二、护理问题分析

"案例导入"中的患者因"左侧肢体抖动、僵硬5年,累及右侧3年,加重10天"入院,因此评估其存在以下主要护理诊断,其中"躯体活动障碍"为首优护理问题。

1. 躯体活动障碍  与黑质病变、锥体外系功能障碍所致震颤、肌强直、体位不稳、随意运动异常有关。
2. 自尊低下  与震颤、流涎、面肌强直等身体形象改变和言语障碍、生活依赖他人有关。
3. 营养失调:低于机体需要量  与舌、腭及咽部肌肉运动障碍致进食减少和肌强直、震颤致机体消耗量增加有关。
4. 自理缺陷  与黑质病变,锥体外系功能障碍有关。
5. 知识缺乏  缺乏本病相关知识与药物治疗知识。

## 三、护理措施分析

根据目前患者的病情,护士应给予有效的护理措施:

(一)一般护理

1. 日常生活护理  鼓励患者做力所能及的事情,建议患者穿不用系带的鞋,必要时协助患者洗漱、进食。给予下肢行动不便、起坐困难患者配备高位坐厕高脚椅、手杖等辅助设施,床的高度适中,生活日用品放置于患者伸手可及处。对出汗多者勤洗澡,勤换衣被。
2. 饮食护理  ①餐前餐后让患者取坐姿坐在椅子上或床沿上保持10～15分钟;②给予高热量、高维生素、高纤维素、低盐、低脂、适量优质蛋白的易消化饮食,从小量食物开始,进食时不要催促,保持大便通畅;③高蛋白饮食能降低左旋多巴类药物的疗效,故不宜盲目给予过多蛋白质。

(二)病情观察

观察患者肌强直、肌震颤及其发展情况,吞咽困难表现及其程度。

(三)安全护理

上肢震颤、日常生活动作笨拙,谨防烫伤;端碗持筷困难,准备大把手的餐具,选用不易打碎的不锈钢饭碗、水杯和汤勺。严格交接班,禁止患者自行使用锐利器械和危险品,安置在有严密监控的病区,避免发生坠床、坠楼、走失等意外。

(四)用药护理

1. 抗胆碱能药物  常见不良反应为口干、眼花(瞳孔扩大)、少汗、便秘、排尿困难等,青光眼及前列腺肥大者忌用。
2. 复方左旋多巴  服药时避免嚼碎药片,出现"开-关现象"(指症状在突然缓解与加重两种状态之间波动)时最佳服药时间为饭前30分钟或饭后1小时,避免与高蛋白食物一起服用,避免突然停药。为不影响左旋多巴的疗效,避免使用维生素$B_6$。
3. 多巴胺受体激动剂  常见不良反应有恶心、呕吐、头晕、乏力、皮肤瘙痒、便秘等,剂量过大时,出现精神症状、体位性低血压等。

从小剂量开始,逐步缓慢加量直至有效维持;服药期间尽量避免使用维生素 $B_6$、氯氮卓、利血平、氯丙嗪、奋乃静等药物,以免降低药物疗效或导致体位性低血压。首次服药后应卧床休息,避免开车或操作机械。尽量上午服药,以免因轻微兴奋影响夜间睡眠。

4. 单胺氧化酶 B 抑制剂　尽量上午服药,以免影响夜间睡眠。

### (五) 运动护理

能避免肌肉萎缩及保持关节活动度,运动技巧能改善行走能力及减轻颤抖。在实施运动护理时要注意以下几点:①鼓励患者尽量参与各种形式的活动,但应避免做超出患者能力的事;②对有功能障碍如起坐困难者,应在指导患者做完每日的一般运动后,协助患者反复练习起坐动作;③对起步较困难或步行时突然僵住不能动的患者,指导患者思想要尽量放松,尽量跨大步,向前走时脚尽量抬高,双臂尽量摆动,眼睛注视前方不要注视地面等,如由家属协助患者行走,不要强行拉着患者走;④在锻炼过程中要活动与休息交替进行,对不能行走的患者,应每日协助做全关节运动及伸展运动,按摩四肢肌肉,保持身体和各关节的活动强度与最大活动范围。

有效沟通训练:①指导患者进行面肌功能训练,改善面部和吞咽困难,协调发音,如指导患者鼓腮、伸舌、噘嘴、龇牙、吹吸等;②言语不清、构音障碍者,指导患者采用手势、纸笔、画板等沟通方式与他人交流。

### (六) 心理护理

鼓励患者表达并注意倾听其心理感受,与患者沟通过程中,不可随意打断患者说话;鼓励患者客观、积极地评价自己,尽量维持过去的兴趣与爱好。促进患者参与社会交往,激发患者重获角色责任的愿望和能力,鼓励患者参与病房的活动、尽量多走动,避免对患者过于保护。

### (七) 健康指导

1. 疾病知识指导　本病无法根治,病程长达数年或数十年,指导患者坚持主动运动,保持关节活动的最大范围;做力所能及的家务劳动,延缓身体功能障碍的发生和发展,提高生活质量。定期门诊复查,出现发热、外伤、骨折或运动障碍、精神智能障碍加重时,及时就诊。

2. 用药指导　①指导长期或终身服药治疗,向患者讲解常用药物的相关知识,教会患者观察和处理不良反应;如出现"开关现象"可适当加用多巴胺受体激动剂,如出现"剂末恶化"(又称疗效减退,指每次用药后药物作用时间逐渐缩短)可适当增加服药次数或增加剂量。②指导患者观察疗效,如服药过程中震颤、肌强直和运动功能、语言功能的改善程度;起坐速度、步行姿势、讲话音调与流利程度、写字、梳头、扣纽扣、系鞋带,以及进食动作等。

3. 安全生活指导　避免单独使用煤气热水器及锐利器械,防止受伤;避免进食带刺的食物和使用易碎的器皿;外出时有人陪伴,精神智能障碍者,其衣服口袋内放置"安全卡片",或戴手腕识别牌,以防走失。

4. 进食方法指导　进食或饮水时,保持坐位或半卧位,注意力集中,保证时间充足和环境安静,不催促、不打扰进餐。流涎过多者,使用吸管吸食流食;咀嚼能力和消化功能减退者,给予易消化、易咀嚼的细软、无刺激的软食或半流食,少量多餐;咀嚼和吞咽功能障碍者,选用稀粥、面片、蒸蛋等精细制作的小块食物,或黏稠不易反流的食物,指导患者少量分次吞咽;进食困难呛水者,及时给予鼻饲饮食,做好相应护理,防止经口进食引起误吸、窒息或吸入性肺炎。

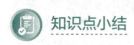

请扫描二维码。

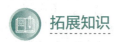

### 海姆立克急救法

海姆立克急救法，简称海氏急救法，是20世纪70年代中期一位叫海姆立克的美国医生发明，是目前气道梗阻现场急救的最有效方法。它的原理是通过对腹部的挤压，使横膈膜上升，去冲击我们肺部残存的气体，从而把卡在气管内的异物冲出来。

1. 海姆立克急救婴儿法　屈膝跪坐地上或坐在椅子上。把宝宝抱起来，一只手捏面部两侧的同时托住后颈部，然后让他躺在胳膊上，同时保持头低脚高的位置。以单手用力拍宝宝两肩胛骨中间处，往后脑勺方向拍击5~6次。如果异物没有清除，转到胸部拍击。抓住宝宝的后脑勺，两手臂夹紧保护宝宝的颈椎，让宝宝转过来躺在胳膊上，同样保持头低脚高。在两侧乳头连线的中点下方，以食指和中指往后脑勺方向压胸5~6次，反复进行，要快速用力。如果不行，再转到背部拍击。重复上述动作，直到异物排出来为止。

2. 海姆立克急救成人法　施救者站在窒息者身后，将窒息者双腿分开，施救者将前腿以弓部置于窒息者两腿之间。从背后环住窒息者，大拇指握在掌心，四指将大拇指握住，以虎口方向为掌心，以小拇指方向为拳尾。拳心对着我们肚脐以上两横指的地方，另一只手抱住拳尾。往后脑勺方向向后向上挤压腹部，快速用力反复进行，每次5~6次，直到异物排出。

3. 海姆立克急救自救法　当没有旁人在场或是旁人不会施救，我们可以自己进行自救。大拇指握在掌心，四指将大拇指握住，以虎口方向为掌心，以小拇指方向为拳尾。拳心对着我们肚脐以上两横指的地方，另一只手抱住拳尾。往后脑勺方向向后向上挤压腹部，快速用力反复进行，每次5~6次，直到异物排出。也可以借助椅背或栏杆等固定的水平物体。稍稍弯腰，使肚脐眼上面两横指的位置，靠在椅背或扶手栏杆上。以物体边缘压迫上腹部，往下冲击5~6次，直到异物排出。

请扫描二维码。

练习题及答案

（丘燕）

模块三 神经内科常见疾病的护理

## 任务四 癫痫患者的护理

### 学习目标

1. 素质目标
（1）能接受大卫生、大健康的概念，主动关注社会重大健康问题。
（2）能感知、认同"扎根基层、服务基层、回报基层"的朴实情怀。
（3）能表现出对癫痫患者的尊重和同理心。
（4）面对癫痫发作危急情况，能逐步养成急救意识。
2. 知识目标
（1）能说出癫痫大发作的典型表现和急救措施。
（2）能讲述癫痫持续状态紧急处理及护理要点。
（3）能讲述常用抗癫痫药的种类、服用时间和不良反应。
（4）能应用护理程序对癫痫患者实施整体护理。
3. 能力目标
（1）能识别各种类型的癫痫发作的临床表现，采取正确的处理措施。
（2）能通过情景模拟对癫痫大发作的患者采取正确的救护措施。
（3）能对癫痫患者提供一定的健康教育。

### 案例导入

患者，男性，23岁，2小时前出现意识丧失，突然倒地，眼球上翻，牙关紧闭，口吐白沫，上肢屈肘，下肢伸直，四肢及全身抽搐，大小便失禁。历时约5分钟后，患者四肢松弛，逐渐清醒。清醒后患者感头痛，对发作过程不能回忆。

问题：
1. 患者目前有哪些主要护理诊断/问题？应给予哪些护理措施？
2. 如果你在现场，应如何配合现场急救。

### 任务分析

癫痫（epilepsy）是一组由不同病因导致的脑部神经元高度同步化异常放电的临床综合征，以发作性、短暂性、重复性及刻板性为临床特点。根据病因学不同，癫痫可分为两种。
1. 原发性癫痫 又称特发性癫痫，主要由遗传因素所致，药物治疗效果较好。
2. 继发性癫痫 又称症状性癫痫，占癫痫的大多数，由脑内器质性病变和代谢性疾病

3-23

所致。

如何评估和判断患者存在的主要护理诊断/问题？采取哪些有效的护理措施？通过学习，正确掌握癫痫患者的护理知识和技能，运用护理程序对癫痫患者实施整体护理。

## 一、护理评估

### (一) 健康史

询问患者有无癫痫家族史、有无脑部先天性疾病、颅脑外伤、颅内感染、脑血管病及脑缺氧等病史；有无儿童期的高热惊厥、中毒(如一氧化碳、药物、食物及金属类中毒)及营养代谢障碍性疾病；是否存在睡眠不足、饥饿、过饱、疲劳、饮酒、便秘、精神刺激、强烈的声光刺激及一过性代谢紊乱等诱发因素；了解首次癫痫发作的时间、诱因及表现，发作频度、诊治经过及用药情况等；女患者应了解其癫痫发作与月经、妊娠的关系。

### (二) 身体状况

癫痫的发作与遗传和环境因素、年龄、睡眠有关系，部分女性患者仅在月经期或妊娠早期发作，缺乏睡眠、饥饿、过饱、疲劳、饮酒、便秘等可诱发癫痫发作的因素。

1. **部分性发作** 为最常见的类型，具体表现见表3-4-1。

表3-4-1 癫痫部分性发作临床表现

| 症状及体征 | 临床意义 |
| --- | --- |
| 单纯部分性发作 | 发作时程较短，一般不超过1分钟，无意识障碍。常以发作性一侧肢体、局部肌肉感觉障碍或节律性抽动为特征，或表现为特殊感觉性发作。如抽搐按大脑皮质运动区的分布顺序扩延，发作自一侧拇指、脚趾、口角开始，渐传至半身，称为Jackson发作 |
| 复杂部分性发作 | 也称精神运动性发作。主要特征是意识障碍，常出现精神症状及自动症 |
| 部分性继发性全身发作 | 先出现上述部分性发作，随之出现全身性发作 |

2. **全面性发作** 特征是发作时伴有意识障碍或以意识障碍为首发症状，异常放电源于双侧大脑半球。具体表现见表3-4-2。

表3-4-2 癫痫全面性发作临床表现

| 症状及体征 | 临床意义 |
| --- | --- |
| 失神发作 | 通常称小发作，多见于儿童，患者突然意识短暂中断，停止当时的活动，呼之不应，两眼瞪视不动，一般不会跌倒，手中持物可坠落，持续5～10秒后立即清醒，继续原先的活动，但对发作无记忆 |
| 肌阵挛发作 | 表现为突然、快速、短暂的肌肉或肌群收缩，一般无意识障碍 |
| 阵挛性发作 | 仅见于婴幼儿，表现为全身重复阵挛性抽搐，恢复较全面强直-阵挛发作快 |
| 强直性发作 | 常在睡眠中发作，表现为全身强直性肌痉挛，常伴有瞳孔扩大、面色潮红等自主神经紊乱的表现 |

续 表

| 症状及体征 | 临床意义 |
|---|---|
| 全面强直-阵挛发作 | 又称大发作,是最常见的发作类型之一,以意识丧失和全身抽搐为特征。患者意识丧失,全身骨骼肌收缩,此期可有跌倒、外伤、尿失禁表现 |
| 失张力发作 | 表现为部分或全身肌肉的张力突然降低,造成张口、垂头、肢体下垂和跌倒,持续时间短,一般为数秒至 1 分钟,发作后立即清醒并站起 |

**提示** 案例中对患者的症状描述符合癫痫大发作的典型表现。

3. 癫痫持续状态 又称癫痫状态,是指癫痫连续发作之间意识尚未完全恢复又频繁再发,或癫痫发作持续 30 分钟以上未自行停止。目前认为,如果患者出现全面强直-阵挛发作持续 5 分钟以上即考虑癫痫持续状态。

（三）辅助检查

1. 脑电图检查（EEG） 为癫痫首选检查,部分患者可出现棘波、尖波、棘-慢波等病理波。

2. 影像学检查 MRI、CT、数字减影血管造影（DSA）等可确定脑结构异常或病变,有助于继发性癫痫的病因诊断。单光子发射计算机断层成像术（SPECT）、正电子发射断层成像术（PET）检查对癫痫的病灶定位有价值。

3. 实验室检查 血常规、血糖、血钙、脑脊液、寄生虫等检查,有助于了解病因。

（四）治疗要点

癫痫发作时的治疗原则是预防外伤和并发症,发作间歇期有明确病因者首先进行病因治疗,如手术切除颅内肿瘤等,此外应根据发作类型选择相应药物进行治疗,见表 3-4-3。

表 3-4-3 癫痫发作间歇期治疗

| 项目 | 内容 |
|---|---|
| 用药原则 | 半年内发作 2 次以上者,一经诊断即应用药 |
| | 从单一小剂量开始,尽量避免联合用药 |
| | 坚持长期服药,不可随意停药。全面强直阵挛性发作、强直性发作、阵挛性发作完全控制 4～5 年后,失神发作停止半年后可考虑停药,停药遵循缓慢和逐渐减量的原则 |
| 常用抗癫痫药物 | 强直性发作、部分性发作和继发性全面发作首选卡马西平 |
| | 全面强直-阵挛性发作、典型失神、肌阵挛发作首选丙戊酸钠 |
| 药物不良反应 | 多数抗癫痫药物有胃肠道反应,宜分次餐后口服。苯妥英钠可出现胃肠道反应、牙龈增生、共济失调、粒细胞减少等;卡马西平可引起眩晕、共济失调、白细胞减少、骨髓抑制等;丙戊酸钠可引起食欲缺乏、恶心、呕吐、血小板减少、肝损害等。首次服药后 5～7 天查血药浓度 |

## 二、护理问题分析

"案例导入"中患者出现意识丧失,突然倒地,抽搐,口吐白沫等,评估这位患者目前存在以下主要护理诊断/问题,其中"有窒息的危险"为首优护理问题。

1. 有窒息的危险　与癫痫发作时意识障碍、喉头痉挛及气道分泌物增多有关。
2. 有受伤的危险　与癫痫发作时肌肉抽搐和意识障碍有关。
3. 知识缺乏　缺乏长期、正确服药的知识。
4. 长期性低自尊　与抽搐、跌伤、尿失禁等有碍自身形象有关。
5. 潜在并发症:脑水肿、酸中毒、水电解质紊乱

## 三、护理措施分析

根据患者目前的病情,护士应给予及时有效的护理措施,采取保持呼吸道通畅,避免受伤,密切观察病情等措施。

（一）一般护理

1. 休息与活动　创造安全、安静的休养环境,保证充足的睡眠,劳逸结合,避免过度劳累,避免强光、惊吓等刺激。如有发作先兆立即平躺。
2. 饮食护理　给予清淡、营养丰富、易消化的饮食,避免过饥过饱,避免辛辣刺激性食物,戒烟戒酒。保持良好的饮食习惯。

（二）病情的观察

严密观察生命体征、神志及瞳孔的变化;观察发作类型,发作过程中有无心率加快、血压升高、呼吸减慢或暂停、瞳孔散大、牙关紧闭、大小便失禁等表现;观察并记录发作的频次、持续时间及意识恢复时间,在意识恢复过程中,有无自动症、头疼、疲乏及行为异常等表现。

（三）发作期的护理

1. 保持呼吸道通畅　将患者的头部放低,偏向一侧;解除领扣和裤带,取下义齿;床边备吸引器,并及时吸除痰液,不可强行喂食。
2. 防止受伤　出现发作先兆时,立即平卧,或发作时陪伴者迅速抱住患者缓慢就地平放,避免摔伤;取下眼镜;将手边的柔软物垫在患者头下;移去患者身边的危险物品,以免碰撞。将牙垫或厚纱布垫在上下磨牙之间,防咬伤舌头、口唇及颊部;抽搐发作时,可适度扶住患者手脚,但切不可用力按压肢体,以免造成骨折、肌肉撕裂及关节脱位。躁动患者应专人守护,放置保护性床栏,必要时使用约束带。发作后患者可有短期的意识模糊,禁用口表测量体温。

（四）药物护理

指导患者及家属严格按医嘱用药,不可随意增减药物剂量、停药或换药,坚持长期、正规、按时服药,观察药物的不良反应;定期门诊随诊,用药过程检查血、尿常规及肝肾功能。

（五）心理护理

向患者及家属讲解的癫痫的相关知识,帮助患者正确对待疾病,理解患者,耐心倾听,鼓励患者说出自己的感受,指导患者做好自我调节,维持良好的心理状态;鼓励患者积极参与各种社交活动,承担力所能及的社会工作。鼓励家属关爱、理解和帮助患者,减轻患者的精神负担,给予患者全身心的照顾。

（六）癫痫持续状态的护理

（1）首先给地西泮 10～20 mg 静脉注射,注射速度每分钟不超过 2 mg,用药中如出现呼

吸变浅、昏迷加深、血压下降,宜暂停注射。

(2) 保持病室环境安静、光线较暗,避免外界各种刺激。床旁加床挡,关节、骨突处用棉垫保护,以免患者受伤。

(3) 连续抽搐者应控制入液量,快速静脉滴注脱水剂,以防缺氧所致脑水肿。

(4) 24 小时以上不能经口进食的患者,应给予鼻饲流质,少量多次。

### (七) 健康教育

(1) 注意劳逸结合,避免过度疲劳、睡眠不足、情感冲动等诱发因素。

(2) 食物应清淡且富含营养,避免辛、辣、咸,不宜进食过饱,多吃蔬菜、水果。

(3) 定期做好血象、血药浓度和肝、肾功能的检测。

(4) 禁止从事带有危险的活动,如攀高、游泳、驾驶、带电作业等。

(5) 随身携带的病情诊疗卡,注明姓名、病史等,以备发作时及时得到有效的处理。

(6) 特发性癫痫且有家族史的女性患者,婚后不宜生育,父母双方均有癫痫或一方有癫痫,另一方有家族史者不宜结婚。服用癫痫药物可能导致胎儿畸形。

### 知识点小结

请扫描二维码。

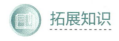

### 拓展知识

**癫痫的神经调控治疗**

神经调控治疗是一项新的神经电生理技术,在国外神经调控治疗癫痫已经成为最有发展前景的治疗方法,目前包括重复经颅磁刺激术(rTMS)、中枢神经系统电刺激(脑深部电刺激术、癫痫灶皮层刺激术等)、周围神经刺激术(迷走神经刺激术)。

重复经颅磁刺激(rTMS):是应用脉冲磁场作用于大脑皮层,从而对大脑的生物电活动、脑血流及代谢进行调谐,从而调节脑功能状态。低频磁刺激治疗通过降低大脑皮质的兴奋状态,降低癫痫发作的频率,改善脑电图异常放电,对癫痫所致的脑部损伤有修复作用,从而达到治疗癫痫的目的。

重复经颅磁刺激对癫痫等多种慢性脑功能疾病均有较好疗效,不存在药物或手术治疗对人体造成的损害,对认知功能无影响,安全高、副作用很小、治疗费用低廉、患者容易接受。多疗程重复经颅磁刺激可以明显减少癫痫发作频率和发作严重程度。因此重复经颅磁刺激有望成为一种潜力巨大的、独特的治疗癫痫的新手段。

重复经颅磁刺激的优势:调控作用具有可逆性;患者的需求不同,作用参数可调节;刺激单一作用靶点,也可能影响多个致痫灶;功能区致痫灶也可以进行神经调控治疗。

哪些癫痫患者更适合重复经颅磁刺激治疗:皮层发育不良或致痫灶位于皮层的癫痫患者其疗效更好,可显著减少患者癫痫发作次数(治疗期间可减少 71% 发作),甚至部分患者(66%)可达到完全无发作。

重复经颅磁刺激的安全性：大多数患者都能够很好地耐受，所报道的不良反应通常比较轻微、短暂，如头痛、头晕、非特异性的不适感等。未发现关于重复经颅磁刺激激发癫痫持续状态或危及生命的癫痫发作的报道。

 测一测

请扫描二维码。

练习题及答案

（丘燕）

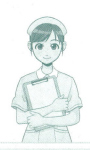

内 科 护 理 —— 教 学 一 体 化 工 作 页

# 模块四
# 消化内科常见疾病的护理

# 任务一　慢性胃炎患者的护理

## 学习目标

1. 素质目标
(1) 能接受大卫生、大健康的概念,主动关注社会重大健康问题。
(2) 能感知、认同"扎根基层、服务基层、回报基层"的朴实情怀。
(3) 能表现出对慢性胃炎患者的尊重和同理心。

2. 知识目标
(1) 能说出慢性胃炎的典型表现。
(2) 能讲述常用类型药物治疗方案、服用时间和不良反应。
(3) 能列出慢性胃炎患者常见的护理问题和护理措施。

3. 能力目标
(1) 能识别恶性贫血的表现,采取正确的处理措施。
(2) 能对慢性胃炎患者提供一定的健康教育。

## 案例导入

王先生,50岁,自诉近4年来无明显诱因常感剑突下上腹间断性饱胀,钝痛,伴反酸、嗳气,疼痛无明显规律,进食后加重,热敷后减轻,曾自行服药(药名不详),症状有所缓解。有烟酒嗜好。7天前无明显诱因上述症状再发就诊,自行服药(药名不详)后无明显好转,遂来医院就诊,查体:上腹部轻度压痛,无反射痛。门诊胃镜检查示:黏膜呈颗粒状,黏膜血管显露,色泽灰暗,皱襞细小。幽门螺杆菌检测阳性,以慢性胃炎收治入院。

问题:
1. 患者目前有哪些主要护理诊断/问题?
2. 应给予哪些护理措施?

## 任务分析

慢性胃炎(chronic gastritis)是指由多种病因引起的慢性胃黏膜炎症病变。本病临床常见,而且随年龄的增长而增加。

常见病因有:幽门螺杆菌(HP)感染(最常见)、十二指肠-胃反流、药物(非甾体抗炎药)和毒物(酒精)、自身免疫、年龄因素和其他。

在慢性胃炎的病程中,炎症细胞浸润仅在胃小凹和黏膜固有层的表层,腺体没有被损害,称为慢性非萎缩性胃炎(浅表性)。如累及腺体并发生萎缩、消失,胃黏膜变薄,称为慢性萎缩性胃炎。如腺细胞发生肠上皮化生或假性幽门腺化生、增生,增生的上皮和肠化的上皮发育异常,形成异型增生,又称不典型增生。异型增生是胃癌的癌前病变。

如何评估和判断患者存在的主要护理诊断/问题? 采取哪些有效的护理措施? 通过学习,正确掌握慢性胃炎患者的护理知识和技能,运用护理程序对慢性胃炎患者实施整体护理。

## 一、护理评估

### (一)健康史

详细询问患者有无桥本甲状腺炎、白癜风等自身免疫性疾病;有无恶性贫血,家庭成员中有无萎缩性胃炎、低酸或无酸、维生素 $B_{12}$ 吸收不良的患者;有无十二指肠液反流;是否长期摄食粗糙或刺激性食物、酗酒、高盐饮食;有无长期服用非甾体抗炎药等药物;有无慢性右心衰竭、肝硬化门静脉高压症等引起的胃黏膜淤血缺氧的疾病。

### (二)身体状况

大多数患者无明显症状,有症状者主要表现为中上腹痛或不适,也可出现食欲减退、饱胀、嗳气、反酸、恶心等消化不良症状。恶性贫血者常出现全身衰弱、乏力、厌食、体重减轻,一般消化道症状较少。体征多不明显,有时可有上腹轻压痛。

**提示** 案例中王先生的症状描述符合慢性胃炎的表现。

### (三)辅助检查

见表 4-1-1。

表 4-1-1 慢性胃炎辅助检查

| 检查项目 | 临床意义 |
| --- | --- |
| 胃镜及胃黏膜活组织检查 | 诊断慢性胃炎最可靠的方法。慢性非萎缩性胃炎可见红斑(点、片状或条状)、黏膜粗糙不平、出血点/斑;慢性萎缩性胃炎可见黏膜呈颗粒状,黏膜血管显露,色泽灰暗,皱襞细小 |
| 幽门螺杆菌检测 | 可通过侵入性(快速尿素酶试验、胃黏膜组织切片染色镜检等)和非侵入性($^{13}$C-或$^{14}$C-尿素呼气试验等)进行检测 |
| 血清学检查 | 自身免疫性胃炎时,抗壁细胞抗体和抗内因子抗体可呈阳性,血清促胃液素水平明显升高。多灶萎缩性胃炎时,血清促胃液素水平正常或偏低 |
| 胃液分析 | 自身免疫性胃炎时,胃酸缺乏;多灶萎缩性胃炎时,胃酸分泌正常或偏低 |

**提示** 案例中王先生的胃镜检查结果,符合慢性萎缩性胃炎表现。

### (四)治疗要点

慢性非萎缩性胃炎为生理性黏膜免疫反应,不需要药物治疗。如慢性胃炎波及黏膜全层或呈活动性,出现癌前状态时可给予短期或长期间歇治疗。幽门螺杆菌感染引起者常采用以质子泵抑制剂或胶体铋剂为基础加上两种抗菌药物组成的三联治疗方案治疗。胆汁反流者,可用氢氧化铝凝胶吸附,或予以硫糖铝及胃动力药。非甾体抗炎药引起者,应停药并给予抗酸药;自身免疫性胃炎伴有恶性贫血者,可注射维生素 $B_{12}$ 纠正。对药物不能逆转的局灶中、重度不典型增生,若无淋巴结转移,可在胃镜下进行黏膜下剥离术;对药物不能逆转的灶性重度不典型增生伴有局部淋巴结肿大者应手术治疗。

## 二、护理问题分析

"案例导入"中的王先生被诊断为慢性胃炎,因反复出现上腹间断性饱胀,钝痛,进食后加重,导致患者害怕进餐,存在营养失调:低于机体需要量的护理问题。目前在无明显诱因下又出现上腹疼痛现象,因此评估王先生存在以下主要护理诊断/问题。其中"疼痛:腹痛"为首优护理问题。

1. 疼痛:腹痛　与胃黏膜炎性病变有关。
2. 营养失调:低于机体需要量　与畏食、消化吸收不良等因素有关。
3. 焦虑　与病情反复、病程迁延、担心癌变有关。
4. 知识缺乏　缺乏有关慢性胃炎病因和预防的知识。

## 三、护理措施分析

根据目前王先生的病情,护士应给予及时有效的护理措施,采取卧床休息,改变饮食习惯,针对性药物治疗及对症护理措施。

### (一) 一般护理

1. **休息与活动**

(1) 急性期:卧床休息,通过转移注意力、做深呼吸等减轻焦虑,缓解疼痛。

(2) 恢复期:正常活动,适当锻炼。

2. **饮食护理**

(1) 急性期:给予无渣、半流质的温热饮食,如患者有少量出血可给予牛奶、米汤等,以中和胃酸,利于黏膜恢复。呕吐剧烈、呕血的患者应禁食,进行静脉补充营养。

(2) 恢复期:给予高热量、高蛋白、高维生素及易消化的饮食,避免摄入过咸、过甜及过辣、生冷等刺激性食物。鼓励患者养成良好的饮食习惯,定时定量,少量多餐,细嚼慢咽。如胃酸缺乏者可酌情食用酸性食物如山楂、食醋或给予浓肉汤、鸡汤促进胃酸分泌。

### (二) 病情观察

观察患者腹痛的部位,性质,呕吐物和粪便的颜色、量及性状,用药前后患者症状是否改善,及时发现病情变化。

### (三) 对症护理

1. **腹痛**　卧床休息,教会患者非药物性缓解疼痛的方法,如指导式想象、局部热疗法(急腹症时不能热敷)、按摩、针灸或给止痛药物等缓解疼痛。急性腹痛诊断未明确时,最好禁食,必要时进行胃肠减压。

2. **贫血**　可按医嘱注射维生素 $B_{12}$ 加以纠正。

### (四) 药物护理

遵医嘱应用根除幽门螺杆菌感染治疗时,应注意观察药物疗效及不良反应。硫糖铝在餐前1小时与睡前服用效果最好,如需同时服用抑酸药,抑酸药应在硫糖铝服前半小时或服后1小时给予。多潘立酮及西沙必利具有刺激胃窦蠕动,促进胃排空的作用,应在饭前服用,不宜与阿托品等解痉剂合用。

### (五) 心理护理

向患者说明忧虑、焦急的情绪会诱发和加重病情。告知患者本病经过正规治疗是可逆转的,对于胃黏膜异型增生者,经严密随访,即使有恶变,及时手术也可获得满意的疗效,帮助患者树立信心,消除焦虑、恐惧心理,配合治疗。

### (六) 健康教育

向患者及家属讲解疾病相关知识,保持良好的心理状态,生活要有规律,注意劳逸结合,避免各种致病因素,养成良好饮食习惯。指导患者遵医嘱服药,定期门诊复查。

**知识点小结**

请扫描二维码。

**测一测**

请扫描二维码。

练习题及答案

(吴卫群)

# 任务二　消化性溃疡患者的护理

## 学习目标

1. 素质目标
(1) 能接受大卫生、大健康的概念，主动关注社会重大健康问题。
(2) 能感知、认同"扎根基层、服务基层、回报基层"的朴实情怀。
(3) 面对危急情况，能逐步养成急救意识。
(4) 能表现出对消化性溃疡患者的尊重和同理心。
2. 知识目标
(1) 能说出消化性溃疡的典型表现和常见并发症。
(2) 能讲述消化性溃疡常用药的种类、服用方法和不良反应。
(3) 能列出消化性溃疡患者常见的护理问题和护理措施。
3. 能力目标
(1) 学会指导患者正确应用降低胃酸的药物、胃黏膜保护药、抗幽门螺杆菌药物。
(2) 学会与患者及家属进行有效沟通，开展心理护理和健康教育。

## 案例导入

陈先生，34岁，近2年来常于餐后2~3小时出现上腹部烧灼样痛，严重时夜间疼醒，伴反酸、嗳气，进食后症状可缓解，口服"抗酸药"及法莫替丁可缓解。多于秋冬季复发，每次持续1周左右。昨晚大量饮酒，今晨发现黑便，门诊做粪便隐血试验阳性，胃镜检查结果显示：消化性溃疡。以"消化性溃疡，上消化道出血"收入院。入院时查体：一般状态佳，巩膜无黄染，心肺无异常，腹软，肝脾未触及，上腹偏右压痛，无反跳痛，肠鸣音3次/分。按医嘱给予急诊胃镜，奥美拉唑静脉滴注等处理。

问题：
1. 患者目前有哪些主要护理诊断/问题？应给予哪些护理措施？
2. 护士遵医嘱正确用药，监测生命体征，观察出血情况，做好胃镜检查的术前准备。

## 任务分析

消化性溃疡（peptic ulcer，PU）指胃肠道黏膜被自身消化而形成的溃疡，可发生于食管、胃、十二指肠、胃空肠吻合口附近以及含有胃黏膜的Meckel憩室。十二指肠溃疡（duodenal ulcer，DU）和胃溃疡（gastric ulcer，GU）最为常见，而临床上前者多于后者。

消化性溃疡是全球常见病,本病可发生于任何年龄,好发于男性,十二指肠溃疡多见于青壮年,胃溃疡多见于中老年。

消化性溃疡是一种多因素疾病,溃疡的发生是由于黏膜自身防御/修复因素与黏膜侵袭因素之间失去平衡的结果。黏膜自身防御/修复因素包括:黏液/碳酸氢盐屏障、黏膜屏障、丰富的黏膜血流、上皮细胞更新、前列腺素和表皮生长因子等。黏膜侵袭因素包括:幽门螺杆菌(Hp)感染、非甾体抗炎药、胃酸和胃蛋白酶的消化作用、胆盐及乙醇等。其中幽门螺杆菌感染是消化性溃疡最主要的病因,胃酸在溃疡形成中起关键作用。其他还有遗传、吸烟、应激和心理因素、胃十二指肠运动异常及不良的饮食行为习惯等因素。任何原因使黏膜自身防御/修复因素减弱及侵袭因素增强,都会损害胃肠黏膜,导致溃疡发生。胃溃疡和十二指肠溃疡在发病机制上有不同之处,前者主要是防御-修复因素减弱,后者主要是侵袭因素增强。

## 一、护理评估

### (一)健康史

询问患者是否长期服用阿司匹林、布洛芬、吲哚美辛等非甾体抗炎药;有无长期精神紧张、焦虑或过度劳累;是否遭受严重的创伤、烧伤、颅内疾病及不良精神刺激;既往有无慢性胃炎、肝硬化及慢性肾衰竭等病史;有无长期饮浓茶、咖啡,食用过冷、过热及过于粗糙的食物;有无高盐饮食、嗜烟酒习惯;有无家族患病史。

### (二)身体状况

1. 典型消化性溃疡的临床特征

(1)慢性过程。

(2)周期性发作,秋冬或冬春季节易发作。

(3)节律性上腹痛。消化性溃疡疼痛特点见表4-2-1。

表4-2-1 消化性溃疡疼痛特点

| 疾病 | 胃溃疡 | 十二指肠溃疡 |
| --- | --- | --- |
| 常见部位 | 胃角或胃窦、胃小弯 | 十二指肠球部 |
| 疼痛发作时间 | 进食30～60分钟出现疼痛,经1～2小时后逐渐缓解,较少发生夜间痛 | 餐前痛,进餐后缓解,餐后2～4小时或午夜至凌晨又出现疼痛(饥饿痛或空腹痛),进食后缓解 |
| 疼痛的节律性 | 进食—疼痛—缓解 | 疼痛—进食—缓解 |

提示 案例中陈先生的症状描述符合十二指肠溃疡的典型表现。

2. 并发症

消化性溃疡并发症见表4-2-2。

表 4-2-2 消化性溃疡并发症

| 并发症 | | 具体表现 |
|---|---|---|
| 出血 | 症状 | 是消化性溃疡最常见的并发症,可表现为呕血与黑便。出血引起的临床表现取决于出血的速度和量,出血量大时甚至可排鲜血便和休克,出血量小时粪便隐血试验阳性 |
| | 诊断 | 纤维胃镜检查可鉴别出血的原因和部位 |
| 穿孔 | 部位 | 急性穿孔常位于十二指肠前壁或胃前壁 |
| | 症状 | 突然的持续性上腹部刀割样剧痛,很快扩散至全腹,见全腹压痛、反跳痛、肌紧张呈板样强直等急性腹膜炎的体征,叩诊肝浊音界缩小或消失 |
| | 检查 | 腹部立位 X 线检查见膈下新月状游离气体影(最具有特征性),腹腔穿刺可抽出黄色浑浊液体或食物残渣 |
| 幽门梗阻 | 症状 | 呕吐是最为突出的症状,表现为餐后上腹部饱胀,频繁呕吐宿食,不含胆汁,长时间呕吐可导致低钾、低氯或代谢性碱中毒 |
| | 体征 | 胃型和自左肋向右腹的胃蠕动波,清晨空腹时检查胃内有振水音以及抽出胃液量 >200 mL 是幽门梗阻的特征性表现 |
| 癌变 | | 少数胃溃疡可发生癌变,十二指肠溃疡极少见。对长期有胃病史,疼痛的规律发生改变,经内科治疗 4~6 周症状无好转,粪便隐血试验持续阳性者,怀疑癌变 |

**提示** 案例中唐先生因知识缺乏大量饮酒,存在诱因,症状典型,可以明确其发生了消化性溃疡并出血。

### (三)辅助检查

见表 4-2-3。

表 4-2-3 消化性溃疡辅助检查

| 检查项目 | 临床意义 |
|---|---|
| 胃镜及活组织检查 | 是最可靠的首选诊断方法 |
| X 线钡餐检查 | 直接征象是龛影,是诊断溃疡的重要依据 |
| 幽门螺杆菌检测 | 通过侵入性(快速尿素酶测定、组织学检测)和非侵入性($^{13}$C 或 $^{14}$C 尿素呼气试验)方法检测幽门螺杆菌,其中 $^{13}$C 或 $^{14}$C 尿素呼气试验是敏感且无创的检查,为根治幽门螺杆菌后复查的首选方法 |
| 粪便隐血试验 | 试验阳性提示溃疡有活动。若胃溃疡患者隐血试验持续阳性,且伴疼痛节律性改变,提示有癌变的可能,需做胃镜进一步确诊 |

### (四)治疗要点

治疗原则是消除病因、缓解症状、促进溃疡愈合、防止复发和防治并发症。治疗药物包括降低胃酸的药物(包括抗酸药和抑制胃酸分泌的药物)、保护胃黏膜药物及根除幽门螺杆菌治疗的药物。对于大量出血经内科治疗无效、急性穿孔、瘢痕性幽门梗阻、胃溃疡疑有癌变及正规内科治疗无效的顽固性溃疡可选择手术治疗。

## 二、护理问题分析

"案例导入"中的陈先生被确诊为消化性溃疡,因经常腹痛还大量饮酒,存在知识缺乏。目前患者有规律腹痛、解黑便及粪便隐血试验阳性等现象,因此评估陈先生存在以下主要护理诊断/问题,其中"疼痛:腹痛"为首优护理问题。

1. 疼痛:腹痛　与胃酸刺激溃疡面引起化学性炎症反应有关。
2. 营养失调:低于机体需要量　与疼痛致摄入量减少及消化吸收障碍有关。
3. 焦虑　与溃疡反复发作,病程迁延有关。
4. 知识缺乏　缺乏有关消化性溃疡病因及预防知识。
5. 潜在并发症:上消化道出血、穿孔、幽门梗阻癌变等

## 三、护理措施分析

根据目前陈先生的病情,护士应给予及时有效的护理措施,遵医嘱用药,监测生命体征,观察腹痛情况及解黑便的量和次数,病情稳定后指导饮食、运动、用药等。

（一）一般护理

1. 休息与活动　活动期应加强休息。
2. 饮食护理　见表4-2-4。

表4-2-4　消化性溃疡饮食护理

| 项目 | 内容 |
| --- | --- |
| 饮食的量 | 定时进餐,少量多餐,避免过饱,以免胃窦部过度扩张而增加胃酸的分泌 |
| 适宜食物 | 以高热量、易消化的饮食为主,以面食为主食,因其含碱能有效中和胃酸,或食用软饭、米粥。由于蛋白质类食物具有中和胃酸作用,可适当摄取脱脂牛奶,宜安排在两餐之间饮用,但牛奶和豆浆含钙较高,可刺激胃酸分泌,不宜多食 |
| 不宜食物 | 红烧肉、猪蹄等在胃内停留时间长,可使胃过度扩张,增加胃酸的分泌,应少吃。避免食用机械性和化学性刺激强的食物,机械性刺激强的食物是指生、冷、硬、粗、纤维多的蔬菜、水果,如洋葱、韭菜、芹菜等。化学性刺激强的食物有浓肉汤、咖啡、浓茶和酸醋等调味品 |

（二）缓解疼痛

用松弛术、局部热敷、针灸、理疗等方法,按医嘱服用碱性抗酸药,空腹痛或午夜痛可在疼痛前或疼痛时进食碱性食物。

（三）用药护理

慎用对胃黏膜有损害的药物,如阿司匹林、吲哚美辛、糖皮质激素等。

1. 根除幽门螺杆菌　推荐以质子泵抑制剂和(或)胶体铋剂为基础加上两种抗生素的三联治疗方案,如奥美拉唑或枸橼酸铋钾＋克拉霉素＋阿莫西林或甲硝唑,疗程7～14天。
2. 降低胃内酸度药物　见表4-2-5。

表4-2-5 降低胃内酸度药物

| 药物种类 | 代表药物 | | 机制 | 注意事项 |
|---|---|---|---|---|
| 抗酸药 | 氢氧化铝、铝碳酸镁（达喜）、碳酸氢钠 | | 与胃内盐酸作用形成盐和水，使胃内酸度降低 | 应在餐后1小时及睡前服用，避免与牛奶及酸性食物同时服用，氢氧化铝易导致磷缺乏 |
| 抑制胃酸分泌药 | $H_2$受体拮抗剂 | 西咪替丁雷尼替丁 | 能阻止组胺与$H_2$受体相结合，使壁细胞分泌胃酸减少 | 应在餐中或餐后即刻服用，若需同时服用抗酸药，则两药应间隔1小时以上。西咪替丁可导致男性乳房发育及性功能紊乱。可随母乳排出，哺乳期应停止用药 |
| | 质子泵抑制剂 | 奥美拉唑（抑酸效果最强） | 抑制壁细胞分泌胃酸的关键酶（$H^+-K^+-ATP$酶）减少胃酸分泌 | 奥美拉唑可引起头晕，用药期间避免开车或其他必须高度集中的工作 |

3. 保护胃黏膜药物 见表4-2-6。

表4-2-6 保护胃黏膜药物

| 代表药物 | 药理机制 | 注意事项 |
|---|---|---|
| 胶体铋类（枸橼酸铋钾） | 可形成一层防止酸和胃蛋白酶侵袭的保护屏障，并有抗幽门螺杆菌的作用 | 应于餐前半小时服用，副作用是便秘和黑便 |
| 前列腺素类（米索前列醇） | 有增强黏膜防御能力的作用，主要用于非甾体类抗炎药相关性溃疡的预防 | 孕妇禁用 |
| 硫糖铝 | 可与溃疡面上带阳电荷的渗出蛋白质相结合，还可刺激前列腺素的合成，对黏膜起保护作用 | 餐前1小时与睡前服用，不能与多酶片合用，以免降低药物效价 |

4. 其他类药物 见表4-2-7。

表4-2-7 其他类药物

| 药物 | 注意事项 |
|---|---|
| 抗菌药物 | 可杀灭幽门螺杆菌，代表药物克拉霉素、阿莫西林、甲硝唑 |
| | 注意事项：甲硝唑可引起恶心、呕吐等胃肠道反应，应在餐后半小时服用，阿莫西林服用前应询问患者有无青霉素过敏史 |
| 抗胆碱能药及胃动力药 | 吗丁啉、西沙必利等应在餐前1小时及睡前1小时服用，不宜与阿托品等解痉剂合用 |

（四）并发症护理

1. 上消化道出血 大出血时禁食，按医嘱补充血容量和止血措施（详见模块四任务七）。
2. 急性穿孔 禁食禁饮，行胃肠减压，做术前准备。
3. 幽门梗阻 重者禁食禁饮，持续胃肠减压，准确记录出入量。

（五）心理护理

紧张、焦虑的心理可增加胃酸分泌，诱发和加重溃疡，所以要向患者和家属说明，经过正规治疗,溃疡是可以痊愈的,帮助患者树立治疗信心;指导患者采取转移注意力、听轻音乐等放松技术,使其保持良好心态,缓解焦虑急躁情绪。

### (六) 健康指导

1. 疾病知识指导　向患者及家属讲解引起和加重溃疡病的相关因素。指导患者生活规律,养成良好的饮食及卫生习惯,戒烟酒,避免摄入刺激性食物。劳逸结合,避免过度紧张和劳累,适当锻炼,提高机体抵抗力。

2. 用药指导　指导患者遵医嘱服药,学会观察药物疗效和不良反应,不随意停药或减量,避免复发。慎用或勿用阿司匹林、泼尼松、咖啡因等。

3. 病情监测　定期复诊,指导患者了解并发症的相关知识,若上腹疼痛节律发生变化或加剧,或出现呕血黑粪时,应立即就诊。

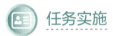
任务实施

## 一、胃镜检查操作流程

### (一) 操作前准备工作

1. 环境准备　检查室清洁、安静、温度适宜,光线充足。
2. 护士准备　着装整齐、洗手、戴口罩。
3. 用物准备　胃镜检查用物、急救药品和器械、止血药物。
4. 评估患者

(1) 术前向患者及家属说明检查的目的、意义、方法、如何配合及可能出现的不适,以消除紧张情绪。

(2) 了解有无麻醉药物过敏史。

(3) 检测乙肝病毒、丙肝病毒、梅毒、艾滋病标志物,对阳性者用专门胃镜检查。

(4) 检查前禁食 8 小时,有胃排空延缓者需禁食更长时间,有幽门梗阻者应先抽尽胃内容物,必要时洗胃。

(5) 如患者过分紧张,遵医嘱给予地西泮 5~10 mg 肌注或静注;为减少胃蠕动和胃液分泌,术前半小时遵医嘱给予山莨菪碱 10 mg 或阿托品 0.5 mg 静注。

### (二) 操作步骤

1. 麻醉　检查前 5~10 分钟用 2% 利多卡因咽喉喷雾 2~3 次。

2. 安置体位　协助患者取左侧卧位,双腿屈曲,头垫低枕,使颈部松弛,松开领口及腰带。患者口边置弯盘,嘱患者咬紧牙垫。

3. 协助插镜　协助医生将润滑油涂于胃镜弯曲部,配合医生将内镜从患者口腔缓缓插入。插镜过程中,护士应密切观察患者的反应,保持患者头部位置不动。当胃镜插入 15 cm 到达咽喉部时,嘱患者做吞咽动作,但不可将唾液咽下以免呛咳,让唾液流入弯盘或用吸管吸出。如患者出现恶心不适,嘱患者深呼吸,肌肉放松,如恶心较重,可能是麻醉不足,应重新麻醉。配合医生处理插镜中可能遇到的问题。

4. 术中配合　当医生确定胃镜前端已通过贲门入胃,即配合医生向胃内注气,使胃壁充分舒展;当镜面被黏液、血迹、食物遮挡时,应注水冲洗。在医生直视检查的同时,护士应配合医生摄影、取活体组织标本及止血等工作。检查过程中随时观察患者面色、脉搏、呼吸等改变,由于插镜刺激迷走神经及低氧血症,患者可能发生心脏骤停、心肌梗死、心绞痛等,一旦发生应立即停止检查并积极抢救。

5. 协助拔管　协助医生拔管,擦净患者口鼻部,扶持患者下检查台。

6. 术后清理用物　初步浸泡消毒;及时送检标本。

## 二、注意事项

1. 检查前主要注意事项

(1) 检查前要禁饮食 8 小时,如果患者比较虚弱可以在检查前静脉滴注葡萄糖盐水。

(2) 阿司匹林等药物需要停药一周。

(3) 检查前一天禁止吸烟,以免检查时因咳嗽影响插管,禁烟还可以减少胃酸分泌,便于医生观察。

2. 检查后的注意事项

(1) 胃镜检查后 2 小时左右可以开始少量的喝水,或进食其他流质饮食,第二天可以基本恢复正常饮食。

(2) 胃息肉切除的患者需要多休息少活动,进食少渣饮食 3~5 天,如稀粥、烂面条等。

(3) 胃镜操作后,需征得医生同意,方可服用阿司匹林等抗凝药物。

(4) 活检后通常在 3~5 天出具病理报告。

(5) 胃镜检查后可能有咽部不适、腹胀、轻微腹痛一般属正常现象,可以口服草珊瑚含片等。

(6) 如果内镜检查后出现剧烈腹痛、便血和呕血应该及时报告并配合处理。

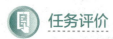

任务评价详见表 4-2-8。

表 4-2-8　任务评价表

| 任务 | 评价内容 | 评价标准 | 分值 |
|---|---|---|---|
| 分析主要护理问题及护理措施 | 护理问题（10 分） | 1. 疼痛:腹痛　与胃酸刺激溃疡面引起化学性炎症反应有关 | 2 分 |
| | | 2. 营养失调:低于机体需要量　与疼痛致摄入量减少及消化吸收障碍有关 | 2 分 |
| | | 3. 焦虑　与溃疡反复发作,病程迁延有关 | 2 分 |
| | | 4. 知识缺乏　缺乏有关消化性溃疡病因及预防知识 | 2 分 |
| | | 5. 潜在并发症:上消化道出血 | 2 分 |
| | 护理措施（30 分） | 1. 休息与活动:卧床休息几天至 1~2 周;溃疡缓解期,鼓励患者适当活动,劳逸结合,以不感到劳累和诱发疼痛为原则,避免餐后剧烈活动 | 5 分 |
| | | 2. 按消化性溃疡饮食原则指导患者饮食 | 5 分 |

续　表

| 任务 | 评价内容 | 评价标准 | 分值 |
|---|---|---|---|
| | | 3. 严密观察病情,监测生命体征变化,预防并发症的发生 | 5分 |
| | | 4. 遵医嘱用药,注意观察疗效及药物的不良反应 | 5分 |
| | | 5. 做好患者的心理护理 | 5分 |
| | | 6. 对患者及家属进行消化性溃疡健康教育 | 5分 |
| 胃镜检查操作 | 操作前准备（15分） | 1. 检查室清洁、安静、温度适宜,光线充足 | 2分 |
| | | 2. 护士准备:着装整齐、洗手、戴口罩 | 2分 |
| | | 3. 胃镜检查用物、急救药品和器械、止血药物 | 3分 |
| | | 4. 核对:姓名、床号、住院号 | 3分 |
| | | 5. 评估患者<br>（1）术前向患者及家属说明检查的目的、意义、方法、如何配合及可能出现的不适,以消除紧张情绪<br>（2）了解有无麻醉药物过敏史<br>（3）检测乙肝病毒、丙肝病毒、梅毒、艾滋病标志物,对阳性者用专门胃镜检查<br>（4）检查前禁食8小时,有胃排空延缓者,需禁食更长时间,有幽门梗阻者应先抽尽胃内容物,必要时洗胃<br>（5）术前半小时遵医嘱肌内注射或静脉注射地西泮5～10 mg,山莨菪碱10 mg或阿托品0.5 mng静脉注射,以镇静、减少胃蠕动和胃液分泌 | 5分 |
| | 操作步骤（35分） | 1. 麻醉:检查前5～10分钟用2%利多卡因咽喉喷雾2～3次 | 3分 |
| | | 2. 安置体位:协助患者取左侧卧位,双腿屈曲,头垫低枕,使颈部松弛,松开领口及腰带。患者口边置弯盘,嘱患者咬紧牙垫 | 2分 |
| | | 3. 协助插镜:协助医生将润滑油涂于胃镜弯曲部,配合医生将内镜从患者口腔缓缓插入。插镜过程中,护士应密切观察患者的反应,保持患者头部位置不动。当胃镜插入14～16 cm到达咽喉部时,嘱患者做吞咽动作,但不可将唾液咽下以免呛咳,让唾液流入弯盘或用吸管吸出。如患者出现恶心不适,嘱患者深呼吸,肌肉放松;如恶心较重,可能是麻醉不足,应重新麻醉。配合医生处理插镜中可能遇到的问题 | 14分 |
| | | 4. 术中配合:当医生确定胃镜前端已通过贲门入胃,即配合医生向胃内注气,使胃壁充分舒展;当镜面被黏液、血迹、食物遮挡时,应注水冲洗。在医生直视检查的同时,护士应配合医生摄影、取活体组织标本及止血等工作。检查过程中随时观察患者面色、脉搏、呼吸等改变,由于插镜刺激迷走神经及低氧血症,患者可能发生心脏骤停、心肌梗死、心绞痛等,一旦发生应立即停止检查并积极抢救 | 13分 |
| | | 5. 协助医生拔管,擦净患者口鼻部,扶持患者下检查台 | 3分 |
| | 操作后处置（5分） | 1. 洗手、脱口罩、记录 | 2分 |
| | | 2. 整理、送检标本清理用物,做初步浸泡消毒;及时送检标本 | 3分 |
| | 整体规范性（5分） | 动作规范 | 5分 |
| 评价总分 | | | 100分 |

## 知识点小结

请扫描二维码。

## 拓展知识

**幽门螺杆菌的发现**

幽门螺杆菌是人类最古老,也是最亲密的伙伴之一,然而科学家却花了一个多世纪才认清它们。早在1875年,德国解剖学家就发现人类的胃黏膜层里存在一种螺旋菌,但因为无法培养出纯系菌株,这项结果未受重视。1979年4月,澳大利亚珀斯皇家医院病理科医生Robin Warren在一份胃黏膜活体标本中,意外地发现一条奇怪的"蓝线",他用高倍显微镜观察,发现"蓝线"竟然是由无数紧黏着胃上皮的细菌组成。此后,他发现常在慢性胃炎标本中,而且近一半胃窦黏膜标本中能见到这种细菌,因此Robin Warren认为这种细菌与胃炎和胃溃疡关系很密切。但是当时的医学界认为,压力和生活方式等才是导致胃溃疡的主要原因,几乎没人支持他的观点。1982年4月Robin Warren与临床医师Barry Marshall合作在微氧的条件下培养出幽门螺杆菌。为了获得这种细菌致病的证据,Barry Marshall与另外一名医生自愿进行服食细菌的人体试验,并都发生了胃炎。Robin Warren在Barry Marshall的配合下,最终于1982年确认了幽门螺杆菌的存在及其在胃炎、消化性溃疡等疾病中扮演的角色。这一发现革命性地改变了世人对胃炎等疾病的认识,大幅提高了胃炎、消化性溃疡患者彻底治愈的机会,开辟了人类胃肠道疾病研究的新纪元。两位澳大利亚科学家因此分享了2005年诺贝尔生理学/医学奖。

## 测一测

请扫描二维码。

练习题及答案

(梁慧玲 关清)

## 任务三　溃疡性结肠炎患者的护理

### 学习目标

1. 素质目标
(1) 能接受大卫生、大健康的概念,主动关注社会重大健康问题。
(2) 能感知、认同"扎根基层、服务基层、回报基层"的朴实情怀。
(3) 能表现出对溃疡性结肠炎患者的尊重和同理心。
(4) 能具有认真负责的工作态度,尊重和关爱患者,给予患者人文关怀。
2. 知识目标
(1) 能说出溃疡性结肠炎的典型症状和常见并发症。
(2) 能列出溃疡性结肠炎患者的常见护理问题和护理措施。
3. 能力目标
能对溃疡性结肠炎患者提供一定的健康教育。

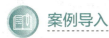

唐先生,男性,60岁。患者诉半年前无明显诱因下出现水样大便,约8~9次/天,每次量少,偶有黏液及血便,偶伴腹部隐痛、头晕。发病后曾在当地诊所就诊,具体不详,症状未见好转。随着病程的进展,大便次数逐渐增多,约10余次/天,解水样暗红色黏液便,每次量最多可达约150 mL。前往当地医院住院治疗,行肠镜:溃疡性结肠炎,病理:黏膜慢性炎症反应。治疗上予美沙拉嗪抗炎、营养支持等治疗,症状未见明显改善。现患者大便次数约10~20次/天,解水样鲜红色血便,为求进一步治疗,于今天上午入住消化内科病区住院治疗。入院时检查左中下腹压痛,无反跳痛。血常规示:血红蛋白98 g/L。大便常规:红细胞(+),白细胞(++),大便隐血(+)。遵医嘱给予止泻、止血、补液及肠镜检查等处理。

问题:
1. 患者目前有哪些主要护理诊断/问题?应给予哪些护理措施?
2. 入院后遵医嘱要为患者进行结肠镜检查术,应该如何为患者进行术前护理?

### 任务分析

溃疡性结肠炎(ulcerative colitis, UC)是一种病因不明的直肠和结肠慢性非特异性炎症性疾病。病变主要限于大肠的黏膜与黏膜下层。临床表现为腹泻、黏液脓血便和腹痛,病情轻重不一,病程漫长,多反复发作。本病多见于20~40岁,男女发病率无明显差异。

溃疡性结肠炎的病因不明,目前认为可能与环境因素如饮食、吸烟、应激事件、重大精神创伤、劳累等以及遗传因素、感染、免疫机制异常等有关,上述因素相互作用导致本病发生。好发于直肠、乙状结肠。

如何评估和判断患者存在的主要护理诊断/问题?采取哪些有效的护理措施?通过学习,正确掌握溃疡性结肠炎患者的护理知识和技能,运用护理程序对溃疡性结肠炎患者实施整体护理。

## 一、护理评估

### (一)健康史

询问患者有无饮食失调、吸烟、精神创伤、劳累等诱因;家族中有无类似患者;了解患者发病前有无感染病史。

### (二)身体状况

见表4-3-1。

表4-3-1 身体状况

| 症状及体征 | | 临床意义 |
| --- | --- | --- |
| 症状 | 消化系统症状 | 腹泻(最常见临床表现)、黏液脓血便(活动期主要临床表现),轻者每天排便2~4次,重者腹泻每天可达10次以上 |
| | | 腹痛局限于左下腹或下腹部,排便后疼痛可减轻或缓解,有疼痛—便意—便后缓解的规律,大多伴有里急后重,为直肠炎症刺激所致 |
| | 肠外表现 | 口腔溃疡、结节性红斑、外周关节炎、坏疽性脓皮病、虹膜睫状体炎等 |
| 并发症 | 中毒性巨结肠 | 是急性暴发型溃疡性结肠炎最常见的并发症,常因低钾、钡剂灌肠、使用胆碱能药物或阿片类药物而诱发,表现为持续剧烈腹痛,反跳痛、腹肌紧张、肠鸣音减弱等,易引起急性穿孔 |
| | 其他并发症 | 还可并发出血、穿孔、肠梗阻、癌变 |
| 分型 | 轻型 | 多见,腹泻每天少于4次,无发热,血沉正常 |
| | 中型 | 介于轻型和重型之间 |
| | 重型 | 腹泻频繁并有黏液脓血便,有发热等全身症状 |

### (三)辅助检查

见表4-3-2。

表4-3-2 溃疡性结肠炎辅助检查

| 检查项目 | 临床意义 |
| --- | --- |
| 血液检查 | 红细胞和血红蛋白减少。血清白蛋白下降。活动期白细胞计数增高。红细胞沉降率增快和C反应蛋白增高是活动期的标志 |
| 粪便检查 | 粪便肉眼检查常有黏液、脓血,显微镜检查可见红细胞和脓细胞,急性发作期可见巨噬细胞 |

续 表

| 检查项目 | 临床意义 |
|---|---|
| 结肠镜检查 | 是本病诊断的最重要手段之一,可直接观察病变肠黏膜并进行活检 |
| X线钡剂灌肠检查 | 可见黏膜粗乱或有细颗粒改变,也可呈多发性小龛影或小的充盈缺损,有时病变肠管缩短,结肠袋消失,肠壁变硬,可呈铅管状。重型和暴发型一般不宜做此检查,以免加重病情或诱发中毒性巨结肠 |

（四）治疗要点

治疗目的在于控制急性发作,缓解病情,减少复发,防治并发症。具体治疗措施以药物治疗为主。

## 二、护理问题分析

"案例导入"中的唐先生被确诊为溃疡性结肠炎,目前主要症状是腹泻、解血便等,说明有体液丢失现象,因此评估唐先生存在以下主要护理诊断/问题,其中"腹泻"为首优护理问题。

1. 腹泻　与炎症导致肠黏膜对水钠吸收障碍以及炎症导致结肠蠕动增加有关。
2. 疼痛:腹痛　与肠道炎症、溃疡有关。
3. 营养失调:低于机体需要量　与长期腹泻及吸收障碍有关。
4. 潜在并发症:中毒性巨结肠、大出血、肠梗阻、肠穿孔

## 三、护理措施分析

根据目前唐先生的病情,护士应给予及时有效的护理措施。遵医嘱给予止泻、止血、补液等治疗,纠正水电解质平衡失调和贫血症状,密切观察药物疗效和不良反应,病情稳定后指导饮食护理等。

（一）一般护理

1. 休息与活动　轻症者注意休息,减少活动量,防止劳累。重症者应卧床休息,以减少患者的胃肠蠕动及体力消耗。
2. 饮食护理　给予高热量、富含营养而少纤维、易消化、软食物,禁食生冷食物及含纤维素多的蔬菜、水果,忌食牛乳和乳制品,急性发作期患者应进食无渣流质或半流质饮食。

（二）病情观察

观察患者腹泻的次数、性质,粪便的量、性状及患者皮肤的弹性、有无脱水表现等,监测粪便检查结果、血清电解质及血清白蛋白的变化。观察腹痛的部位、性质以及生命体征的变化,及时发现并发症并处理。

（三）对症护理

1. 腹泻的护理　将患者安排至离卫生间较近的房间,或室内留置便器。协助患者做好肛门及周围皮肤的护理。
2. 腹痛的护理　除注意观察腹痛的部位、性质等有无变化外,应指导患者采取缓解腹痛的方法,如对疼痛部位应用热水袋进行热敷,转移注意力及放松等方法缓解疼痛。

### (四)用药护理

遵医嘱用药,注意观察疗效及药物不良反应。

1. 氨基水杨酸制剂　柳氮磺吡啶(SASP)是治疗本病的首选药物,适用于轻型、中型或重型经糖皮质激素治疗已有缓解者。主要不良反应为恶心、呕吐、皮疹、粒细胞减少及再生障碍性贫血等,应嘱患者餐后服药,服药期间定期复查血象。

2. 糖皮质激素　对急性发作期有较好的疗效。适用于对氨基水杨酸制剂疗效不佳的轻、中型患者,特别是重型活动期患者及急性暴发型患者。用药期间应注意激素不良反应,病情好转后逐渐减量至停药,不可随意停药,防止反跳现象。

3. 免疫抑制剂　硫唑嘌呤或巯嘌呤可用于对糖皮质激素治疗效果不佳或对糖皮质激素依赖的慢性持续性患者。主要不良反应为骨髓抑制,用药期间应注意监测白细胞、血小板计数。

### (五)心理护理

多与患者交流,了解其心理状态。鼓励患者树立信心,以平和的心态对待疾病,自觉地配合治疗。同时,告知患者和家属,精神因素可诱发或加重本病,不利于疾病的修复,从而树立起战胜疾病的信心和勇气。

### (六)健康指导

1. 疾病知识指导　向患者介绍本病发生的相关因素,说明良好的心态和认真的自我护理对缓解症状、控制病情有极其重要的意义。指导患者合理安排休息与活动,合理饮食,以提高机体抗病能力。

2. 用药指导　嘱患者出院后仍坚持治疗,定期门诊复查,遵医嘱用药,不要随意更换药物或停药。教会患者识别药物不良反应,出现异常情况如疲乏、头痛、发热、手脚发麻、排尿不畅等应及时就诊。

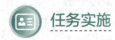

## 一、结肠镜检查操作

### (一)操作前准备工作

1. 环境准备　检查室清洁、安静、温度适宜,光线充足。
2. 护士准备　着装整齐、洗手、戴口罩。
3. 用物准备　结肠镜检查用物、急救药品和器械。
4. 患者准备

(1)向患者详细讲解检查目的、方法、注意事项,解除其顾虑,取得配合。

(2)嘱患者检查前3天进食无渣或少渣半流质饮食,检查前一天进流质饮食,检查当天清晨禁食。

(3)做好肠道准备。多用20%甘露醇500 mL(行高频电凝治疗时禁用甘露醇)和5%葡萄糖生理盐水1000 mL 混合液于检查前4小时口服,亦可口服50%硫酸镁50~60 mL,同时在20分钟内饮水1000~1500 mL。

(4)遵医嘱术前肌注地西泮5~10 mg(由于此药物会使患者对疾病的反应性降低,发生肠穿孔等并发症时腹部症状可不明显,应予特别注意)。术前半小时阿托品 0.5 mg 肌注或山莨菪碱 10 mg 肌注。

### (二) 操作步骤

(1) 备齐用物,携至患者床旁,做好查对、解释,取得配合。

(2) 安置体位:协助患者穿上检查裤后取左侧卧位,双腿屈曲,腹部放松,嘱患者尽量在检查中保持身体不要摆动。

(3) 协助进镜术前先作直肠指检,了解有无肿瘤、狭窄、痔疮、肛裂等,并扩张肛门。助手将镜前端涂上润滑剂(一般用硅油,不可用液状石蜡)后,嘱患者张口呼吸,放松肛门括约肌,以右手食指按物镜镜头,使镜头滑入肛门,此后按术者口令,遵照循腔进镜配合滑进、少量注气、适当钩拉、去弯取直、防袢、解袢等插镜原则逐渐缓慢插入肠镜。

(4) 检查过程中,护士应密切观察患者反应,如患者出现腹胀不适,可嘱其做缓慢深呼吸;对于过分紧张或高度肠痉挛的受检者,酌情使用镇静药或解痉药。如出现面色、呼吸、脉搏改变应停止插镜,同时建立静脉通道以备抢救及术中用药。

(5) 根据内镜观察到的情况协助医生摄像、取活组织进行细胞学检查等。

(6) 检查结束退镜时,再次观察病变部位,尽量抽气以减轻腹胀。

(7) 整理用物,清洗消毒;及时送检标本。

## 二、注意事项

1. 检查前

(1) 检查前 3 天进食无渣或少渣半流质食物,检查前 1 天进流质食物,若疑为肠息肉,准备做电切术者禁食牛奶及乳制品。

(2) 检查前 5~12 小时泻药清肠或清洁灌肠。服药后要多饮水,最后排出粪便呈清水样,为最佳的肠道清洁效果。

2. 检查时　检查过程中无须特殊注意,放松心情,配合检查。

3. 检查后

(1) 结肠镜检查后可能感到腹胀不适,一般在数小时后会逐渐消失。

(2) 对于结肠镜下取活检或息肉电切除的患者,需进流质饮食,要注意粪便颜色改变,观察有无腹痛、便血等症状。

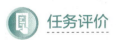
任务评价

任务评价详见表 4-3-3。

表 4-3-3　任务评价表

| 任务 | 评价内容 | 评价标准 | 分值 |
|---|---|---|---|
| 分析主要护理问题及护理措施 | 护理问题<br>(6 分) | 1. 腹泻　与炎症导致肠黏膜对水钠吸收障碍以及炎症导致结肠蠕动增加有关 | 2 分 |
|  |  | 2. 疼痛:腹痛　与肠道炎症、溃疡有关 | 1 分 |

续 表

| 任务 | 评价内容 | 评价标准 | 分值 |
|---|---|---|---|
| | | 3. 营养失调：低于机体需要量与长期腹泻及吸收障碍有关 | 1分 |
| | | 4. 潜在并发症：中毒性巨结肠、大出血、肠梗阻、肠穿孔 | 2分 |
| | 护理措施<br>(24分) | 1. 轻症者注意休息，减少活动量，防止劳累。重症者应卧床休息，以减少患者的胃肠蠕动及体力消耗 | 5分 |
| | | 2. 密切观察患者腹泻的次数、性质，粪便的量、性状及患者皮肤的弹性、有无脱水表现等，监测粪便检查结果、血清电解质及血清白蛋白的变化。观察腹痛的部位、性质以及生命体征的变化 | 5分 |
| | | 3. 对症护理：腹泻和腹痛的护理 | 4分 |
| | | 4. 用药护理：遵医嘱用药，注意观察疗效及药物不良反应 | 5分 |
| | | 5. 对患者及家属进行溃疡性结肠炎健康教育 | 5分 |
| 结肠镜检查操作 | 操作前准备<br>(10分) | 1. 环境准备：检查室清洁、安静、温度适宜，光线充足 | 1分 |
| | | 2. 护士准备：着装整齐、洗手、戴口罩 | 2分 |
| | | 3. 用物准备：结肠镜检查用物、急救药品和器械 | 2分 |
| | | 4. 核对：姓名、床号、住院号 | 2分 |
| | | 5. 患者准备：向患者详细讲解检查目的、方法、注意事项、清肠准备，以取得配合 | 3分 |
| | 操作步骤<br>(50分) | 1. 备齐用物，携至患者床旁，核对、解释，取得配合 | 2分 |
| | | 2. 安置体位：协助患者穿上检查裤后取左侧卧位，双腿屈曲，嘱患者尽量在检查中保持身体不要摆动 | 3分 |
| | | 3. 协助进镜术前先作直肠指检，并扩张肛门。助手将镜前端涂上润滑剂（一般用硅油，不可用液状石蜡）后，嘱患者张口呼吸，放松肛门括约肌，以右手食指按物镜镜头，使镜头滑入肛门，此后按术者口令，遵照循腔进镜、配合滑进、少量注气、适当钩拉、去弯取直、防袢及解袢等插镜原则逐渐缓慢插入肠镜 | 15分 |
| | | 4. 检查过程中护士应密切观察患者反应，如患者出现腹胀不适，可嘱其做缓慢深呼吸；对于过分紧张或高度肠痉挛的受检者，酌情使用镇静药或解痉药。如出现面色、呼吸、脉搏改变应停止插镜，同时建立静脉通道 | 20分 |
| | | 5. 协助医生摄像，取活组织进行细胞学检查等 | 5分 |
| | | 6. 协助退镜，再次观察病变部位，尽量抽气以减轻腹胀 | 5分 |
| | 操作后处<br>(5分) | 1. 洗手、脱口罩、记录 | 2分 |
| | | 2. 整理、用物，清洗消毒；及时送检标本 | 3分 |
| | 整体规范<br>(5分) | 动作规范 | 5分 |
| | | 评价总分 | 100分 |

### 知识点小结

请扫描二维码。

### 拓展知识

　　溃疡性结肠炎是难治的疾病。近年我国部分人群由于生活日益西化,因此发病率呈显著增高趋势,目前很多研究表明中西医结合治疗明显优于单纯的中医或西医治疗。由于溃结的治疗多是因为急性期控制不当和治法不全面以及治疗稍有成效即停止用药和只着眼消除症状等原因而导致病情迁延不愈,因此应用中西医结合疗法来达到标本兼治的目的。中药保留灌肠中药直肠给药是指将中药汤剂浓缩后,经过直肠滴注的方式给药。直肠的吸收能力很强,药物经灌肠后,通过黏膜吸收后,经直肠上、中、下静脉丛和直肠淋巴系统吸收入血,使病变部位血药浓度达到与口服药物同样的水平,达到治疗目的。用中药保留灌肠,使药物直达病所起直接作用,在病变活动期用之奏效甚速。针对溃结的临床特点,采用中药汤剂直肠滴注保留灌肠法,方药以清热燥湿,固涩止泻为法。联合一些现有的中成药混合灌肠。同时结合口服中药及西药治疗溃疡性结肠炎,能收到事半功倍的效果。目前研究报道的愈肠汤灌肠治疗溃结疗效显著,治愈后复发率低,已经在临床广泛应用。

### 测一测

请扫描二维码。

练习题及答案

（梁慧玲　关清）

# 任务四 肝硬化患者的护理

## 学习目标

1. 素质目标

(1) 培养学生的临床思维能力,建立良好的职业素养,提升对护理专业的热爱。具有良好的沟通能力,关心爱护患者的思想。

(2) 强化学生语言组织能力及表达能力,增强医护患沟通能力。

(3) 建设关心爱护患者的思想,敬畏生命,提高爱伤意识。

(4) 培养探索求实的科研精神。

2. 知识目标

(1) 能说出肝硬化失代偿期的临床表现。

(2) 能列出门静脉高压症的三大临床表现。

(3) 能说出腹水形成的主要因素。

3. 技能目标

(1) 通过案例分析,学生能找出患者的护理问题(至少3个),并简述护理要点。

(2) 通过情景模拟,对肝硬化腹水患者实施有效护理。

(3) 能对肝硬化患者提供一定的健康教育。

## 案例导入

李某,男性,52岁,因"乏力、腹胀9年,加重1个月"入院,意识清楚,四肢消瘦。既往史:乙肝携带32年,平素吸烟20支/天,少量饮酒,无过敏史;现病史:1月前无明显诱因出现乏力、纳差、腹胀、进行性加重,伴尿少,解稀烂便,2天/次,无便血,食欲下降,近1周体重增加1公斤。入院查体:患者神志清,精神欠佳,肝病面容,自主体位,前胸壁可见蜘蛛痣,可见肝掌,腹部膨隆,移动性浊音阳性,双下肢轻度浮肿。辅助检查:血常规:血红蛋白:81 g/L,血小板:$67×10^9$/L,总蛋白:21.3 g/L,凝血酶时间:23.4 s,乙肝表面抗原(+)。

问题:患者目前有哪些主要护理诊断/问题?应给予哪些护理措施?

## 任务分析

肝硬化(hepatic cirrhosis)是一种由不同病因引起的慢性进行性弥漫性肝病。病理特点为广泛的肝细胞变性坏死、再生结节形成、纤维组织增生,正常肝小叶结构破坏和假小叶形成。代偿期无明显症状,失代偿期以肝功能减退和门静脉高压为临床特征,患者常因并发食管胃底静脉曲张出血、肝性脑病、感染、肝肾综合征、原发性肝癌等多器官功能慢性衰竭而死亡。

肝硬化各类病因中,我国最常见的是乙型肝炎,欧美国家以酒精及丙型肝炎病毒多见。其他的病因有胆汁淤积、循环障碍、寄生虫感染、遗传和代谢性疾病等。在各种致病因素作用下,肝脏经历慢性炎症、脂肪样变性、肝细胞减少、弥漫性纤维化及肝内外血管增殖,逐渐发展为肝硬化。

如何评估和判断患者存在的主要护理诊断/问题?采取哪些有效的护理措施?通过学习,正确掌握肝硬化患者的护理知识和技能,运用护理程序对肝硬化患者实施整体护理。

## 一、护理评估

(一) 健康史

询问患者有无肝硬化家族史、病毒性肝炎史、感染、心功能不全、血吸虫病、烟酒嗜好、长期精神紧张、接触损害肝脏的毒物和服用有毒药物等。

(二) 身体状况

1. 代偿期 症状轻,无特异性,常以乏力、食欲减退为主要表现,可伴腹胀、恶心、厌油腻、上腹隐痛及腹泻等。肝轻度肿大。

2. 失代偿期 主要为肝功能减退和门静脉高压所致的全身多系统症状和体征。

(1) 肝功能减退的表现,见表4-4-1。

表4-4-1 肝功能减退的表现

| 临床表现 | 具体表现 |
| --- | --- |
| 全身症状 | 乏力、面色灰暗黝黑(肝病面容)、营养状况差 |
| 消化系统症状 | 食欲减退为最常见症状,进食后上腹饱胀、恶心、呕吐,进食油腻食物腹泻,这些症状可能与胃肠道淤血、消化吸收功能紊乱有关 |
| 出血和贫血 | 主要与肝合成凝血因子减少、脾功能亢进和毛细血管脆性增加等因素有关。鼻出血、牙龈出血、月经过多、皮肤紫癜等 |
| 内分泌失调 | 雌激素增多、雄激素减少:肝功能减退,对雌激素灭活能力减弱,导致雌激素增多,男性患者有性欲减退,睾丸萎缩、乳房发育、毛发脱落等症状;在患者面部、颈、上胸等上腔静脉引流部位可见蜘蛛痣,在手掌大小鱼际及指端腹侧有红斑,称为肝掌 |
| | 糖皮质激素减少:表现为面部和其他暴露部位皮肤色素沉着 |
| | 醛固酮和抗利尿激素增多:肝功能减退,对醛固酮和抗利尿激素灭活能力减弱,导致醛固酮和抗利尿激素增多,致腹水形成 |
| | 胰岛素增加:因肝脏对胰岛素灭活减少,导致糖尿病患病率增加 |

(2) 门静脉高压症的三大表现:脾大、侧支循环的建立和开放、腹水,见表4-4-2。

表 4-4-2　门静脉高压症的典型特征

| 典型特征 | 具体表现 |
| --- | --- |
| 脾大 | 首先出现,晚期可伴有脾功能亢进,表现为白细胞、血小板和红细胞计数减少 |
| 侧支循环的建立和开放 | ① 食管下段和胃底静脉曲张:最重要,曲张的静脉破裂出血时出现呕血、黑便及休克等,是上消化道出血的重要原因<br>② 腹壁和脐周静脉曲张:如曲张静脉以脐为中心向上及下腹壁延伸,则称为海蛇头征<br>③ 痔静脉曲张:引起痔核形成,破裂时引起便血 |
| 腹水 | 症状:腹水是肝硬化失代偿期最突出的临床表现。大量腹水使横膈抬高可出现呼吸困难、心悸;可出现下肢水肿;腹部膨隆如蛙腹,叩诊有移动性浊音 |
| | 腹水形成的原因:①门静脉压力增高;②低蛋白血症导致血浆胶体渗透压降低;③肝淋巴液生成过多;④有效循环血容量不足:醛固酮和抗利尿激素分泌增多 |

(3) 肝脏情况:晚期可触及结节并且肝脏缩小,表面呈结节状,质地坚硬。

**提示**　案例中李某出现了肝硬化失代偿期的临床症状和体征。

3. 并发症　见表 4-4-3。

表 4-4-3　肝硬化的并发症

| 种类 | 具体表现 |
| --- | --- |
| 上消化道出血 | 最常见的并发症,多因食管-胃底-静脉曲张破裂而出血,常在咳嗽、负重等使腹内压突然升高,或食用粗糙的食物时,突然发生大量呕血和(或)便血,可导致出血性休克或诱发肝性脑病 |
| 感染 | 自发性细菌性腹膜炎、肺炎、革兰阴性杆菌败血症等。患者可出现发热、腹痛、腹胀、腹膜刺激征、腹水迅速增长或持续不减 |
| 肝性脑病 | 晚期肝硬化最严重的并发症,也是常见死亡原因。上消化道出血和大量放腹水可诱发(食管-胃底静脉曲张破裂→上消化道出血→肝性脑病) |
| 原发性肝癌 | 短期内出现病情迅速恶化、肝脏进行性增大、持续性肝区疼痛或发热、腹水增多且为血性等,应考虑并发原发性肝癌 |
| 肝肾综合征 | 也称功能性肾衰竭,表现为少尿或无尿、氮质血症、稀释性低钠血症 |
| 电解质和酸碱平衡紊乱 | 低钠血症、低钾血症、低氯血症与代谢性碱中毒 |
| 肝肺综合征 | 顽固性低氧、呼吸困难 |
| 门静脉血栓形成 | 腹胀、剧烈腹痛、呕血、便血、休克等 |

### (三) 辅助检查

1. **肝功能检查**　转氨酶增高,以丙氨酸氨基转移酶(ALT)增高显著,肝细胞严重坏死时门冬氨酸氨基转移酶(AST)增高会比丙氨酸氨基转移酶明显。

2. **生化检查**　白蛋白降低、球蛋白增高,白蛋白/球蛋白比值降低或倒置。

3. 腹水检查　肝硬化腹水为漏出液,若合并原发性腹膜炎时,可呈渗出液。腹水呈血性,应考虑癌变可能。

4. 肝活组织检查　B超引导下肝穿刺活检见假小叶形成,可确诊为肝硬化(诊断金标准)。

5. 免疫学检查　免疫球蛋白 IgG、IgA 均增高,以 IgG 增高显著,T 淋巴细胞数降低。

6. 内镜检查　胃镜、腹腔镜等。

(四) 治疗要点

1. 一般治疗　避免应用对肝有损害的药物,不滥用护肝药物,戒酒。注意休息,避免过劳,合理饮食。

2. 腹水治疗

(1) 限制水钠摄入:限制钠盐在 500～800 mg/天(氯化钠 1.2～2 g/天),进水量 1 000 mL/天以内,如有低钠血症,应限制在 500 mL/天。限钠饮食常使患者感到食淡而无味,可适量添加柠檬汁、食醋等,改善食欲。

(2) 增加钠、水的排泄:①利尿:常用螺内酯、呋塞米;利尿治疗以每天体重减轻不超过 0.5 kg 为宜(有下肢水肿者不超过 1 kg);利尿剂使用不宜过猛,避免诱发肝性脑病、肝肾综合征等;如出现四肢软弱无力、心悸等,提示低钾、低钠血症。②导泻:利尿剂治疗无效者可应用导泻药,通过肠道排出水分。③腹腔穿刺放腹水。

(3) 提高血浆胶体渗透压:每周输注新鲜血、白蛋白、血浆。

(4) 腹水浓缩回输:用于难治性腹水的治疗。可消除水、钠潴留,提高血浆白蛋白浓度及有效循环血容量

(5) 手术:手术治疗可以降低门静脉压力,减少腹水产生。

3. 肝移植　是对晚期肝硬化的最佳治疗,可提高患者存活率。

## 二、护理问题分析

"案例导入"中李某的主诉、症状及体征符合肝硬化的临床特点;李某犯病后未及时戒烟,存在知识缺乏,目前乏力、纳差、腹胀、消瘦,移动性浊音阳性,因此评估李某存在以下主要护理诊断/问题,其中"体液过多"为首优护理问题。

1. 体液过多　与肝功能减退、门静脉高压引起钠水潴留有关。

2. 营养失调:低于机体需要　与肝功能减退、门静脉高压引起食欲减退、消化和吸收有关。

3. 潜在并发症:上消化道出血、肝性脑病、感染等

4. 有皮肤完整性受损的危险　与营养不良、水肿、皮肤干燥、瘙痒、长期卧床有关。

5. 知识缺乏　缺乏肝硬化病因、饮食、用药等方面知识。

## 三、护理措施分析

根据目前李某的病情,护士应给予及时有效的护理措施,遵医嘱予腹腔置管放腹水的护理、饮食护理、用药护理及健康教育等。

### （一）一般护理

1. **休息与体位** 注意休息,避免劳累;少量腹水者取平卧位,以增加肝、肾血流量;大量腹水者可取半卧位,以减轻呼吸困难;可抬高下肢,以减轻水肿;保证睡眠充足,劳逸结合。

2. **饮食护理** ①给予高热量、高蛋白、高维生素、易消化的食物。②尽量少食用高钠的食物。③肝功能损害显著或有肝性脑病先兆者、血氨偏高者应限制或禁食蛋白质,待病情好转后再逐渐增加蛋白质摄入量,并选择植物蛋白。④避免进食粗糙、尖锐或刺激性食物。⑤必要时遵医嘱给予静脉补充营养,如高渗葡萄糖液、复方氨基酸、白蛋白或新鲜血。

### （二）病情观察

1. **做好记录** 观察腹水和下肢水肿的消长,准确记录出入量,测量腹围、体重。

2. **观察监测** 观察放腹水及使用利尿剂后的效果,注意监测水电解质平衡,防止发生肝性脑病和肾衰竭。

3. **注意并发症** 注意有无并发症,一旦出现,及时报告医师配合处理。

### （三）皮肤护理

加强皮肤护理,黄疸患者皮肤瘙痒,给予止痒处理,勿用手抓挠,以皮肤破损引起感染,避免使用有刺激性的皂类和沐浴液。

### （四）腹腔穿刺放液护理

1. **术前** 术前测量体重、腹围、排空膀胱。

2. **术后** 术后缚紧腹带,以防腹穿后腹压骤降。

3. **放液** 首次放液不超过3 000 mL,以后每次放腹水4 000~6 000 mL/次,也可一次放10 000 mL。

4. **防止诱发** 肝硬化患者每放腹水1 000 mL,输注白蛋白8~10 g,以免诱发肝性脑病和电解质紊乱。

### （五）预防出血

避免腹内压骤增的因素,如剧烈咳嗽、打喷嚏、用力排便等,以防曲张静脉破裂出血。

### （六）健康教育

1. **疾病知识指导** 帮助患者和家属掌握本病的有关知识和自我护理方法,避免病因和诱因,早期发现及预防并发症;进行心理调适;遵循饮食治疗原则和计划,禁酒,避免疲劳,预防感染。

2. **用药指导与病情监测** 严格按医师处方用药;教会患者观察药物疗效和不良反应;若有不适及时就医,定期门诊随访。

3. **照顾者指导** 指导家属给予患者精神支持和生活照顾;及早识别病情变化,如患者出现性格、行为改变等可能为肝性脑病的前驱症状,或消化道出血等其他并发症,应及时就诊。

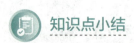

请扫描二维码。

## 拓展知识

### 肝病专科护士

肝硬化是一种非常常见且具有破坏性的疾病,因为患者有大量并发症,生活质量显著受损,频繁住院和高死亡率。在这种情况下,对住院和非住院患者的护理对于帮助管理和预防疾病并发症以及提高生活质量至关重要。护士在肝硬化患者的护理中发挥着举足轻重的作用,不仅通过弥合临床医生和家庭之间以及初级和医院护理之间的差距,而且还通过向患者和护理人员提供医学教育。尽管肝硬化作为一种全球性疾病极为重要,但国内外很少关注护士的作用。过去,大多数肝病专科护士专注于护理丙型或乙型肝炎感染或肝移植患者,而不是肝硬化并发症患者。肝硬化的复杂性和严重性,其主要目标之一是帮助改善肝硬化患者的管理和生活质量。肝病专科护士在这方面,能更多参与肝硬化患者的护理,在患者和护理人员的教育中发挥重要作用,从而提高患者的生活质量并减轻医疗保健系统的负担。

## 测一测

请扫描二维码。

练习题及答案

(关清)

# 任务五　肝性脑病患者的护理

## 学习目标

1. 素质目标
(1) 能接受大卫生、大健康的概念,主动关注社会重大健康问题。
(2) 能感知、认同"扎根基层、服务基层、回报基层"的朴实情怀。
(3) 能表现出对肝性脑病患者的尊重和同理心。
(4) 面对危急情况,能逐步养成急救意识。

2. 知识目标
(1) 能说出肝性脑病的临床表现和治疗要点。
(2) 能讲述肝性脑病临床过程分期。
(3) 能讲述病因和发病机制,诊断要点。
(4) 能列出肝性脑病患者常用护理问题和护理措施。

3. 能力目标
(1) 能识别肝性脑病的临床表现,采取正确的处理措施。
(2) 能通过情景模拟对肝性脑病昏迷患者采取正确的救护措施。
(3) 能对肝性脑病患者提供一定的健康教育。

## 案例导入

刘先生,男,55岁。有慢性肝炎病史20年,诊断肝硬化5年,昨日与家人聚餐时进食较多海鲜,于6小时前出现嗜睡、言语不清、随地便溺,遂至我院就诊收住入院。查体:体温36.6℃,脉搏101次/分,呼吸25次/分,血压126/76 mmHg。嗜睡,精神异常,不能正确回答问题;营养欠佳,面色晦暗,手背、颈部有多个蜘蛛痣,肝掌,全身皮肤黏膜轻度黄染,腹胀,双手扑翼样震颤。血氨90 μmol/L,脑电图:异常脑电图,可见δ波。诊断:肝硬化合并肝性脑病。

问题:
1. 患者目前有哪些主要护理诊断/问题?应给予哪些护理措施?
2. 应如何对患者进行饮食指导?
3. 护士遵医嘱完成床旁灌肠术操作。

## 任务分析

肝性脑病(hepatic encephalopathy,HE)指严重肝病或门体分流术引起的、以代谢紊乱为基础的中枢神经系统功能失调的综合征,轻者临床表现仅为轻微智力损害,严重者可表现为意识障碍、行为失常和昏迷。病因及发病机制见表4-5-1。

表4-5-1　病因及发病机制

| 项目 | | 内　　容 |
|---|---|---|
| 病因 | | 肝硬化及门体分流术后是引起肝性脑病的最常见原因,其中又以病毒性肝炎后肝硬化最多见 |
| 诱因 | | ①上消化道出血(最常见);②大量排钾利尿、放腹水;③高蛋白饮食;④其他(感染、药物、便秘等) |
| 发病机制 | 氨中毒学说 | 氨代谢紊乱引起氨中毒是肝性脑病的重要发病机制,氨主要干扰脑细胞的三羧酸循环,使大脑细胞能量供应不足 |
| | 假神经递质学说 | 假神经递质β-羟酪胺和苯乙醇胺竞争性取代正常神经递质,使神经传导发生障碍而出现意识障碍和昏迷 |

如何评估和判断患者存在的主要护理诊断/问题?采取哪些有效的护理措施?通过学习,正确掌握肝性脑病患者的护理知识和技能,运用护理程序对肝性脑病患者实施整体护理。

## 一、护理评估

### (一) 健康史

询问患者有无肝炎、结核、疟疾病史,有无其他自身免疫性疾病等。

### (二) 身体状况

主要为高级神经中枢的功能紊乱、运动和反射异常。根据意识障碍程度、神经系统体征和脑电图改变,可将肝性脑病的临床过程分为五期,见表4-5-2。

表4-5-2　肝性脑病临床过程分期

| 分期 | 临床表现 | | 扑翼样震颤 | 脑电图 |
|---|---|---|---|---|
| 0期<br>(潜伏期) | 仅心理或智力测试微异常 | | 无 | 正常 |
| 1期<br>(前驱期) | 轻度性格改变(焦虑、淡漠、激动)和行为失常(睡眠倒错、健忘) | | 可有 | 正常 |
| 2期<br>(昏迷前期) | 嗜睡、言语不清、行为失常为主,定向力和理解力均减退,不能完成简单计算 | | 有 | 节律变慢 |
| 3期<br>(昏睡期) | 以昏睡(可唤醒)和精神错乱(神志不清和幻觉)为主 | | 可有 | 节律变慢 |
| 4期<br>(昏迷期) | 浅昏迷 | 不能唤醒,对疼痛等强刺激有反应,腱反射和肌张力亢进 | 无法引出 | 节律变慢 |
| | 深昏迷 | 不能唤醒,各种腱反射消失,肌张力降低 | | |

**提示** 案例中刘先生的症状描述符合肝性脑病的典型表现,且处于肝性脑病2期(昏迷前期)。

### (三)辅助检查

见表 4-5-3。

表 4-5-3 肝性脑病辅助检查

| 检查项目 | 临床意义 |
| --- | --- |
| 血氨 | 正常人空腹静脉血氨为 6~35 μmol/L,动脉血氨含量为静脉血的 0.5~2 倍。慢性患者血氨增高,急性患者血氨可以正常 |
| 脑电图 | 节律变慢,2 至 3 期患者出现普遍性每秒 4~7 次 δ 波或三相波;昏迷时表现为高波幅的 δ 波,每秒少于 4 次 |
| 心理智能测验 | 对于诊断早期肝性脑病、亚临床肝性脑病最有价值。一般将木块拼图试验、数字连接试验及数字符号试验联合应用,主要用于轻微肝性脑病的筛查。缺点是检查结果易受年龄、教育程度的影响 |
| 影像学检查 | 进行头部 CT 或 MRI 检查 |

**提示** 案例中刘先生的血氨升高,脑电图异常。

### (四)诊断要点

肝性脑病的主要诊断依据为:①有严重肝病和(或)广泛门体静脉侧支循环形成的基础和肝性脑病的诱因;②出现精神紊乱、昏睡或昏迷,可引出扑翼样震颤;③反映肝功能的血生化指标明显异常和(或)血氨增高;④脑电图异常;⑤诱发电位、临界视觉闪烁频率和心理智能测验异常;⑥头部 CT 或 MRI 检查排除脑血管意外和颅内肿瘤等疾病。

### (五)治疗要点

治疗要点包括去除肝性脑病发作的诱因,保护肝功能免受进一步损伤,治疗氨中毒及调节神经递质。

1. **去除诱因** 及时控制感染和上消化道出血并清除积血,避免快速和大量的排钾利尿和放腹水。注意纠正水、电解质和酸碱平衡失调。缓解便秘,并控制使用麻醉、止痛、安眠、镇静等药物。

2. **减少肠内毒素** ①饮食:减少或临时停止蛋白质饮食。②灌肠或导泻:生理盐水或弱酸性溶液(稀醋酸、乳果糖)灌肠,禁用肥皂水;25% 硫酸镁 30~60 mL 导泻;对急性门体分流性脑病昏迷者用乳果糖灌肠作为首选治疗。③抑制肠道细菌生长:口服抗生素,如新霉素、甲硝唑、利福昔明等。抑制肠道产尿素酶的细菌,减少氨的形成。④乳果糖或乳梨醇:使肠内呈酸性,减少氨的产生、吸收。⑤益生菌制剂。

3. **降氨药物** ①L-鸟氨酸-L-门冬氨酸(OA):目前最有效的最常用降氨药物,能促进体内的尿素循环而降低血氨。②谷氨酸钾、谷氨酸钠:该药偏碱性,碱中毒时慎用,使用前可先用维生素 C,禁止用维生素 $B_6$。尿少或高钾时不用谷氨酸钾,明显用水或水肿时不用谷氨酸钠。③盐酸精氨酸:该药为酸性,适用于碱中毒时。

4. **调节神经递质** ①GABA/BZ 复合受体拮抗药:氟马西尼对 3 期、4 期患者具有催醒作用。②减少或拮抗假性神经递质:支链氨基酸可竞争性抑制芳香族氨基酸进入大脑,减少假性神经递质的形成。

5. **人工肝** 如血浆置换、血液透析、血液灌流、分子吸附再循环系统等。

6. 肝移植　适用于严重和顽固性的肝性脑病有肝移植指征者。

## 二、护理问题分析

"案例导入"中的刘先生被确诊为肝性脑病,目前嗜睡,说明已经出现意识障碍,因此评估刘某存在以下主要护理诊断/问题,其中"意识障碍"为首优护理问题。

1. 意识障碍　与血氨增高、干扰脑细胞能量代谢和神经传导有关。
2. 营养失调:低于或高于机体需要量　与肝功能减退、消化吸收障碍、限制蛋白摄入有关。
3. 活动无耐力　与肝功能减退、营养摄入不足有关。
4. 有感染的危险　与长期卧床、营养失调、抵抗力低下有关。

## 三、护理措施分析

根据目前刘先生的病情,护士应给予及时有效的护理措施,去除诱因,保护肝功能免受进一步损伤,治疗氨中毒及调节神经递质。采取绝对卧床休息,吸氧,迅速开通两条静脉通道,遵医嘱补液,注意纠正水、电解质和酸碱平衡失调,密切观察药物疗效和不良反应,防止脑水肿的发生。

(一) 一般护理

1. 休息与活动　重症监护,绝对卧床休息,专人护理,限制探视。
2. 饮食护理　①给予高热量饮食,以碳水化合物为主,昏迷者可鼻饲25%葡萄糖溶液,为宜。肝硬化腹水患者一般以每天1 000 mL左右为标准控制入液量。脂肪可延缓胃的排空,应尽量少用。②蛋白质的摄入:昏迷者无蛋白饮食,清醒后可逐步增加蛋白质,每天控制在20 g以内,给予植物蛋白质(含支链氨基酸),如豆制品。慢性肝性脑病患者无禁食蛋白质必要。③维生素:不宜用维生素$B_6$,因其影响多巴进入脑组织,减少正常神经递质。④限制水、钠:腹水者食盐量1.5~2 g/天,液体总量约1 000 mL/天;无腹水者食盐量3~5 g/天,液体总量<2 500 mL/天。

(二) 病情观察

密切注意肝性脑病的早期征象,观察患者思维及认知的改变,通过刺激或定期唤醒等方法评估患者意识障碍的程度。监测并记录患者生命体征及瞳孔变化。定期复查血氨、肝功能、肾功能、电解质,若有异常应及时协助医生进行处理。

(三) 去除和避免诱发因素

(1) 清除胃肠道内积血,减少氨的吸收。上消化道出血为最常见的诱因,可用生理盐水或弱酸性溶液灌肠,忌用肥皂水。

(2) 避免快速利尿和大量放腹水。

(3) 避免应用催眠镇静药、麻醉药等。

(4) 防止及控制感染。

(5) 保持排便通畅,防止便秘。

(6) 防止大量输液,以免引起低血钾、稀释性低血钠、脑水肿等。

(四) 用药护理

1. 使用新霉素时　长期服用新霉素的患者中少数可出现听力或肾损害,故服用新霉素不宜超过 1 个月,用药期间应监测听力和肾功能。

2. 使用乳果糖时　乳果糖因在肠内产气较多,可引起腹胀、腹绞痛、恶心、呕吐及电解质紊乱等,应从小剂量开始。

3. 使用谷氨酸钾和谷氨酸钠时　谷氨酸钾、钠比例应根据血清钾、钠浓度和病情而定。

### (五) 昏迷患者的护理

(1) 患者取仰卧位,头略偏向一侧以防舌后坠阻塞呼吸道。

(2) 保持呼吸道通畅,深昏迷患者应做气管切开以排痰,保证氧气的供给。

(3) 做好基础护理,保持床褥干燥、平整,定时协助患者翻身,按摩受压部位,防止压疮。对眼睑闭合不全、角膜外露的患者可用生理盐水纱布覆盖眼部。

(4) 给予尿潴留患者留置导尿,并详细记录尿量、颜色、气味。

(5) 给患者做肢体的被动运动,防止静脉血栓形成及肌肉萎缩。

### (六) 心理护理

患者因病情重、病程长、久治不愈、医疗费较高等原因,常出现烦躁、焦虑、悲观等情绪,甚至不配合治疗。因此要针对患者的不同心理问题,耐心解释和劝导,尊重患者的人格,解除其顾虑及不安情绪,取得信任及合作,鼓励其增强战胜疾病的信心。并向家属讲解病情发展经过,共同参与患者的护理,提高治愈率。

### (七) 健康教育

向患者及家属讲解疾病相关知识,指导患者严格按医嘱用药,了解药物的主要不良反应,避免有损肝脏的药物。指导避免各种诱发因素,注意蛋白质的摄入。指导家属学会观察患者的思维、性格、行为及睡眠等方面的改变,以便及时发现病情变化,及早治疗。定期随访。

## 任务实施

### 一、灌肠术操作

#### (一) 操作前准备工作

1. 环境准备　病房安静、整洁、整齐、光线充足。

2. 护士准备　着装整齐、洗手、戴口罩。

3. 用物准备　治疗盘内备灌肠筒一套内盛灌肠液(生理盐水 500～1 000 mL,温度 39～41℃)、石蜡油、弯盘、血管钳、输液架、一次性垫巾、便盆、手套、笔、记录单。

4. 评估患者　病情、意识状态、合作程度、排便情况、肛周皮肤及黏膜情况。

#### (二) 操作步骤

(1) 备齐用物,携至患者床旁,做好查对、解释,取得配合。

(2) 协助患者取左侧卧位,双膝屈曲,褪裤至膝部,臀部移至床沿。

(3) 臀下铺一次性垫单,弯盘至臀旁,暴露臀部,注意保暖。

(4) 将灌肠筒挂于输液架上,筒内液面距肛门高度 40～60 cm。

(5) 戴手套,连接肛管,润滑肛管前端,排尽管内空气,夹管。

(6) 操作者一手分开臀裂,暴露肛门,嘱患者深呼吸,另一手将肛管轻轻插入直肠 7～

10 cm,固定肛管。

(7) 开放管夹,使液体缓缓流入,密切观察筒内液面下降速度和患者反应。

(8) 溶液流入受阻可移动或挤压肛管;如患者感到腹胀或有便意,可嘱患者张口深呼吸,并适当降低灌肠筒高度或暂停片刻。

(9) 待灌肠液将流尽时夹管。

(10) 灌肠完毕,将肛管翻折捏紧,用手指包裹肛管,轻轻拔出置于弯盘内,擦净肛门,脱去手套。

(11) 协助患者取舒适卧位,嘱其尽量保留 5～10 分钟后排便,不能下床的患者给予便器,手纸、呼吸器放于易取处。

(12) 排便后擦净肛门,协助患者穿裤,整理床单位,交代注意事项。

(13) 整理用物,洗手。

## 二、注意事项

(1) 妊娠、急腹症、严重心血管疾病等患者禁忌灌肠。

(2) 伤寒患者灌肠液量不得超过 500 毫升,压力要低(液面不得超过肛门 30 厘米)。

(3) 肝昏迷患者禁用肥皂水灌肠;充血性心力衰竭和水钠潴留患者禁用 0.9%氯化钠溶液灌肠。

(4) 准确掌握灌肠溶液的温度、浓度、流速、压力和溶液的量。

(5) 灌肠过程中随时观察患者的病情变化,如发现脉速、面色苍白、出冷汗、心慌气促、剧烈腹痛,应立即停止灌肠,及时与医生联系,采取急救措施。

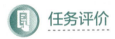

任务评价

任务评价详见表 4-5-4。

表 4-5-4  任务评价表

| 任务 | 评价内容 | 评价标准 | 分值 |
| --- | --- | --- | --- |
| 分析主要护理问题及护理措施 | 护理问题(6分) | 1. 意识障碍　与血氨增高、干扰脑细胞能量代谢和神经传导有关 | 2分 |
| | | 2. 营养失调:低于机体需要量　与肝功能减退、消化吸收障碍、限制蛋白摄入有关 | 1分 |
| | | 3. 活动无耐力　与肝功能减退、营养摄入不足有关 | 1分 |
| | | 4. 有感染的危险　与长期卧床、营养失调、抵抗力低下有关 | 1分 |
| | | 5. 知识缺乏　缺乏糖尿病的预防和自我管理知识 | 1分 |
| | 护理措施(24分) | 1. 重症监护,绝对卧床休息,取仰卧位,头略偏向一侧专人护理,限制探视 | 4分 |
| | | 2. 密切观察病情,监测并记录患者生命体征及瞳孔变化。定期复查血氨、肝功能、肾功能、电解质,若有异常应及时协助医生进行处理 | 4分 |

续 表

| 任务 | 评价内容 | 评价标准 | 分值 |
|---|---|---|---|
| | | 3. 给予高热量、无蛋白饮食,限制水、钠 | 4分 |
| | | 4. 去除和避免诱发因素:避免快速利尿和大量放腹水;避免应用催眠镇静药、麻醉药等;防止及控制感染;保持排便通畅,防止便秘;防止大量输液 | 4分 |
| | | 5. 做好心理护理 | 2分 |
| | | 6. 遵医嘱合理用药,注意用药后的不良反应 | 3分 |
| | | 7. 对患者及家属进行肝性脑病的健康教育 | 3分 |
| 灌肠术操作 | 操作前准备（10分） | 1. 环境准备:病房安静、整洁、整齐、光线充足 | 1分 |
| | | 2. 护士准备:着装整齐、洗手、戴口罩 | 2分 |
| | | 3. 治疗盘内备灌肠筒一套内盛灌肠液(生理盐水 500～1 000 mL,温度 39～41℃)、石蜡油、弯盘、血管钳、输液架、一次性垫巾、便盆、手套、笔、记录单 | 2分 |
| | | 4. 核对:姓名、床号、住院号 | 2分 |
| | | 5. 评估患者:病情、意识状态、合作程度、排便情况、肛周皮肤及黏膜情况 | 3分 |
| | 操作步骤（55分） | 1. 备齐用物,携至患者床旁,核对、解释,取得配合 | 2分 |
| | | 2. 协助患者取左侧卧位,双膝屈曲,褪裤至膝部,臀部移至床沿 | 3分 |
| | | 3. 臀下铺一次性垫单,弯盘至臀旁,暴露臀部,注意保暖 | 6分 |
| | | 4. 将灌肠筒挂于输液架上,筒内液面距肛门高度 40～60 cm | 6分 |
| | | 5. 戴手套,连接肛管,润滑肛管前端,排尽管内空气,夹管 | 6分 |
| | | 6. 操作者一手分开臀裂,暴露肛门,嘱患者深呼吸,另一手将肛管轻轻插入直肠 7～10 cm,固定肛管 | 6分 |
| | | 7. 开放管夹,使液体缓缓流入,密切观察筒内液面下降速度和患者反应 | 3分 |
| | | 8. 溶液流入受阻可移动或挤压肛管;如患者感到腹胀或有便意,可嘱患者张口深呼吸,并适当降低灌肠筒高度或暂停片刻 | 6分 |
| | | 9. 待灌肠液将流尽时夹管 | 6分 |
| | | 10. 灌肠完毕,将肛管翻折捏紧,用手指包裹肛管,轻轻拔出置于弯盘内,擦净肛门,脱去手套 | 2分 |
| | | 11. 协助患者取舒适卧位,嘱其尽量保留 5～10 分钟后排便,不能下床的患者给予便器,手纸、呼吸器放于易取处 | 3分 |
| | | 12. 排便后擦净肛门,协助患者穿裤,整理床单位,交代注意事项 | 5分 |
| | | 13. 整理用物,洗手 | 1分 |

续 表

| 任务 | 评价内容 | 评价标准 | 分值 |
|---|---|---|---|
| | 操作后处置<br>（3分） | 1. 洗手、脱口罩、记录 | 2分 |
| | | 2. 用物处置规范 | 1分 |
| | 整体规范性<br>（2分） | 动作规范、5分钟内完成 | 2分 |
| 评价总分 | | | 100分 |

 **知识点小结**

请扫描二维码。

 **拓展知识**

## 人工肝技术

人工肝技术，即人工肝血液净化技术，是指血浆置换和血液吸附技术，即溶解在血液中的致炎物质或毒素被吸附到具有丰富表面积的固态物质上借以从血液中清除炎症物质和毒物。人工肝技术是专门用于血液排毒的。它采用"换血"的方式把患者血浆中的毒素排掉，即把患者含有毒素的血浆换成健康的血浆，每一次换掉全身约50%的血浆。人工肝是血液净化治疗的模式，主要针对各种原因引起的急性肝功能衰竭、慢性肝功能衰竭。如果通过保肝、护肝等常规治疗，肝脏功能恢复不理想，就需要做人工肝。最常见的人工肝模式，包括血浆置换、DPMARS、MARS，即多种治疗模式，最常见的治疗模式是血浆置换。

人工肝治疗的理论基础为临时替代肝脏的一部分解毒功能，帮助已经衰竭的肝脏代谢、解毒，将身体里本来应该由肝脏解毒的毒素，比如胆红素，还有苯酚、硫醇、氨等无色毒素，通过人工肝装置解毒，从身体里清除，从而减少毒素对身体其余脏器，如心脏、大脑、肾脏的损伤，从而维持重要生命器官正常的运转。人工肝可以给肝脏本身的再生修复，争取足够的时间、空间，即人工肝治疗。

 **测一测**

请扫描二维码。

练习题及答案

（任洁娜　农青芳）

# 任务六 急性胰腺炎患者的护理

## 学习目标

1. 素质目标
（1）能接受大卫生、大健康的概念，主动关注社会重大健康问题。
（2）能感知、认同"扎根基层、服务基层、回报基层"的朴实情怀。
（3）能表现出对急性胰腺炎患者的尊重和同理心。
（4）面对危急情况，能逐步养成急救意识。
2. 知识目标
（1）能说出急性胰腺炎的典型表现和常见并发症。
（2）能讲述胃肠减压的方法和注意事项。
（3）能列出急性胰腺炎患者常见的护理问题和护理措施。
3. 能力目标
（1）能通过情景模拟对急性胰腺炎患者采取正确的护理措施。
（2）能对急性胰腺炎患者提供一定的健康教育。

## 案例导入

张女士，37岁，既往有胆结石病史，因"腹部持续剧痛，伴恶心、呕吐4小时"急诊入院。4小时前张女士与朋友外出聚餐，餐后突感上腹部疼痛难忍，剑突下尤甚，疼痛呈持续性，放射至腰背部，呕吐3次，为胃内容物含胆汁。查体：急性病容，神清，体温38.5℃，脉搏105次/分钟，呼吸23次/分钟，血压79/49 mmHg，心肺（-），上腹部压痛及反跳痛，腹肌紧张，肠鸣音消失，辅助检查：血清淀粉酶1142 U/L，血白细胞$16×10^9$/L，中性粒细胞0.09，血钙下降。按医嘱给予静脉补液，肌注哌替啶止痛，禁食及胃肠减压等处理。

问题：
1. 患者目前有哪些主要护理诊断/问题？应给予哪些护理措施？
2. 护士遵医嘱完成床旁胃肠减压操作。

## 任务分析

急性胰腺炎指多种病因使胰酶在胰腺内被激活引起胰腺组织自身消化，从而导致水肿、出血甚至坏死的炎症反应。临床上以急性上腹痛及血淀粉酶或脂肪酶升高为特点。多数患者病情轻，预后好；少数患者可伴发多器官功能障碍及胰腺局部并发症，死亡率高。

引起急性胰腺炎的病因较多,我国以胆道疾病为常见病因,西方国家则以大量饮酒引起者多见,急性胰腺炎的发病机制尚未完全阐明。各种致病因素导致胰管内高压,腺泡细胞内 $Ca^{2+}$ 水平显著上升,溶酶体在腺泡细胞内提前激活酶原,大量活化的胰酶消化胰腺本身,另外,胰腺导管内通透性增加,活性胰酶渗入胰腺组织,加重胰腺炎症。

如何评估和判断患者存在的主要护理诊断/问题?采取哪些有效的护理措施?通过学习,正确掌握急性胰腺炎患者的护理知识和技能,运用护理程序对急性胰腺炎患者实施整体护理。

## 一、护理评估

### (一)健康史

询问患者有无胆道疾病病史、酗酒和暴饮暴食诱因、感染史、手术史、个人史及其他疾病等。

### (二)身体状况

1. 症状　根据病情程度,急性胰腺炎临床表现多样,可分为轻症急性胰腺炎(水肿型)、重症急性胰腺炎(出血坏死型)。前者多见,病情呈自限性,预后良好。后见相对少见,但病死率高。

(1)腹痛:为主要表现和首发症状,常位于中上腹,向腰背部呈带状放射,呈持续性,弯腰抱膝位可减轻疼痛,一般胃肠解痉药无效。

(2)恶心、呕吐、腹胀。

(3)发热:多数患者中度热,持续3～5天。若持续发热1周以上伴白细胞升高,应考虑继发感染。

(4)低血压或休克:重症胰腺炎常发生,其主要原因为有效循环血容量不足、胰腺坏死释放心肌抑制因子致心肌收缩不良、并发感染和消化道出血等。

(5)水、电解质及酸碱平衡紊乱:多有轻重不等的脱水,呕吐频繁者可有代身性碱中毒。重症者可有代谢性酸中毒,伴血钾、血镁、血钙降低。低血钙引起手足抽搐,提示病情危重,预后不佳。部分有血糖增高。

2. 体征　见表4-6-1。

表4-6-1　急性胰腺炎体征

| 轻症急性胰腺炎 | 重症急性胰腺炎 |
| --- | --- |
| 中上腹有压痛,可有腹胀和肠鸣音减弱,无腹肌紧张和反跳痛 | 全腹显著压痛和反跳痛,腹肌紧张,肠鸣音减弱或消失。可出现移动性浊音。Grey-Turner征(患者腰部两侧可出现灰紫色瘀斑)、Cullen征(脐周皮肤出现青紫),该体征与胰酶、坏死组织及出血沿腹膜间隙渗入腹壁下有关 |

**提示**　案例中张女士的主诉及症状描述均符合重症急性胰腺炎的典型表现。

3. 并发症

(1)局部并发症:主要表现为假性囊肿和胰腺脓肿。假性囊肿常在起病3～4周后,因胰液和液化的坏死组织在胰腺内或其周围包裹所致。胰腺脓肿在重症胰腺炎起病2～3周后,因胰腺内、胰腺周围积液或胰腺假性囊肿感染发展而来。

(2)全身并发症:重症急性胰腺炎常并发不同程度的多器官衰竭。常在病后数天出现,如急性肾损伤、急性呼吸窘迫综合征、心力衰竭等,病死率极高。

### (三)辅助检查

急性胰腺炎辅助检查见表 4-6-2。

表 4-6-2 急性胰腺炎辅助检查

| 检查项目 | 临床意义 |
|---|---|
| 白细胞计数 | 多有白细胞增多及中性粒细胞核左移 |
| 血清淀粉酶测定 | 起病后 2~12 小时开始升高,48 小时后开始下降,持续 3~5 天,血清淀粉酶超过正常值 3 倍即可诊断本病 |
| 血清脂肪酶测定 | 病后 24~72 小时开始升高,持续 7~10 天,对病后就诊较晚的急性胰腺炎患者有诊断价值,且特异性也较高 |
| C 反应蛋白(CRP) | C 反应蛋白是组织损伤和炎症的非特异性标志物,有助于评估与监测急性胰腺炎的严重性,在胰腺坏死时 C 反应蛋白明显升高 |
| 生化检查 | 持久的空腹血糖高于 11.2mmol/L 反映胰腺坏死,提示预后不良。低血钙程度与临床严重程度平行,若低于 2 mmol/L 则预后不良 |
| 影像学检查 | 腹部 X 线可见"哨兵"和"结肠切征"。腹部 B 超与 CT、MRI 显像可见胰腺弥漫增大,其轮廓与周围边界模糊不清,坏死区呈低回声或低密度图像,对并发胰腺脓肿或假性囊肿的诊断有帮助 |

### (四)急性胰腺炎的诊断标准

急性胰腺炎的诊断标准为:①急性发作、持续的中上腹痛;②血清淀粉酶或脂肪酶大于正常值上限的 3 倍;③影像学检查发现急性胰腺炎症的典型改变。具有上述 2 项以上标准,并排除其他急腹症后诊断即可成立。

**提示** 案例中张女士急性发作,上腹部持续剧烈疼痛,血清淀粉酶 1 142 U/L,达到了诊断标准。

### (五)治疗要点

非手术治疗要点见表 4-6-3。

表 4-6-3 非手术治疗

| 方法 | | 内容 |
|---|---|---|
| 抑制或减少胰液分泌 | 禁食,胃肠减压 | 最基本的治疗方法,能减少胃酸与胰液分泌 |
| | 直接减少胃酸分泌,使胰腺分泌减少 | 常用 $H_2$ 受体阻滞剂(西咪替丁等)或质子泵抑制剂(奥美拉唑等) |
| | 间接减少胃酸分泌,使胰腺分泌减少 | 常用抗胆碱能药(阿托品、山莨菪碱等) |
| | 抑制胰液和胰酶分泌,抑制胰酶合成 | 常用生长抑素(施他宁等)及其类似物(奥曲肽)常用于重症胰腺炎 |
| | 抑制胰酶活性 | 常用抑酶肽,仅用于重症胰腺炎的早期 |

续 表

| 方法 | 内 容 |
|---|---|
| 营养支持 | 禁食期间给予肠外营养,轻症急性胰腺炎,一般3～5天后可开始无脂低蛋白流质饮食,并逐渐过渡到低脂饮食。重症急性胰腺炎患者,待病情稳定、淀粉酶恢复正常、肠麻痹消失后,可通过空肠造瘘管进行肠内营养支持,并逐渐过渡至全肠内营养及经口进食 |
| 解痉镇痛 | 可用阿托品,山莨菪碱或哌替啶。因吗啡可引起Oddi括约肌痉挛,加重疼痛,故禁用吗啡 |

## 二、护理问题分析

"案例导入"中的张女士被确诊为急性胰腺炎,因聚餐暴饮暴食发病,存在知识缺乏。目前上腹部剧烈疼痛,恶心呕吐,发热,血压低等现象,因此,评估张女士存在以下主要护理诊断/问题,其中"疼痛:腹痛"为首优护理问题,具体如下。

1. 疼痛:腹痛　与胰腺及其周围组织炎症、水肿或出血坏死有关。
2. 潜在并发症:低血容量性休克
3. 体温过高　与胰腺炎症有关。
4. 知识缺乏　缺乏有关本病病因和预防的知识。

## 三、护理措施分析

根据目前张女士的病情,护士应给予及时有效的护理措施,采取绝对卧床休息,吸氧,迅速开通静脉通道,遵医嘱补液,止痛,禁食及胃肠减压,维持有效血容量,监测血压,密切观察药物疗效和不良反应,病情稳定后指导休息、饮食、用药等。

1. 休息与体位　患者应绝对卧床休息,取屈膝侧卧位。
2. 饮食护理　①禁食和胃肠减压:禁食期间给予肠外营养。轻症急性胰腺炎经过3～5天禁食和胃肠减压后可先给予无脂低蛋白流质饮食,并逐渐过渡至低脂饮食。重症急性胰腺炎患者,待病情稳定、淀粉酶恢复正常、肠麻痹消失后,可通过空肠营养管行肠内营养支持。②及时补充水分及电解质,保证有效血容量。③腹痛缓解后,应从少量低脂、低糖饮食开始逐步恢复正常饮食,但应避免刺激性强、高蛋白、高脂肪食物,戒烟酒,防止复发。
3. 用药护理　腹痛剧烈者,可遵医嘱给予哌替啶等止痛药。禁用吗啡,以防引起Oddi括约肌痉挛,加重病情。监测用药前后,患者的疼痛变化情况。
4. 病情观察　严密监测并记录患者的生命体征、血氧饱和度等。注意有无低血容量的表现。注意观察呕吐物的量及性质,进行胃肠减压者,观察和记录引流量及性质。观察患者皮肤黏膜的色泽与弹性有无变化,判断失水程度。准确记录24小时出入量,监测血、尿淀粉酶,血糖、电解质的变化,做好动脉血气分析的测定。
5. 维持有效血容量　迅速建立有效静脉通路输入液体及电解质,禁食患者每天的液体入量常需在3 000 mL以上。补充电解质,纠正酸碱平衡失调。
6. 防治低血容量性休克　如患者出现神志改变、脉搏细弱、血压下降、尿量减少、皮肤黏膜苍白、冷汗等低血容量性休克的表现,应积极配合医生进行抢救。

### （一）心理护理

向患者及家属讲解急性胰腺炎的相关知识，充分认识正确对待疾病的重要性，避免两种极端情况，一是听之任之，不重视，不在乎；二是过分紧张和在乎，悲观、失望、焦虑、惶然或"病急乱投医"，不利于治疗和康复。

### （二）健康教育

指导患者掌握饮食卫生知识，平时养成规律进食习惯，避免暴饮暴食。教育患者积极治疗胆道疾病，避免此病的复发。如出现腹痛、腹胀、恶心等表现时，及时就诊。

## 任务实施

### 一、胃肠减压术操作

#### （一）操作前准备工作

1. 环境准备　病房安静、整洁、整齐、光线充足。
2. 护士准备　着装整齐、洗手、戴口罩。
3. 用物准备　治疗车、治疗盘、治疗碗、治疗巾、一次性胃管、负压引流装置、镊子、压舌板、棉签、纱布、20 mL 注射器、液体石蜡、手电筒、听诊器、胶布、无菌手套、胃管标识贴、笔、表、手消毒液、生活污物桶、医用垃圾桶等，按取用顺序摆放，注意检查包装及有效期。
4. 评估患者　病情、意识状态、合作程度、鼻腔通畅及插管周围皮肤黏膜情况、有无食管静脉曲张，腹部体征及胃肠功能情况。

#### （二）操作步骤

（1）备齐用物，携至患者床旁，做好查对、解释，取得配合。

（2）协助患者取坐位或斜坡卧位，治疗巾围于颌下，清洁鼻腔。

（3）打开胃管包装，测量插管长度（一般成人胃肠减压置入鼻胃管长度为 55～60 cm），从前额发际至胸骨剑突处或鼻尖经耳垂至胸骨剑突处的距离。

（4）石蜡油润滑胃管前段，沿选定鼻孔缓缓插入，至咽喉部（插入 10～15 cm）时，嘱患者做吞咽动作，随后顺势将胃管推进，至预定长度。

（5）检查胃管在胃内（口述）。

（6）胶布固定胃管。

（7）调整负压装置，将负压装置与胃管连接，妥善固定负压装置。

（8）观察引流是否通畅，观察引流液颜色、量等。

（9）向患者及家属交代注意事项，整理床单位。

（10）整理用物，洗手，记录。

### 二、注意事项

（1）插管过程中，患者出现恶心，应休息片刻，嘱其深呼吸再插入，出现呛咳、呼吸困难、发绀等情况立即拔出，休息后再重新插入。

（2）妥善固定胃肠减压管，避免扭曲、受压或脱出。

(3) 引流装置及引流接管应每日更换 1 次。
(4) 保持胃管的通畅和维持有效的负压,经常挤压胃管,防止内容物阻塞。
(5) 严密观察引流液的颜色、量、性质,记录 24 小时引流量。
(6) 胃肠减压期间患者应禁食,加强口腔护理。
(7) 胃肠减压期间注意加强营养,适当补液,维持水、电解质平衡。
(8) 为昏迷患者插胃管时,患者取去枕平卧,头向后仰,当胃管插入约 10～15 cm 时,将患者头部托起,使下颌靠近胸骨柄,以增大咽喉部通道的弧度便于胃管顺利通过会厌。
(9) 长期胃肠减压者,根据产品要求按时更换胃管,从另一侧鼻孔插入。

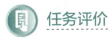

## 任务评价

任务评价详见表 4-6-4。

表 4-6-4 任务评价表

| 任务 | 评价内容 | 评价标准 | 分值 |
| --- | --- | --- | --- |
| 分析主要护理问题及护理措施 | 护理问题（10分） | 1. 急性疼痛　与肠蠕动增强、肠壁缺血有关 | 4分 |
| | | 2. 体液不足　与呕吐、禁食、肠腔积液致体液丢失过多有关 | 2分 |
| | | 3. 体温过高　与体液丧失、感染有关 | 2分 |
| | | 4. 潜在并发症:肠坏死、腹腔感染、感染性休克 | 2分 |
| | 护理措施（20分） | 1. 胃肠减压 | 5分 |
| | | 2. 半卧位 | 3分 |
| | | 3. 补充液体 | 2分 |
| | | 4. 禁食,肠外营养支持 | 2分 |
| | | 5. 病情观察,防治低血容量性休克 | 3分 |
| | | 6. 遵医嘱应用解痉药物,慎用或禁用止痛药 | 3分 |
| | | 7. 遵医嘱做好术前准备 | 2分 |
| 胃肠减压术操作 | 操作前准备（10分） | 1. 素质要求:服饰整洁,举止端庄,态度亲切 | 2分 |
| | | 2. 核对:姓名、床号、住院号 | 2分 |
| | | 3. 评估:患者年龄、意识、病情、合作能力、相关知识知晓度等 | 2分 |
| | | 4. 操作前准备:护士洗手、戴口罩;环境清洁、明亮;患者体位适宜,保护措施妥当;物品准备齐全 | 4分 |
| | 操作步骤（50分） | 1. 再次核对,解释,取得配合 | 2分 |
| | | 2. 患者体位合适,正确铺巾,清洁鼻腔 | 5分 |
| | | 3. 戴手套,检查胃管 | 5分 |
| | | 4. 测量插管长度方法正确 | 5分 |
| | | 5. 润滑胃管前段,沿一侧鼻孔插入,深度合适 | 5分 |

续 表

| 任务 | 评价内容 | 评价标准 | 分值 |
|---|---|---|---|
| | | 6. 正确指导患者做吞咽动作、深呼吸 | 5分 |
| | | 7. 确定胃管在胃内 | 5分 |
| | | 8. 脱手套,鼻部固定胃管稳妥、美观 | 5分 |
| | | 9. 连接负压装置,合理固定,并保持有效负压吸引 | 6分 |
| | | 10. 正确标识胃管 | 2分 |
| | | 11. 交代注意事项 | 3分 |
| | | 12. 整理床单元 | 2分 |
| | 操作后处置<br>(5分) | 1. 洗手、脱口罩、记录 | 3分 |
| | | 2. 用物处置规范 | 1分 |
| | | 3. 日常护理 | 1分 |
| | 整体规范性<br>(5分) | 动作规范、12分钟内完成 | 5分 |
| | | 评价总分 | 100分 |

 **知识点小结**

请扫描二维码。

 **测一测**

请扫描二维码。

练习题及答案

（任洁娜　丁萍）

模块四 消化内科常见疾病的护理

# 任务七 上消化道出血患者的护理

## 学习目标

1. 素质目标
(1) 能接受大卫生、大健康的概念,主动关注社会重大健康问题。
(2) 能感知、认同"扎根基层、服务基层、回报基层"的朴实情怀。
(3) 能表现出对上消化道出血患者的尊重和同理心。
(4) 面对危急情况,能逐步养成急救意识。
2. 知识目标
(1) 能说出上消化道出血的病因和典型表现。
(2) 能讲述三腔二囊管使用方法和注意事项。
(3) 能列出上消化道出血常见的护理问题和护理措施。
3. 能力目标
(1) 能识别上消化道出血的表现,采取正确处理的处理措施。
(2) 能通过情景模拟对上消化道大出血患者采取正确的救护措施。
(3) 能对上消化道出血患者提供一定的健康教育。

## 案例导入

齐先生,男,47岁。因上腹胀痛,伴黑色便1天入院。2小时前因饭后活动,出现呕吐胃内容物及咖啡样物2次,量约1000 mL,伴黑便2次,量约30 mL。护理体检:体温36.2℃,脉搏100次/分,呼吸20次/分,血压85/55 mmHg。入院时意识模糊,腹部压痛。血常规检查示:白细胞$7.5 \times 10^9$/L,血红蛋白87 g/L,红细胞$2.86 \times 10^{12}$/L,红细胞比容26.8%。有乙型肝炎肝硬化病史。入院诊断:上消化道大出血。按医嘱给予平卧位,立即建立静脉通道、补充血容量、配血、吸氧、监测生命体征等处理。

问题:
1. 患者目前有哪些主要护理诊断/问题?
2. 护士遵医嘱给予哪些有效护理措施?

## 任务分析

上消化道出血(upper gastrointestinal hemorhage)指屈氏韧带(Treitz 韧带)以上的消化道,包括食管、胃、十二指肠和胰腺等病变引起的出血,以及胃空肠吻合术后的空肠病变出血。出血的病因有：消化性溃疡（最常见）、肝硬化门静脉高压引起食管-胃底静脉曲张破裂出血、其他消化道疾病和全身性疾病。

上消化道大出血一般指在数小时内失血量超过1 000 mL或循环血容量的20%，主要临床表现为呕血和（或）黑便，常伴有血容量减少而引起急性周围循环衰竭，严重者导致失血性休克而危及患者生命。

如何评估和判断患者存在的主要护理诊断/问题？采取哪些有效的护理措施？通过学习，正确掌握上消化道出血患者的护理知识和技能，运用护理程序对上消化道出血患者实施整体护理。

## 一、护理评估

### （一）健康史

询问患者有无上消化道疾病、上消化道邻近器官或组织的疾病，有无其他全身性疾病等。

### （二）身体状况

上消化道出血临床表现见表4-7-1。

表4-7-1　上消化道出血临床表现

| 类型 | 具体表现 |
| --- | --- |
| 呕血和黑便（特征性表现） | 幽门以上——表现为呕血、黑便<br>幽门以下——多数患者只表现为黑便<br>呕血呈咖啡色——血液经胃酸作用形成正铁血红素所致<br>黑便呈柏油样——血红蛋白中铁与肠内硫化物作用形成硫化铁所致 |
| 周围循环衰竭 | 上消化道大出血导致休克时，患者表现为面色苍白、血压下降、尿量减少 |
| 氮质血症 | 上消化道大出血后，血尿素氮增高，24～48小时达高峰，一般不超14.3 mmol/L，3～4天恢复正常。上消化道出血后，肠道中血液的蛋白质消化产物被吸收引起 |
| 发热 | 大量出血后24小时内出现低热，一般<38.5℃，持续3～5天 |

**提示**　案例中齐先生症状描述均符合上消化道大量出血的典型表现。

### （三）辅助检查

上消化道大出血辅助检查见表4-7-2。

表4-7-2　上消化道大出血辅助检查

| 类型 | 内容 |
| --- | --- |
| 实验室检查 | 测血红蛋白、白细胞及血小板计数、网织红细胞、肝功能、肾功能、血尿素氮、大便潜血试验等，有助于估计出血量及动态观察有无活动性出血，判断治疗效果及协助病因诊断 |
| 内镜检查 | 是上消化道出血病因诊断的首选检查措施。一般在上消化道出血后24～48小时内进行急诊内镜检查，不但可以明确病因，还可作紧急止血治疗 |
| X线钡餐造影检查 | 用于有胃镜检查禁忌证或不愿进行胃镜检查者，X线钡餐检查应在出血已经停止及病情基本稳定数天后进行。此检查对经胃镜检查出血原因不明或疑病变在十二指肠降段以下小肠段，有特殊的诊断价值 |

续表

| 类型 | 内 容 |
|---|---|
| 选择性动脉造影 | 适用于内镜检查无阳性发现或不适宜做内镜检查者 |
| 吞线试验 | 适用不能耐受X线、内镜、动脉造影检查的患者 |

**（四）治疗要点**

上消化道大出血为临床急症，应采取积极措施进行抢救：迅速补充血容量，纠正水电解质失衡，预防和治疗失血性休克，给予止血治疗，同时积极进行病因诊断和治疗。

1. 消化性溃疡出血　①可用去甲肾上腺素胃内灌注治疗；②抑制胃酸分泌药：$H_2$受体阻滞剂或质子泵抑制剂；③避免服用对胃黏膜有刺激的药物，如阿司匹林、吲哚美辛、激素类药物等。

2. 肝硬化　引起食管-胃底静脉曲张破裂出血。

（1）药物止血：具体见表4-7-3。

表4-7-3　药物止血的作用机制药物

| 药物 | 机制 | 注意事项 |
|---|---|---|
| 垂体后叶素（升压素）和生长抑素（最常用） | 升压素的作用机制是使内脏血管收缩，从而减少门静脉血流量，降低门静脉及侧支循环的压力，以控制出血 | 用升压素同时用硝酸甘油，以减轻大剂量用升压素的不良反应，并且硝酸甘油有协同降低门静脉压力的作用 |

（2）内镜直视下止血：①硬化剂注射止血术：局部注射硬化剂使曲张的静脉形成血栓，可消除曲张静脉；②组织黏合剂注射法：局部注射使出血的曲张静脉闭塞，主要用于胃底静脉曲张。

（3）三（四）腔二囊管压迫止血。适用于食管胃底静脉曲张破裂出血。本治疗方法，虽止血效果肯定，但患者痛苦大、并发症多、早期再出血率高。故不推荐作为首选止血措施，目前只在药物治疗不能控制出血时使用，以争取时间准备内镜止血等治疗措施。

（4）手术治疗：内科治疗不能止血者，适用于手术治疗。

（5）介入治疗：对于无法进行内镜治疗，又不能耐受手术的严重消化道大出血的患者，可考虑介入治疗。

**二、护理问题分析**

"案例导入"中的齐先生被确诊为上消化道大出血。目前出现呕吐胃内容物及咖啡色血样物量约1 000 mL，入院时意识模糊，心率增快，血压下降，血常规检查：血红蛋白87 g/L。说明有体液不足现象，因此评估齐先生存在以下主要护理诊断/问题。其中"体液不足"为首优护理问题，具体如下。

1. 体液不足　与上消化道出血有关。

2. 活动无耐力　与上消化道出血有关。
3. 恐惧　与消化道出血对生命威胁有关。
4. 有窒息的危险　与呕出血液反流入气管有关。
5. 知识缺乏　缺乏有关引起上消化道出血的疾病及其防治的知识。

### 三、护理措施分析

根据目前齐先生的病情,护士应给予及时有效的护理措施,采取绝对卧床休息,吸氧,迅速开通两条静脉通道,及时、准确补充血容量,给予止血类药物,密切观察生命体征变化,尿量,准确记录出入量,预防并及时处理并发症。

（一）体位与保持呼吸道通畅

大出血时绝对卧床休息,取平卧位并将下肢略抬高。呕血时头偏向一侧,保持呼吸道通畅。

（二）治疗护理

迅速建立有效静脉通道。迅速、准确地实施输血、输液、各种止血治疗及用药等抢救措施,并观察治疗效果及不良反应。肝病患者忌用吗啡、巴比妥类药物;宜输新鲜血。准备好急救用品、药物。

（三）严密观察病情

密切观察生命体征的变化,并注意观察皮肤颜色及肢端温度变化;呕血与黑便的次数、性状及量;记出入量。鼓励患者坚持服药治疗溃疡病或肝病,尽量避免服用对胃黏膜有刺激的药物。

（1）出血量估计:见表4-7-4。

表4-7-4　出血量估算

| 出血量 | 症状 |
| --- | --- |
| >5～10 mL/天 | 粪便隐血实验阳性 |
| >50～10 mL/天 | 黑便 |
| 胃内积血量 250～300 mL | 呕血 |
| 一次出血量在 400 mL 以下 | 无全身症状 |
| >400～500 mL | 头晕、心悸、乏力 |
| 1 000 mL | 急性周围循环衰竭、休克 |

（2）继续或再次出血的判断:观察中出现下列迹象,提示有活动性出血或再次出血:①反复呕血,甚至呕吐物由咖啡色转为鲜红色;②黑便次数增多且粪质稀薄,色泽转为暗红色,伴肠鸣音亢进;③周围循环衰竭的表现经充分补液、输血而改善不明显,或好转后又恶化,血压波动,中心静脉压不稳定;④血红蛋白浓度、红细胞计数、血细胞比容持续下降,网织红细胞计数持续增高;⑤在补液足够、尿量正常的情况下,血尿素氮持续或再次增高;

⑥门静脉高压的患者原有脾大,在出血后常暂时缩小,如不见脾恢复肿大亦提示出血未止。

(四) 饮食护理

急性大出血伴恶心、呕吐者应禁食。少量出血无呕吐者,可进温凉、清淡流质。出血停止后改为营养丰富、易消化、无刺激性半流质、软食,少量多餐,逐步过渡到正常饮食。

(五) 心理护理

安静休息有利于止血,大出血的患者应注意关心、安慰,及时处理不适症状使其有安全感。呕血或解黑便后及时清除血迹、污物,以减少对患者的不良刺激。解释各项检查、治疗措施,以减轻疑虑。

(六) 三(四)腔管的护理

对肝硬化引起食管、胃底静脉曲张破裂出血者,可应用气囊压迫止血(表4-7-5)。

表4-7-5 气囊压迫止血操作

| 项目 | 内容 |
| --- | --- |
| 操作方式 | 插管至65 cm时抽取胃液,检查管端是否在胃内。先向胃囊充气150~200 mL至囊内压50 mmHg并封闭关口,再向食管囊充气100 mL至囊内压40 mmHg。管外端以绷带连接0.5 kg沙袋,经牵引架做持续牵引 |
| 预防窒息 | 当胃囊充气不足或破裂时,食管囊可向上移动,阻塞于喉部而引起窒息。插管后在患者床前备剪刀,以防气囊破裂而造成的窒息,紧急抢救使用 |
| 预防创伤 | 放置三(四)腔管持续压迫12~24小时应放松,时间最长不超过24小时,每次放气15~30分钟,以免食管、胃底黏膜受压过久而致黏膜糜烂、缺血性坏死。间断应用气囊压迫一般以3~4天为限,继续出血者可适当延长 |
| 拔气囊管 | 出血停止后,放出囊内气体,继续观察24小时,未再出血可考虑拔管。拔管前口服石蜡油20~30 mL润滑;以缓慢、轻巧的动作拔管 |

(七) 健康教育

1. 疾病知识指导 ①向患者和家属介绍上消化道出血的相关知识,以减少再次出血的危险。②指导患者和家属早期识别出血征象和应急措施,如出现头晕、心悸等不适,或呕血、黑便时,立即卧床休息,保持安静,减少身体活动;呕吐时取侧卧位以免误吸;立即送医院治疗。

2. 饮食指导 合理饮食是避免诱发上消化道出血的重要因素:①注意饮食卫生和规律;进食营养丰富、易消化的食物;避免粗糙、刺激性食物,或过冷、过热、产气多的食物、饮料;戒烟、戒酒。②合理安排休息与活动,劳逸结合,生活规律,保持乐观情绪,避免长期精神紧张和过度劳累。

3. 心理-社会指导 安抚患者,告知患者安静休息和稳定的情绪有利于止血,消除其疑虑,帮助其树立治疗疾病的信心,以缓解恐惧心理。家属应在情感上关心和支持患者,多陪伴患者,增加其安全感。

## 任务评价

任务评价详见表4-7-6。

表4-7-6 任务评价表

| 任务 | 评价内容 | 评价标准 | 分值 |
|---|---|---|---|
| 分析主要护理问题及护理措施 | 护理问题（40分） | 1. 体液不足　与上消化道出血有关 | 10分 |
| | | 2. 活动无耐力　与上消化道出血有关 | 10分 |
| | | 3. 恐惧　与消化道出血对生命威胁有关 | 10分 |
| | | 4. 有窒息的危险　与呕出血液反流入气管有关 | 5分 |
| | | 5. 知识缺乏　缺乏有关引起上消化道出血的疾病及其防治的知识 | 5分 |
| | 护理措施（60分） | 1. 体位与保持呼吸道通畅：大出血时患者取平卧位并将下肢略抬高，以保证脑部供血。呕血时头偏向一侧，防止窒息或误吸，保持呼吸道通畅 | 20分 |
| | | 2. 治疗护理：迅速建立有效静脉通道。迅速、准确地实施输血、输液、各种止血治疗及用药等抢救措施，并观察治疗效果及不良反应 | 10分 |
| | | 3. 严密观察病情变化密切观察生命体征的变化 | 5分 |
| | | 4. 饮食护理：急性大出血伴恶心、呕吐者应禁食 | 5分 |
| | | 5. 心理护理：应注意关心、安慰大出血的患者，及时处理不适症状使其有安全感 | 5分 |
| | | 6. 三(四)腔管的护理 | 15分 |
| | | 评价总分 | 100分 |

## 知识点小结

请扫描二维码。

## 拓展知识

### 上消化道出血预后的评估

除了依据内镜检查外,可通过评估患者的年龄（高龄）、有无休克、有无并存疾病（合并症/并发症）等临床危险因素来预测上消化道再出血风险和死亡率。该评分体系的总分为0～7分,总分≤3分为临床风险低（死亡率≤12%）,总分≥4分为临床风险高（死亡率≥20%）。具体评分标准如下：

| 项目 | 评分 | | | |
|---|---|---|---|---|
| | 0 | 1 | 2 | 3 |
| 年龄 | <60岁 | 60～79岁 | ≥80岁 | — |
| 休克 | 无休克,心率<100次/分,收缩压≥100 mmHg | 心率≥100次/分,收缩压≥100 mmHg | 收缩压<100 mmHg | — |
| 并存疾病 | 无 | 无 | 心力衰竭/心肌缺血/其他并存疾病 | 肾/肝衰竭/癌症(扩散) |

 测一测

请扫描二维码。

**练习题及答案**

(张韵)

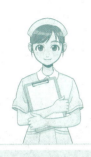

内科护理——教学一体化工作页

# 模块五
# 内分泌科常见疾病的护理

# 任务一　单纯性甲状腺肿患者的护理

## 学习目标

1. 素质目标
（1）能接受大卫生、大健康的概念，主动关注社会重大健康问题。
（2）能感知、认同"扎根基层、服务基层、回报基层"的朴实情怀。
（3）能表现出对单纯型甲状腺肿患者的尊重和同理心。
2. 知识目标
（1）能说出单纯性甲状腺肿的典型表现和常见并发症。
（2）能讲述碘剂服用的注意事项和不良反应。
（3）能列出单纯性甲状腺肿患者常见的护理问题和护理措施。
3. 能力目标
（1）能识别甲状腺功能亢进的表现，采取正确的处理措施。
（2）能对单纯性甲状腺肿患者提供一定的健康教育。

## 案例导入

患者，李同学，女性，17岁，1年前无意中发现颈部肿大而就诊，无怕热、心悸、多汗、多食、体重减轻症状，无少言、水肿、食欲减退，无咽痛、颈部疼痛。查体：体温36.8℃，脉搏70次/分，神清语利，无皮肤粗糙、脱屑，颜面无水肿，眼球不突出，甲状腺Ⅱ度肿大，质软，无压痛，未触及结节。甲状腺彩超：甲状腺弥漫性肿大。甲状腺功能检查：促甲状腺激素（TSH）、血清总甲状腺素（$TT_4$）、血清总三碘甲状腺原氨酸（$TT_3$）正常，$TT_4/TT_3$比值增高。

问题：
1. 患者目前有哪些主要护理诊断/问题？应给予哪些护理措施？
2. 护士给予健康指导。

## 任务分析

单纯性甲状腺肿（simple goiter）也称非毒性甲状腺肿（nontoxic goiter），是指非炎症和非肿瘤原因，不伴有临床甲状腺功能异常的甲状腺肿。单纯性甲状腺肿患者约占人群的5%，女性发病率是男性的3～5倍。本病可呈地方性分布，也可呈散发性分布。如果一个地区儿童中单纯性甲状腺肿的患病率超过10%时，称为地方性甲状腺肿。碘缺乏是地方性甲状腺肿最常见的原因，多见于山区和远离海洋的地区。部分轻度缺碘地区的人群在机体碘需要量增加的情况下可出现甲状腺肿,如妊娠期、哺乳期、青春期等。散发性甲状腺肿原因复杂,主要包括食物中的碘化物、致甲状腺肿物质和药物、儿童先天性甲状腺激素合成障碍等。

如何评估和判断患者存在的主要护理诊断/问题?采取哪些有效的护理措施?通过学习,正确掌握单纯性甲状腺肿患者的护理知识和技能,运用护理程序对单纯性甲状腺肿患者实施整体护理。

## 一、护理评估

### (一) 健康史

了解患者是否来自缺碘的地区;是否为青春期、妊娠期及哺乳期;是否经常摄入含致甲状腺肿的食物,如卷心菜、花生、菠菜、萝卜等;是否服用抑制甲状腺激素合成的药物,如硫氰酸盐、保泰松、碳酸锂等。

### (二) 身体状况

1. 一般症状　临床上般无明显症状。甲状腺常呈现轻度、中度肿大,表面平滑,质地较软,无压痛。重度肿大的甲状腺可出现压迫症状,如压迫气管可引起咳嗽、呼吸困难;压迫食管可引起吞咽困难;压迫喉返神经引起声音嘶哑。胸骨后甲状腺肿可引起上腔静脉回流受阻,出现面部青紫、肿胀、颈胸部浅静脉扩张等。

2. 单纯性甲状腺肿的分度

甲状腺Ⅰ度肿大:看不到但能触及。

甲状腺Ⅱ度肿大:既能看又能触及,但肿大未超过胸锁乳突肌。

甲状腺Ⅲ度肿大:肿大超过胸锁乳突肌外缘。

**提示**　案例中李同学的症状描述均符合单纯性甲状腺肿的典型表现。

### (三) 辅助检查

单纯性甲状腺肿辅助检查见表 5-1-1。

表 5-1-1　单纯性甲状腺肿辅助检查

| 检查项目 | 临床意义 |
| --- | --- |
| 甲状腺功能检查 | 血清总甲状腺素($TT_4$)、血清总三碘甲状腺原氨酸($TT_3$)、促甲状腺激素(TSH)正常,$TT_4/TT_3$ 比值常增高 |
| 血清甲状腺球蛋白水平测定 | 血清甲状腺球蛋白水平增高,增高的程度与甲状腺肿的体积呈正相关 |
| 甲状腺摄$^{131}$I 率及 $T_3$ 抑制试验 | 摄$^{131}$I 率增高但无高峰前移,可被 $T_3$ 所抑制 |
| 甲状腺 B 超 | 是确定甲状腺肿的最主要检查方法,可见弥漫性甲状腺肿,常呈均匀分布 |

**提示**　案例中李同学甲状腺彩超显示甲状腺弥漫性肿大,符合单纯性甲状腺肿大。

### (四) 治疗要点

主要针对病因治疗。碘缺乏所致者,应补充碘剂,食盐加碘是目前国际上公认的预防碘缺乏病的有效措施;无明显原因的单纯性甲状腺肿患者,可采取左甲状腺素口服;出现压迫症状、药物治疗无效或怀疑有癌变者,应手术治疗。

## 二、护理问题分析

"案例导入"中的李同学被诊断为单纯性甲状腺肿,因处于青春期,对身体外形非常在意,又因为地处山区,缺乏有效的健康教育,存在身体意象紊乱、知识缺乏等护理问题。目前患者对脖子粗大苦恼,不愿意和人相处,因此评估李同学存在以下主要护理诊断/问题,其中"身体意象紊乱"为首优护理问题。

1. 身体意象紊乱　与甲状腺肿大致颈部增粗有关。
2. 知识缺乏　缺乏使用药物及正确的饮食方法等知识。
3. 潜在并发症:呼吸困难、声音嘶哑、吞咽困难

## 三、护理措施分析

根据目前李同学的病情,护士应给予及时有效的护理措施,给患者解释单纯性甲状腺肿的病因和防治知识,告知经补碘治疗后甲状腺肿可逐渐缩小或消失,密切观察药物疗效和不良反应,指导饮食及用药等。

### (一) 饮食护理

多食海带、紫菜等海产品及含碘丰富的食物,避免过多食用卷心菜、萝卜、菠菜及花生等抑制甲状腺激素合成的食物。

### (二) 病情监测

观察患者甲状腺肿大的程度、质地,有无结节及压痛,颈部增粗的进展情况及有无局部压迫表现。

### (三) 药物护理

碘缺乏所致者应补充碘剂,碘剂补充应适量,以免碘过量导致碘甲亢。观察甲状腺药物的疗效和不良反应。观察补充碘剂、甲状腺激素后,患者甲状腺是否缩小,甲状腺内是否出现结节;是否出现心悸、怕热多汗、手震颤等甲亢症状,一旦出现上述症状,应及时报告医生并给予相应处理。

### (四) 心理护理

向患者及家属讲解单纯性甲状腺肿的相关知识,充分认识正确对待疾病的重要性,避免两种极端情况,一是听之任之,不重视,不在乎;二是过分紧张和在乎,悲观、失望、焦虑、惶然或"病急乱投医",不利于治疗和康复。

### (五) 健康教育

向患者及家属讲解疾病相关知识,指导患者预防、饮食、用药、监测等方面知识,嘱患者定期复查。

## 知识点小结

请扫描二维码。

**测一测**

请扫描二维码学习。

练习题及答案

（吴卫群）

# 任务二　甲状腺功能亢进症患者的护理

## 学习目标

1. 素质目标
（1）能表现出对甲状腺功能亢进症患者的尊重和同情心。
（2）面对危急情况，能逐步养成急救意识。
2. 知识目标
（1）能说出甲状腺功能亢进症患者的典型表现和常见并发症。
（2）能讲述常用抗甲状腺功能亢进症药物的种类、注意事项及不良反应。
（3）能讲述甲状腺功能亢进症患者甲亢危象的典型症状及急救处理。
（4）能列出甲状腺功能亢进症患者常见的护理问题和护理措施。
3. 能力目标
（1）能识别甲状腺功能亢进症患者典型的临床表现，采取正确的护理措施。
（2）能通过情景模拟对甲亢危象患者采取正确的救护措施。
（3）能对甲状腺功能亢进症患者提供一定的健康教育。

## 案例导入

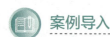

韦女士，33岁，患者诉于2年前无明显诱因下出现多食易饥、怕热汗多、消瘦、胸闷，伴肢体乏力，大便次数偏多，到私人诊所诊治，考虑为"甲状腺功能亢进症"，自行口服"甲巯咪唑10 mg 每天一次"治疗（具体情况不详）。最近1周患者进食2斤龙眼后出现咽痛、阵发性咳嗽、少许咳痰、发热，9小时前出现胸闷加重伴间断性胸痛、心慌、呼吸困难、烦躁、双手震颤、阵发性咳嗽，由急诊送入内分泌科病区治疗，入院查体：体温36.5℃，脉搏175次/分，呼吸38次/分，血压136/94 mmHg，游离三碘甲状腺原氨酸10.80 pg/mL（↑），游离甲状腺素30.20 pg/mL（↑），三碘甲状腺原氨酸3.6 ng/mL（↑），甲状腺素143.0 ng/mL（↑）。

问题：
1. 患者目前有哪些主要护理诊断/问题？
2. 如何制订合理的护理措施？

## 任务分析

甲状腺毒症（thyrotoxicosis）是指血液循环中甲状腺激素过多，引起以神经、循环、消化等系统兴奋性增高和代谢亢进为主要表现的一组临床综合征。

甲状腺功能亢进症（hyperthyroidism）简称甲亢，是甲状腺本身产生过多甲状腺激素所致的甲状腺毒症，以甲状腺肿大、眼征、基础代谢增加和自主神经系统功能失常为特征。各种病因所致的甲亢中以葛瑞夫兹氏病（Graves disease，GD）最常见。本节重点学习葛瑞夫兹氏病。

葛瑞夫兹氏病又称毒性弥漫性甲状腺肿或 Basedow 病、Parry 病，是一种伴甲状腺激素分泌增多的器官特异性自身免疫性病，临床表现除甲状腺肿和高代谢综合征外，尚有眼征和黏液性水肿指端粗厚等。

葛瑞夫兹氏病的发病机制，目前公认是遗传因素和环境因素共同作用的自身免疫性甲状腺疾病。

如何评估和判断患者存在的主要护理诊断/问题？采取哪些有效的护理措施？通过学习，正确掌握甲状腺功能亢进症患者的护理知识和技能，运用护理程序对甲状腺功能亢进症患者实施整体护理。

## 一、护理评估

### （一）健康史

询问患者患病的起始时间，主要症状及其特点，如有无疲乏、无力、怕热、多汗、低热、多食、消瘦、急躁易怒，排便次数增多，以及心悸、胸闷、气短等表现。了解有无家族史，有无精神刺激感染、创伤等诱发因素存在，有无其他自身免疫性疾病等，详细询问既往和目前的检查治疗经过、用药情况。女性患者应了解月经、生育史。

### （二）身体状况

典型表现：高代谢症状和体征、甲状腺肿大、眼征。具体表现见表 5-2-1。

表 5-2-1 甲亢的身体状况

| 症状及体征 | | 具体表现 |
| --- | --- | --- |
| 甲状腺分泌过多综合征 | 高代谢症状 | 患者常有疲乏无力、怕热多汗、多食、易饥、体重下降等 |
| | 神经系统 | 神经过敏，多言好动，易激动、焦虑、烦躁、发怒或惊恐，常有失眠、思想不集中、多疑，有时出现幻觉等表现。伸舌或双手平举时可见细震颤，可有手眼脸和舌震颤 |
| | 心血管系统 | 心率增快，睡眠和静息状态时仍高于正常；心律失常（房颤多见）；脉压增大（收缩压增高而舒张压偏低）；甲亢性心脏病 |
| | 消化系统 | 胃肠蠕动增快，排便次数增加、稀便 |
| | 肌肉与骨骼系统 | 主要是甲状腺毒症性周期性瘫痪，多见于青年男性，常在剧烈运动、高碳水化合物饮食、寒冷、饮酒等情况下诱发，主要累及下肢，伴有低血钾 |
| | 血液系统 | 外周血白细胞计数偏低，淋巴细胞比例增加，单核细胞数增多 |
| | 生殖系统 | 女性常有月经减少或闭经。男性有勃起功能障碍，偶有乳房发育 |
| 甲状腺肿大 | | 常为弥漫性、对称性肿大，随吞咽上下移动，质软、无压痛，甲状腺上下极可触及震颤，闻及血管杂音，为本病特异性体征 |
| 眼征 | | ①单纯性突眼随着治疗可恢复；②浸润性突眼与自身免疫有关，由于眼球高度突出致角膜外露，易受外界刺激，引起充血、水肿、感染，甚至失明 |

续　表

| 症状及体征 | 具体表现 |
|---|---|
| 皮肤、毛发及肢端 | 皮肤光滑细腻，缺少皱纹，触之温暖湿润颜面潮红；胫前黏液性水肿；皮损多呈对称性、下肢粗大似象皮腿 |
| 甲状腺危象 | 主要诱因：应激状态、严重躯体疾病、口服过量甲状腺激素制剂、严重精神创伤、术中过度挤压甲状腺 |
| | 临床表现：原有的甲亢症状加重、高热(体温高于39℃)、大汗、心动过速(140 次/分以上)、大量失水、烦躁不安、谵妄，可有心衰、休克甚至昏迷 |

### （三）心理-社会状况

患者易激动、神经过敏、失眠、多疑，易与家人或同事发生争执，加上甲亢疗程长，患者产生紧张、焦虑等情绪，对治疗依从性差。

### （四）辅助检查

甲亢的辅助检查见表 5－2－2。

表 5－2－2　甲亢的辅助检查

| 检查项目 | 临床意义 |
|---|---|
| 基础代谢率(BMR) | 测定应在禁食 12 小时、睡眠小时以上、静卧空腹状态下进行。常用 BMR 简易计算公式：BMR% ＝ 脉压 ＋ 脉率 － 111。正常 BMR 为 ($-10\%$)～($+10\%$)，增高至 ($+20\%$)～($+30\%$)为轻度甲亢，($+30\%$)～($+60\%$)为中度甲亢，＞($+60\%$)为重度甲亢 |
| 血清游离甲状腺素($FT_4$)、游离三碘甲状腺原氨($FT_3$) | $FT_3$、$FT_4$ 不受甲状腺结合球蛋白(TBG)影响，是临床诊断甲亢的首选指标。甲亢时升高 |
| 总三碘甲状腺原氨酸($TT_3$)、血清总甲状腺素($TT_4$) | 作为筛选检查，甲亢时增高 |
| 促甲状腺激素(TSH) | 血清促甲状腺激素浓度的变化是反映甲状腺功能最敏感的指标，甲亢时促甲状腺激素降低 |
| 促甲状腺激素受体抗体(TRAb) | 早期诊断意义，可作为判断病情活动、复发和停药的指标 |
| 甲状腺摄 $^{131}I$ 率 | 正常 24 小时内摄入的量为总入量的 30%～40%，若 2 小时内摄入量超过 25%，或 24 小时内超过 50%，表示有甲亢 |
| 促甲状腺激素释放激素(TRH)兴奋试验 | 甲亢时 $T_3$、$T_4$ 增高，反馈抑制促甲状腺激素，故促甲状腺激素不受促甲状腺激素释放激素兴奋；促甲状腺激素释放激素给药后促甲状腺激素增高可排除甲亢。本试验安全，可用于老年人及心脏病患者 |

提示　案例中对韦女士的症状描述和辅助检查均符合甲亢的表现。

### （五）治疗要点

目前，尚不能对葛瑞夫兹氏病进行病因治疗，主要治疗方法包括抗甲状腺药物(antithyroid dugs, ATD)、放射性碘及手术治疗 3 种，详见表 5－2－3。

表 5-2-3 甲亢的治疗要点

| 种类 | | | 具体内容 |
|---|---|---|---|
| 抗甲状腺药物 | 代表药 | 硫脲类 | 甲硫氧嘧啶(MTU)、丙硫氧嘧啶(PTU) |
| | | 咪唑类 | 甲巯咪唑(MMI,他巴唑)、卡比马唑 |
| | 机制 | | 抑制甲状腺内过氧化酶,阻断甲状腺激素的合成,有一定的免疫抑制作用。丙硫氧嘧啶可抑制 $T_4$ 转变为 $T_3$ |
| 其他药物 | 复方碘口服液 | | 仅用于术前准备和甲状腺危象 |
| | β受体阻断药 | | 用于改善甲亢初治期的症状。可与碘剂合用于术前准备,也可用于 $^{131}I$ 治疗前后及甲状腺危象时 |
| 手术治疗 | 适应证 | | ①中度、重度甲亢药物治疗无效或停药复发或不能坚持长期服药;②甲状腺显著肿大有压迫症状;③怀疑癌变;④青少年患者不宜手术 |
| $^{131}I$ 治疗 | 适应证 | | 适用于>30岁不能用药物或手术治疗,或复发者。妊娠或哺乳妇女禁用 |
| | 机制 | | 利用 $^{131}I$ 释放的β射线破坏甲状腺滤泡上皮,减少甲状腺激素的合成和释放 |
| | 不良反应 | | 永久性甲状腺功能减退 |
| 妊娠期甲亢的治疗 | 药物治疗 | | 首选丙硫氧嘧啶,哺乳期也是首选丙硫氧嘧啶 |
| | 手术治疗 | | 妊娠4~6个月做甲状腺次全切除术 |
| | 禁用 | | 禁用 $^{131}I$ 治疗,慎用普萘洛尔 |
| 甲状腺危象治疗 | 一般治疗:避免和去除诱因,绝对卧床休息,避免精神刺激,吸氧,镇静,降温 | | |
| | 抑制甲状腺激素合成:首选丙硫氧嘧啶,首次剂量600 mg,口服或胃管注入 | | |
| | 抑制甲状腺激素释放:复方碘口服溶液或碘化钠 | | |
| | β受体拮抗剂:普萘洛尔 | | |
| | 静滴氢化可的松 | | |
| | 对症支持治疗 | | |

## 二、护理问题分析

"案例导入"中韦女士入院时胸闷加重伴间断性胸痛、心慌、呼吸困难,心动过速,入院前发热,且有烦躁,存在潜在并发症:甲状腺危象护理问题。评估韦女士存在以下主要护理问题,其中"潜在并发症:甲状腺危象"为首优护理问题。具体如下。

1. 潜在并发症:甲状腺危象
2. 营养失调:低于机体需要量　与基础代谢率增高导致代谢需求大于摄入有关。
3. 活动无耐力　与蛋白质分解增加、甲亢性心脏病、肌无力等有关。
4. 应对无效　与性格及情绪改变有关。
5. 知识缺乏　缺乏药物治疗及自我护理相关知识。

6. 有体液不足的危险　与多汗、腹泻有关。
7. 体像紊乱　与突眼、甲状腺肿大有关。

### 三、护理措施分析

根据目前韦女士的病情，护士应给予及时有效的护理措施，采取卧床休息、吸氧、密切观察生命体征、警惕甲亢危象、配合治疗、指导饮食等措施。

#### （一）一般护理

1. 休息与活动　环境安静，室温保持在 20℃ 左右，避免强光和噪声刺激，使其安静休养，活动时以不疲劳为度；病情重、伴心力衰竭或严重感染时，应严格卧床休息。

2. 饮食护理　高热量、高蛋白、高维生素饮食，富含矿物质及低纤维素饮食，食用无碘盐。避免生冷、油腻、刺激性食物和饮料，如浓茶、咖啡等。禁食含碘丰富食品，如海带、紫菜等。注意补充水分。

3. 眼部护理　睡觉或休息时抬高头部，以眼药水湿润眼睛、睡前涂抗生素眼膏，眼睑不能闭合者用无菌纱布或眼罩覆盖双眼；外出时戴深色眼镜或眼罩；限制钠盐摄入，适量使用利尿药以减轻球后水肿。勿用手直接揉眼睛，预防眼睛受到刺激和伤害。

#### （二）病情观察

观察生命体征，尤其是心率、脉压、体重变化，警惕甲状腺危象发生，一旦发生，立即报告医生并协助处理。

#### （三）用药护理

1. 抗甲状腺药物

（1）向患者说明药物治疗的重要性和随意中断治疗及自行变更药物剂量的危害性，指导患者按时按量规则服药，不可自行减量或停服。

（2）不良反应：白细胞减少和药疹，重者可发生粒细胞减少和剥脱性皮炎。指导患者定期查血象，如白细胞低于 $3.0\times10^9/L$ 或中性粒细胞低于 $1.5\times10^9/L$，应暂时停药，严密观察，进行保护性隔离。

2. 普萘洛尔　用药过程中须注意观察心率，以防心动过缓。支气管哮喘或喘息型支气管炎患者禁用。

3. 放射性 $^{131}I$ 治疗的护理　治疗前后 1 个月内避免服用含碘的药物和食物。治疗后第 1 周避免触摸甲状腺。

#### （四）甲状腺危象护理

1. 避免诱因　避免感染、精神刺激创伤等诱发因素。

2. 病情监测　观察生命体征、神志变化，尤其要密切监测体温和心率变化情况，注意有无心衰心律失常、休克等严重并发症。

3. 配合抢救

（1）持续低流量吸氧、心电监护，绝对卧床休息，呼吸困难者取半卧位，环境安静，温度保持在 15～17℃。

（2）及时准确给药：迅速建立静脉通道，遵医嘱使用丙硫氧嘧啶、复方碘溶液、β受体拮抗剂、氢化可的松等药物。准备好抢救药品。

(3) 密切观察病情,记录 24 小时出入量。

(4) 对症护理:高热者行物理降温和(或)药物降温,禁用阿司匹林。补充足量液体。躁动不安者使用床挡加以保护。昏迷者加强皮肤、口腔护理,定时翻身,预防压疮和感染。

### (五) 心理护理

鼓励患者表达内心感受,理解患者,让患者了解其情绪和性格改变是暂时的,及时治疗可得到改善;与患者共同探讨控制情绪和减轻压力的方法,指导和帮助患者正确处理生活中的突发事件;向患者家属及朋友解释患者病情,提高他们对疾病的认知水平,多关心和支持患者。

### (六) 健康教育

1. 疾病知识指导　向患者讲解有关甲亢的表现和自我护理知识,适量运动,合理饮食,避免精神刺激、过度劳累等。告知患者上衣领不宜过紧,避免压迫肿大的甲状腺,严禁用手挤压甲状腺以免甲状腺激素分泌过多,加重病情。

2. 用药和病情监测指导　强调抗甲状腺药物长期服用的重要性及定期复查血象和甲状腺功能的必要性。指导患者不可随意停药或增减剂量。抗甲状腺药物治疗一般疗程为 1.5~2 年,用药前 3 个月,每周查血象 1 次;每隔 1~2 个月查甲状腺功能;每日清晨起床前,自测脉搏,定期测体重,脉搏减慢、体重增加是治疗有效的重要标志。若出现高热、恶心、呕吐、大汗淋漓、腹泻等可能为甲状腺危象的表现,应及时就诊。

3. 生育指导　有生育需求的女性患者,宜治愈后再妊娠。妊娠期甲亢首选丙硫氧嘧啶,不用甲巯咪唑,禁用 $^{131}I$,慎用普萘洛尔。产后如需继续服药,不宜哺乳;如必须哺乳,可对婴儿进行安全剂量的丙硫氧嘧啶治疗。

**知识点小结**

请扫描二维码。

**拓展知识**

**KABP 理论结合延续护理模式应用于甲状腺功能亢进症患者的长期效果观察**

"知信行"模式(knowledge, attitude, belief, practice),简称:KABP,是改变人类健康相关行为的模式之一,它将人类行为的改变分为获取知识,产生信念及形成行为三个连续过程,即知识-信念-行为。知(知识和学习)是基础,信(信念和态度)是动力,行(促进健康行为)是目标。知信行模式结合延续护理模式逐步替代常规护理方法,被广泛应用于甲状腺功能亢进患者的护理,采用 KABP 理论结合延续护理模式,其贯穿整个护理过程,在患者护理初期,即告知患者关于甲亢疾病的相关知识,并告知其该疾病的可治性,从而使患者的紧绷心理得以松弛,使得患者的不良情绪在一定程度上得到改善。患者在进行护理前即已经拥有一个较好的心理准备,故而能较大程度的接受护理干预。护理过程中,通过与护理人员的沟通交流,使得心理情绪得以发泄,及时观察记录并评价患者的心理状态,及时与患者进行交流,根据患者的心理状态,给予针对个性化的干预措施,显著提高临床疗效。同时,在护理的日常生活中,嘱患者合理膳食和适量运动,从而使患者的身心得以放松,减少负面情感的产生。KABP理论结合延续护理模式可以减少改善患者的焦虑、抑郁状态,提高生活质量。

请扫描二维码学习。

练习题及答案

(谭丽丽)

# 模块五 内分泌科常见疾病的护理

## 任务三 甲状腺功能减退症患者的护理

### 学习目标

1. 素质目标
(1) 能接受大卫生、大健康的概念,主动关注社会重大健康问题。
(2) 能感知、认同"扎根基层、服务基层、回报基层"的朴实情怀。
(3) 能表现出对甲状腺功能减退症患者的尊重和同理心。
(4) 面对危急情况,能逐步养成急救意识。
2. 知识目标
(1) 能说出甲状腺功能减退症的分类和临床表现。
(2) 能讲述口服左甲状腺素的服用方法和不良反应。
(3) 能讲述黏液性水肿昏迷的护理要点。
(4) 能列出甲状腺功能减退症患者常见的护理问题和护理措施。
3. 能力目标
(1) 能识别黏液性水肿昏迷的表现,采取正确的处理措施。
(2) 能通过情景模拟对黏液性水肿昏迷采取正确的救护措施。
(3) 能对甲状腺功能减退症患者提供一定的健康教育。

### 案例导入

周女士,45岁,纳差,乏力,毛发脱落,经期延长2年,平时怕冷、少言,记忆力减退,便秘,体重增加。近半月出现胸闷、憋气渐加重,食欲减退,查体:体温35.6℃,血压100/65 mmHg,脉搏55次/分,双下肢水肿。辅助检查:超声心动图:少量心包积液。甲状腺功能 $FT_3\downarrow FT_4\downarrow$,$TSH\uparrow$。诊断:原发性甲状腺功能减退症。

**问题:** 患者目前有哪些主要护理诊断/问题?应给予哪些护理措施?

### 任务分析

甲状腺功能减退症(hypothyroidism)简称甲减,是由各种原因导致的低甲状腺激素血症或甲状腺激素抵抗而引起的全身性低代谢综合征,其病理特征是黏多糖在组织和皮肤堆积,表现为黏液性水肿。按起病年龄分为三型,起病于胎儿或新生儿者,称呆小病;起病于儿童者,称幼年型甲减;起病于成年者,称成年型甲减,前两期常伴有智力障碍。本病多见于中年女性,本节主要介绍成年型甲减。

甲减最主要的原因是原发性甲状腺功能减退,是甲状腺本身疾病所引起,最常见是由自身免疫损伤导致。其他病因有:甲状腺破坏、缺碘或碘过多使用抗甲亢药等。

如何评估和判断患者存在的主要护理诊断/问题?采取哪些有效的护理措施?发生黏液性水肿昏迷时,如何抢救患者?通过学习,正确掌握甲状腺功能减退症患者的护理知识和技能,运用护理程序对甲状腺功能减退症患者实施整体护理。

## 一、护理评估

### (一) 健康史

询问患者有无甲状腺功能减退症家族史、感染史、个人史,有无其他自身免疫性甲状腺疾病等。

### (二) 身体状况

甲状腺功能减退的身体状况详见表5-3-1。

表5-3-1 甲状腺功能减退的身体状况

| 类别 | 具体表现 |
| --- | --- |
| 一般表现 | 有畏寒、少汗、乏力、体温偏低、食欲减退、体重增加。典型黏液性水肿患者呈表情淡漠、眼睑水肿,面色苍白,唇厚舌大,皮肤干燥、增厚、粗糙,毛发脱落,眉毛稀疏 |
| 精神神经系统 | 反应迟钝,少言,嗜睡,记忆力减退,智力低下。后期呈痴呆、幻觉、木僵、昏睡或惊厥,出现共济失调、眼球震颤等 |
| 心血管系统 | 心动过缓,心音减弱 |
| 消化系统 | 有畏食、腹胀、便秘等 |
| 肌肉骨骼系统 | 肌肉软弱乏力,寒冷时可有暂时性肌强、痉挛、疼痛等 |
| 生殖系统 | 有性欲减退,女性常月经过多、经期延长和不育,溢乳;男性出现阳痿 |
| 血液系统 | 贫血 |
| 黏液性水肿昏迷 | 1. 诱因:寒冷、感染、手术、胃肠道出血、严重躯体疾病、中断甲状腺激素替代治疗和使用麻醉、镇静剂等<br>2. 表现:嗜睡,低体温(<35℃),呼吸减慢,心动过缓,血压下降,休克,四肢肌肉松弛,反射减弱或消失,甚至昏迷 |

**提示** 案例中对周女士的主诉及症状描述均符合甲状腺功能减退的典型表现。

### (三) 辅助检查

甲状腺功能减退辅助检查见表5-3-2。

表5-3-2 甲状腺功能减退辅助检查

| 检查项目 | 临床意义 |
| --- | --- |
| 血常规与血生化检查 | 多为正细胞正色素性贫血,总胆固醇、甘油三酯、低密度脂蛋白胆固醇及载脂蛋白升高。 |
| 甲状腺功能检查 | $TT_4$ 和 $FT_4$ 降低是诊断本病的必备指标。原发性甲减者促甲状腺激素升高为最早的改变。 |

续 表

| 检查项目 | 临床意义 |
|---|---|
| 促甲状腺激素释放激素兴奋试验 | 无升高反应者提示垂体性甲减,升高反应迟钝者提示下丘脑性甲减,血清促甲状腺激素在增高的基值上进一步增高,提示发生原发性甲减。 |
| 甲状腺自身抗体测定 | 可确定是否有慢性淋巴细胞性甲状腺炎引起的甲减的可能。 |

**提示** 案例中周女士的甲状腺功能 $FT_3 \downarrow FT_4 \downarrow$,$TSH \uparrow$,达到了原发性甲减诊断标准。

### (四) 治疗要点

1. 代替治疗　各种类型的甲减,均需用甲状腺激素替代,永久性甲减者需终身服用。首选左甲状腺素(L-T4)口服,应从小剂量开始服用,不可随意停药或增减剂量。

2. 对症治疗　有贫血者补充铁剂、维生素 B、叶酸等。胃酸低者补充稀盐酸,并与甲状腺激素合用疗效好。

3. 黏液性水肿昏迷的治疗

(1) 立即静脉补充甲状腺激素,首选 $T_3$ 制剂碘塞罗宁,至清醒后改口服维持治疗。

(2) 保温,给氧,保持呼吸道通畅。

(3) 氢化可的松 200～300 mg/天持续静滴,待患者清醒后逐渐减量。根据需要补液,但补液量不宜过多。

(4) 控制感染,治疗原发病。

## 二、护理问题分析

"案例导入"中的周女士被确诊为甲状腺功能减退,目前乏力、纳差、怕冷、便秘、胸闷、体温过低,说明有全身性低代谢综合征现象,因此评估患者存在以下主要护理诊断/问题,其中"气体交换受损"为首优护理问题。具体如下:

1. 气体交换受损　与少量心包积液有关。
2. 便秘　与代谢率降低及体力活动减少引起的肠蠕动减慢有关。
3. 体温过低　与机体基础代谢率降低有关。
4. 营养失调:高于机体需要量　与代谢率降低致摄入大于需求有关。
5. 活动无耐力　与甲状腺激素合成分泌不足有关。
6. 潜在并发症:黏液性水肿昏迷

## 三、护理措施分析

根据目前周女士的病情,护士应给予及时有效的护理措施,采取保暖,做好皮肤护理、便秘护理,指导用药等措施。

### (一) 一般护理

1. 休息与活动　室温在 22～23℃ 之间,加强保暖。鼓励患者每天进行适度的运动,如散步、慢跑等。

2. 饮食护理　给予高蛋白、高维生素、低钠、低脂肪饮食。进食粗纤维食物,每天摄入足够的水分,以保证大便通畅。桥本甲状腺炎所致甲状腺功能减退症者应避免摄取含碘食物和药物,以免诱发严重黏液性水肿。

3. 皮肤护理　用乳液或润肤油涂抹干燥皮肤,洗澡时避免使用肥皂。

4. 便秘护理　每天定时排便,养成规律排便的习惯;每日按摩腹部或散步、慢跑等,以促进胃肠蠕动;多吃粗纤维食物。

5. 其他　冬季注意保暖,避免出入公共场所,预防感染和创伤,慎用安眠、镇静、止痛、麻醉等药物,以免加重病情。

（二）病情监测

监测生命体征变化,观察患者有无寒战、皮肤苍白等体温过低表现及心律不齐、心动过缓等现象,并及时处理。观察全身黏液性水肿情况,每天记录患者体重。患者若出现体温低于35℃、呼吸浅慢、心动过缓、血压降低、嗜睡等表现,或出现口唇发绀、呼吸深长、喉头水肿等症状,立即通知医师处理。

（三）药物护理

（1）空腹服用甲状腺激素可增加其生物利用度,以睡前用药最佳。

（2）替代治疗需终身服药,效果最佳的指标为血清促甲状腺激素恒定在正常范围内,应每年检测1~2次甲状腺功能。

（3）左甲状腺素片用药过量表现:多食、消瘦、脉搏>100次/分、怕热、大汗、情绪激动。

（4）下丘脑-垂体性甲减病例如伴有肾上腺皮质功能不全,应先行补充糖皮质激素,3~5天后方可开始甲状腺激素替代治疗,以免诱发肾上腺危象。

（5）必要时根据医嘱给予轻泻剂,并观察大便的次数、性质、量的改变,观察有无腹胀、腹痛等麻痹性肠梗阻的表现。

（四）黏液性水肿昏迷的护理

（1）建立静脉通道,按医嘱给予急救药物。

（2）保持呼吸道通畅,吸氧,必要时配合气管插管或气管切开。

（3）监测生命体征和动脉血气分析的变化,记录24小时出入量。

（4）注意保暖,避免局部热敷,以免烫伤和加重循环不良。

（五）心理护理

向患者及家属讲解的甲状腺功能减退症的相关知识,充分认识正确对待疾病的重要性,利于治疗和康复。

（六）健康教育

1. 疾病知识指导　说明病因及注意事项;预防感染和创伤,注意保暖;说明终身坚持服药的重要性和必要性,不可随意停药或变更剂量;慎用催眠、镇静、止痛、麻醉等药物。

2. 日常生活指导　指导患者学会自我监测病情,若出现低血压、心动过缓、体温<35℃等,应及时就医。

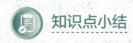
知识点小结

请扫描二维码。

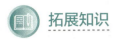

拓展知识

甲状腺功能减退症是由不同原因引起的甲状腺激素缺乏,机体的代谢和身体的各个系统功能减退而出现的一系列临床综合病症。目前,对本病的治疗仍然局限于甲状腺激素替代。未来的研究将会着眼于原发性甲减病因的治疗,如采用碘制剂早期预防和治疗克汀病,采用 IL-10 转基因治疗桥本甲状腺炎等。此外,对甲状腺钠碘同向转运体(NIS)的研究,将有助于一些先天性碘转运异常所致甲减的早期发现,NIS 转基因治疗有望根治此类病患。另一研究热点在于亚临床甲减的危害和治疗策略。动物实验和人体研究其对机体诸系统,尤其是脂质代谢和心血管系统的影响是制订合理防治计划的基础。

 测一测

请扫描二维码学习。

练习题及答案

(梁晓瑜)

## 任务四　库欣综合征患者的护理

**学习目标**

1. 素质目标
(1) 能接受大卫生、大健康的概念,主动关注社会重大健康问题。
(2) 能感知、认同"扎根基层、服务基层、回报基层"的朴实情怀。
(3) 能表现出对库欣综合征患者的尊重和同理心。
(4) 面对危急情况,能逐步养成急救意识。
2. 知识目标
(1) 能说出库欣综合征的典型表现。
(2) 能列出库欣综合征患者常见的护理问题和护理措施。
3. 能力目标
(1) 能识别低血钾的表现,采取正确的饮食护理。
(2) 能对库欣综合征患者提供一定的健康教育。

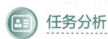
**案例导入**

患者,男性,22 岁。近 2 月无诱因出现间断头痛,测血压最高为 200/120 mmHg,口服多种降压药效果差,起病以来自觉脸变圆、变红,乏力、多饮、夜尿增多,情绪易波动,近 20 天体重增加 10 kg。无高血压及糖尿病家族史。查体:血压 175/98 mmHg,身高 175 cm,体重 91 kg,BMI 29.7 kg/m$^2$;向心性肥胖、满月脸、多血质貌、下腹两侧、大腿外侧可见紫红色条纹。入院后按医嘱给予皮质醇测定、地塞米松抑制试验等相关检查。

问题:
1. 患者目前有哪些主要护理诊断/问题?应给予哪些护理措施?
2. 护士怎样遵医嘱完成皮质醇测定、地塞米松抑制试验。

**任务分析**

库欣综合征(Cushing 综合征、皮质醇增多症)是因下丘脑-垂体-肾上腺轴调控失常,导致肾上腺分泌过多糖皮质激素(主要是皮质醇)所引起的症状群,根据病因分类如图 5-4-1 所示。本病成人多于儿童,女性多于男性,20~40 岁居多。

如何评估和判断患者存在的主要护理诊断/问题?采取哪些有效的护理措施?通过学习,正确掌握库欣综合征患者的护理知识和技能,运用护理程序对库欣综合征患者实施整体

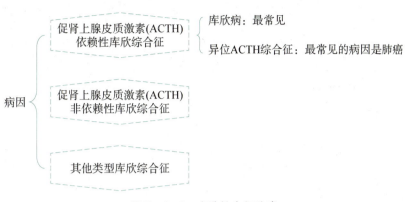

图 5-4-1 库欣综合征分类

护理。

## 一、护理评估

### (一) 健康史

重点询问患者既往的健康状况,有无垂体瘤;有无垂体以外的肿瘤,如肾上腺皮质腺瘤、肾上腺皮质癌、肺癌、胸腺癌、胰腺癌、甲状腺髓样癌等;了解患者有无激素类药物服用史。

### (二) 身体状况

库欣综合征典型表现:向心性肥胖、满月脸、多血质、紫纹等。具体表现见表 5-4-1。

表 5-4-1 库欣综合征典型表现

| 类别 | 具体表现 |
| --- | --- |
| 脂肪代谢紊乱 | 脂肪重新分布,形成典型的"向心性肥胖、满月脸、水牛背" |
| 蛋白质代谢障碍 | ①蛋白质分解加速、合成抑制,致使皮肤菲薄形成紫纹,以臀部外侧、下腹部、大腿内外侧等处多见,呈对称性分布;②肌肉萎缩无力,腰酸背痛;③骨质疏松,以脊椎和肋骨明显,可发生自发性骨折 |
| 糖代谢障碍 | 皮质醇可拮抗胰岛素。抑制糖利用,促进糖异生,导致血糖升高,出现糖尿病症状,称为类固醇性糖尿病 |
| 电解质紊乱 | 肾上腺皮质癌和异位 ACTH 综合征可有明显低钾低氯性碱中毒 |
| 多器官功能障碍 | ①心血管病变:高血压常见;②性功能异常:女性月经稀少、不规则或闭经,多毛,痤疮常见,男性性欲减退、睾丸变软、阴茎缩小;③神经精神症状:情绪不稳定,烦躁、失眠;④皮肤色素沉着:异位 ACTH 综合征患者明显 |
| 对感染抵抗力减弱 | 长期皮质醇分泌增多使免疫功能减弱,患者易并发感染,以肺部感染多见 |

**提示** 案例中对患者的症状描述符合库欣综合征的典型表现。

### (三) 辅助检查

库欣综合征辅助检查见表 5-4-2。

表 5-4-2 库欣综合征辅助检查

| 检查项目 | 临床意义 | | |
|---|---|---|---|
| 皮质醇测定 | ①血浆皮质醇水平增高且昼夜节律消失,早晨血浆皮质醇浓度高于正常,而晚上不低于清晨;②24小时尿17-羟皮质类固醇升高 | | |
| 地塞米松抑制试验 | 小剂量地塞米松抑制试验 | 能被抑制 | 正常的肥胖 |
| | | 不能被抑制 | 库欣综合征 |
| | 大剂量地塞米松抑制试验 | 能被抑制 | 垂体性库欣综合征 |
| | | 不能被抑制 | 肾上腺肿瘤、皮质癌或异位ACTH分泌综合征 |

**(四)治疗要点**

根据不同病因进行相应治疗。首选手术切除垂体微腺瘤。其他临床类型行手术、放疗或化疗治疗;若不能根治,主要使用肾上腺皮质激素合成阻滞药,如米托坦、美替拉酮、氨鲁米特、酮康唑等。

## 二、护理问题分析

"案例导入"中的患者目前有向心性肥胖,满月脸、多血质貌、下腹两侧、大腿外侧可见紫红色条纹,说明有身体外观改变,因此评估患者存在以下主要护理诊断/问题,其中"体像紊乱"为首优护理问题。具体如下。

1. 体像紊乱　与库欣综合征引起身体外观改变有关。
2. 体液过多　与皮质醇增多引起水钠潴留有关。
3. 有感染的危险　与皮质醇增多导致机体免疫力下降有关。
4. 活动无耐力　与蛋白质代谢障碍引起肌肉萎缩有关。
5. 潜在并发症:心力衰竭、脑卒中、骨折、类固醇性糖尿病

## 三、护理措施分析

根据目前患者的病情,护士应给予及时有效的护理措施,采取合理休息,抬高双下肢,进行饮食指导,监测病情,预防感染和外伤,观察药物疗效和不良反应,遵医嘱完善检查等。具体护理措施见表5-4-3。

表 5-4-3 库欣综合征的护理措施

| 分类 | 具体措施 |
|---|---|
| 一般护理 | ①尽量取平卧位,抬高双下肢,以利于静脉回流。久病者,适当限制运动,防止骨折;②给予高蛋白、高钾、高钙、低钠、低热量、低碳水化合物饮食,鼓励患者食用柑橘、枇杷、香蕉、南瓜等含钾高的水果,并摄取富含钙及维生素D的食物,预防骨质疏松。避免摄入刺激性食物,禁烟、酒 |
| 病情观察 | 密切观察有无感染、水肿、骨折征象;观察血钾、血糖、血压及心电图变化,若出现恶心、呕吐、腹胀、乏力、心律失常等表现,提示有低血钾 |

续表

| 分类 | 具体措施 |
|---|---|
| 感染和外伤的预防和护理 | ①本病存在感染易感性,常见有咽部扁桃体感染、皮肤疖痈、口腔假丝酵母菌及泌尿道真菌感染等;②对有广泛骨质疏松和骨痛的患者,避免剧烈运动,严防摔伤,变换体位时应动作轻柔,防止发生病理性骨折。对患者进行药物注射和护理操作时,避免碰击或擦伤皮肤,引起广泛性皮下出血 |
| 用药护理 | 使用肾上腺皮质激素合成阻滞剂药治疗时,注意观察药物疗效及食欲不振、恶心、呕吐、乏力、嗜睡等不良反应;定期检测肝功能 |
| 心理护理 | 鼓励患者说出内心感受,对其进行心理指导。指导患者家属为其提供心理支持,教会患者自我护理措施,适当从事力所能及的活动,以增强患者的自信心和自尊感 |
| 健康教育 | 指导患者及家属日常生活中预防感染,尽可能减少或避免到公共场所,指导患者学会正确使用药物,定期复诊 |

## 任务实施

### 一、皮质醇标本采集

#### (一)标本采集前准备工作

(1) 如有服中枢性降压药、镇静药、兴奋剂、抗癫痫药、糖皮质激素类药物均可影响测定,至少应停药 1 周以上再测。

(2) 是否是盲人,有无值夜班、睡眠不佳、过度兴奋、灯光刺激、脑炎、垂体下丘脑或额叶肿瘤、精神错乱等情况。

(3) 凡有发热、创伤、出血、手术、暴怒、精神紧张等应激情况均不能做此测定。

#### (二)标本采集方法

(1) 分别于 8 点(空腹)、16 点、24 点进行静脉采血 2 mL 于带肝素抗凝剂的真空采血管中,轻轻颠倒摇匀 5~8 次,及时分离血浆并注明采血时间。一般与 ACTH 节律同步采集。

(2) 送检时请务必在申请单上注明采血时间。

### 二、地塞米松抑制试验

#### (一)小剂量地塞米松抑制试验

1. 1 mg 过夜地塞米松抑制试验方法

(1) 试验第 1 天:8:00 用生化管取静脉血 3 mL 查皮质醇(空白对照),午夜 23:00~24:00 口服地塞米松 1 mg,服药后禁食。

(2) 试验第 2 天:8:00~9:00 用生化管取静脉血 3 mL 查皮质醇。

2. 经典小剂量地塞米松抑制试验(2 mg/天×48 小时)方法

(1) 试验前一天收集 24 小时尿游离皮质醇及血清皮质醇作为对照。

(2) 试验第 1 天:8:00 用生化管取静脉血 3 mL 查皮质醇,口服地塞米松 0.5 mg,q6h,连续 2 天。

（3）试验第 2 天：口服地塞米松 0.5 mg，q6h，同时留 24 小时尿游离皮质醇。

（4）试验第 3 天：8:00 用生化管取静脉血 3 mL 查皮质醇。

**（二）经典大剂量地塞米松抑制试验（8 mg/天×48 小时）**

（1）试验第 1 天：8:00 用生化管取静脉血 3 mL 查皮质醇作为对照，之后口服地塞米松 2 mg，q6h，连续 2 天。

（2）试验第 2 天：留 24 h 尿游离皮质醇，继续口服地塞米松 2 mg，q6h。

（3）试验第 3 天：8:00 用生化管取静脉血 3 mL 查皮质醇。

**（三）注意事项**

（1）化验单上注明：空白对照、小剂量之后、大剂量之后等。

（2）试验期间可作日常正常活动，8:00 时不一定要空腹。

（3）试验 5 日尽量禁止用一切药物，如肾上腺皮质激素、ACTH、口服避孕药、广谱抗生素、各种激素、中药、磺胺、降压药、镇静药、抗癫痫药等。试验前嘱患者不饮浓茶、咖啡，正常饮水。

（4）向患者解释本检查意义及步骤，要求患者在试验期间，尤其是抽血时保持平静。

（5）试验日应避免各种应激反应，如外伤高热、精神过度紧张、强烈体力活动和低血糖。

（6）必须协助患者按时服药和抽血，即做到服药到口，服药时间、剂量要准确。

（7）门诊患者可进行过夜法小剂量地塞米松抑制试验（1 mg-DST），住院患者进行标准小剂量地塞米松抑制试验（2 mg-DST）。

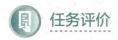

任务评价详见表 5-4-4。

表 5-4-4 任务评价表

| 任务 | 评价内容 | 评价标准 | 分值 |
| --- | --- | --- | --- |
| 分析主要护理问题及护理措施 | 护理问题（32 分） | 1. 体像紊乱　与库欣综合征引起身体外观改变有关 | 8 分 |
| | | 2. 体液过多　与皮质醇增多引起水钠潴留有关 | 6 分 |
| | | 3. 有感染的危险　与皮质醇增多导致机体免疫力下降有关 | 6 分 |
| | | 4. 活动无耐力　与蛋白质代谢障碍引起肌肉萎缩有关 | 6 分 |
| | | 5. 潜在并发症：心力衰竭、脑卒中、骨折、类固醇性糖尿病 | 6 分 |
| | 护理措施（68 分） | 1. 尽量取平卧位，抬高双下肢 | 2 分 |
| | | 2. 饮食护理：给予高蛋白、高钾、高钙、低钠、低热量、低碳水化合物饮食，避免摄入刺激性食物，禁烟、酒 | 10 分 |
| | | 3. 病情观察：密切观察有无感染、水肿、骨折征象；观察血钾、血糖、血压及心电图变化，警惕低血钾 | 10 分 |
| | | 4. 预防感染和外伤：避免剧烈运动，严防摔伤，变换体位时应动作轻柔。对患者进行药物注射和护理操作时，避免碰击或擦伤皮肤 | 10 分 |
| | | 5. 用药护理：注意观察药物疗效及不良反应；定期检测肝功能 | 12 分 |

续 表

| 任务 | 评价内容 | 评价标准 | 分值 |
|---|---|---|---|
| | | 6. 按医嘱正确完成皮质醇的采集和地塞米松抑制试验 | 10分 |
| | | 7. 心理护理：鼓励患者说出内心感受，提供心理支持，说明身体外形的改变通过治疗，部分可减轻，以消除紧张、焦虑情绪，增强自信心和自尊感 | 7分 |
| | | 8. 健康教育：指导预防感染和正确使用药物，定期复诊 | 7分 |
| | | 评价总分 | 100分 |

 知识点小结

请扫描二维码。

 拓展知识

皮质醇

皮质醇是一种类固醇激素，属于糖皮质激素类。当用作药物时，它被称为氢化可的松。压力状态下身体需要皮质醇来维持正常生理机能；如果没有皮质醇，身体将无法对压力做出有效反应。若没有皮质醇，当狮子从灌木丛中向我们袭来时，我们就只能吓得屁滚尿流、目瞪口呆，动弹不得。然而借由积极的皮质醇代谢，身体能够启动起来逃走或者搏斗，因为皮质醇分泌能释放氨基酸(来自肌肉)、葡萄糖(来自肝脏)以及脂肪酸(来自脂肪组织)，这些被输送到血液里充当能量使用。

正常的皮质醇代谢是一个周期为24小时的循环，一般皮质醇水平最高在早晨(约6～8点)，最低点在凌晨(0～2点)。通常在上午8点～12点间皮质醇水平会骤然下跌，之后全天都持续一个缓慢的下降趋势。从凌晨2点左右皮质醇水平开始由最低点再次回升，让我们清醒并准备好面对新的充满压力的一天。打破规律则会使皮质醇水平在本该下降的时候升高。

 测一测

请扫描二维码学习。

练习题及答案

（卢小菊　吕开月）

## 任务五　糖尿病患者的护理

### 学习目标

1. 素质目标
(1) 能接受大卫生、大健康的概念,主动关注社会重大健康问题。
(2) 能感知、认同"扎根基层、服务基层、回报基层"的朴实情怀。
(3) 能表现出对糖尿病患者的尊重和同理心。
(4) 面对危急情况,能逐步养成急救意识。

2. 知识目标
(1) 能说出糖尿病的典型表现和常见并发症。
(2) 能讲述常用口服降糖药的种类、服用时间和不良反应。
(3) 能讲述胰岛素注射的部位、注射方法和注意事项。
(4) 能列出糖尿病患者常见的护理问题和护理措施。

3. 能力目标
(1) 能识别低血糖的表现,采取正确的处理措施。
(3) 能通过情景模拟对糖尿病酮症酸中毒患者采取正确的救护措施。
(4) 能对糖尿病患者提供一定的健康教育。

### 案例导入

唐女士,56岁,身高155 cm,体重60 kg,平时不喜欢运动,喜欢看电视和吃零食。一年前退休。近一个月来,体重下降5 kg并伴多饮多食多尿,遂去医院检查,测随机血糖12.0 mmol/L,经进一步检查,确诊为2型糖尿病,医嘱:控制饮食、合理运动、口服降糖药(格列齐特和二甲双胍)、监测血糖。经过一段时间的治疗,唐女士血糖控制良好,由于听信喝了某某长寿之乡山洞里的水可以治好糖尿病,不用再吃药,于是停药一个月。前天唐女士受凉感冒,今天上午突然胸闷、四肢无力、恶心呕吐,由急诊送入内分泌科病区治疗。入院时唐阿姨烦躁,呼吸深快,并伴有烂苹果气味,床单被呕吐物污染,测血糖为20.7 mmol/L,血酮体升高,尿酮体阳性。按医嘱给予静脉补液、静滴小剂量胰岛素、监测血糖等处理。

问题:
1. 患者目前有哪些主要护理诊断/问题?应给予哪些护理措施?
2. 护士怎样遵医嘱完成床旁快速血糖测量操作?

模块五 内分泌科常见疾病的护理

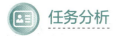

糖尿病(diabetes mellitus，DM)是一组由多病因引起以慢性高血糖为特征的代谢性疾病，是由于胰岛素分泌和(或)利用缺陷所引起。长期碳水化合物以及脂肪、蛋白质代谢紊乱可引起多系统损害，导致眼、肾、神经、心脏、血管等组织器官慢性进行性病变、功能减退及衰竭；病情严重或应激时可发生急性严重代谢紊乱，如糖尿病酮症酸中毒(DKA)、高渗高血糖综合征。

糖尿病是由遗传和环境因素的复合病因引起的临床综合征，但目前其病因和发病机制仍未完全阐明。

采用 WHO(1999)的糖尿病病因学分型体系，根据病因学证据将糖尿病分为 4 种类型，即 1 型糖尿病(T1DM)、2 型糖尿病(T2DM)、特殊类型糖尿病和妊娠期糖尿病。

如何评估和判断患者存在的主要护理诊断/问题？采取哪些有效的护理措施？通过学习，正确掌握糖尿病患者的护理知识和技能，运用护理程序对糖尿病患者实施整体护理。

## 一、护理评估

### (一)健康史

询问患者有无糖尿病家族史、感染史、个人史，有无其他自身免疫性疾病等。

### (二)身体状况

1. 一般症状　多尿、多饮、多食和体重减轻，即"三多一少"。消瘦是由于蛋白质消耗；多尿是由于血糖升高产生渗透性利尿。1 型糖尿病与 2 型糖尿病的区别见表 5-5-1。

表 5-5-1　1 型糖尿病与 2 型糖尿病的区别

| 主要区别 | 1 型糖尿病 | 2 型糖尿病 |
| --- | --- | --- |
| 发病年龄 | 多见于青少年 | 多见于成年人 |
| 发病机制 | 胰岛 β 细胞数量显著减少乃至消失，胰岛素分泌显著下降或缺失 | 胰岛素调控葡萄糖代谢能力的下降(胰岛素抵抗)伴胰岛 β 细胞功能缺陷，胰岛素分泌相对减少 |
| 酮症酸中毒 | 易发生 | 很少自发性发生，但在感染等应激下，亦可诱发酮症酸中毒 |
| 三多一少症状 | 典型 | 不典型 |
| 主要死亡原因 | 肾病 | 心血管疾病 |

**提示**　案例中唐女士起病初的主诉及症状描述均符合糖尿病的典型表现。

2. 并发症

(1) 糖尿病急性并发症见表 5-5-2。

5-25

表5-5-2 糖尿病急性并发症

| 急性并发症 | 发病机制 | 临床表现 | 辅助检查 |
| --- | --- | --- | --- |
| 糖尿病酮症酸中毒（DKA） | 最常见的糖尿病急症，最常见诱因是感染，糖尿病病情加重产生大量酮体，超过机体的调节能力，发生酸中毒 | 呼吸深大（库斯莫尔呼吸），呼气中有烂苹果味，血压下降，昏迷 | 血糖多为16.7~33.3 mmol/L<br>血酮体升高<br>尿酮体阳性 |
| 高渗高血糖综合征（HHS） | 感染、外伤、使用糖皮质激素、甘露醇等药物使血糖升高 | 严重脱水、神经精神症状（烦躁、淡漠、嗜睡、偏瘫、昏迷等），无深大呼吸 | 血糖为33.3~66.8 mmol/L<br>血酮体正常<br>尿酮体阴性 |

**提示** 案例中唐女士因知识缺乏停用降糖药，存在诱因，症状典型，可以明确其发生了糖尿病酮症酸中毒。

（2）糖尿病慢性并发症见表5-5-3。

表5-5-3 糖尿病慢性并发症

| 慢性并发症 | 临床表现 |
| --- | --- |
| 糖尿病肾病 | 是1型糖尿病患者的主要死亡原因，病情发展分为5期，Ⅰ、Ⅱ期仅有肾本身的病理改变，Ⅲ期开始出现微量白蛋白尿，Ⅳ期尿蛋白逐渐增多，可伴有水肿和高血压，肾功能减退，Ⅴ期出现明显的尿毒症症状 |
| 糖尿病视网膜病变 | 病程超过10年的糖尿病患者常合并程度不等的视网膜病变，是失明的主要原因 |
| 糖尿病神经病变 | 可累及神经系统任何一部分。以周围神经病变最为常见，呈对称性，下肢较上肢严重，表现为四肢麻木、刺痛感、蚁走感、袜套样感，感觉过敏或消失 |
| 糖尿病下肢动脉病变 | 表现为下肢动脉的狭窄或闭塞，导致下肢缺血性溃疡和截肢、心血管事件的风险明显增加，死亡率更高 |
| 糖尿病足 | 是糖尿病最严重和治疗费用最多的慢性并发症之一，是糖尿病非外伤性截肢的最主要原因。轻者表现为足畸形、皮肤干燥和发凉、胼胝（高危足）；重者表现为足部溃疡、坏疽。常见的诱因有：足部皮肤瘙痒而搔抓致皮肤破损，烫伤，碰撞伤，修脚损伤和新鞋磨破伤 |

### （三）辅助检查
糖尿病辅助检查见表5-5-4。

表5-5-4 糖尿病辅助检查

| 检查项目 | 临床意义 |
| --- | --- |
| 尿液检查 | 尿酮体阳性提示有酮症酸中毒；尿蛋白阳性提示可能有肾脏的继发损害，尿糖阳性为诊断糖尿病重要线索 |

续 表

| 检查项目 | 临床意义 |
|---|---|
| 血糖 | 空腹血糖(FPG)正常值是 3.9~6.0 mmol/L,6.1~6.9 mmol/L 为空腹血糖受损(IFG),≥7.0 mmol/L 考虑为糖尿病;或有典型糖尿病症状并且餐后任意时刻血糖≥11.1 mmol/L,也考虑为糖尿病 |
| 口服糖耐量试验(OGTT) | 当血糖高于正常范围而又未达到糖尿病诊断标准时,须进行口服糖耐量试验。试验前 3~7 天停用可能影响结果的药物;试验前 3 天内摄入足量碳水化合物;试验日晨停胰岛素;试验前禁食 8 小时,清晨空腹进行,成人口服 75 g 无水葡萄糖,溶于 250~300 mL 水中,5~10 分钟内饮完,测定空腹及开始饮葡萄糖水后 2 小时静脉血浆葡萄糖。试验过程中禁烟、酒、咖啡、浓茶,不做剧烈运动,无须绝对卧床 |
| | 正常人口服葡萄糖后 1 小时血糖<10.0 mmoL、2 小时血糖<7.8 mmol/L;如果 2 小时血糖在≥7.8 mmol/L,<11.1 mmol/L 为糖耐量减低(IGT);2 小时血糖≥11.1 mmol/L 为糖尿病。 |
| 糖化血红蛋白(GHbA1) | GHbA1 有 a、b、c 三种,以 GHbA1c(HbA1c)最为主要,测定 HbA1c 可反映患者近 8~12 周平均血糖水平。 |

#### (四)糖尿病的诊断标准

糖尿病的诊断标准见表 5-5-5。

表 5-5-5 糖尿病的诊断标准

| 诊断标准 | 静脉血浆葡萄糖或 HbA1c 水平 |
|---|---|
| 典型糖尿病症状 | |
| 加上随机血糖 | ≥11.1 mmol/L |
| 或加上空腹血糖 | ≥7.0 mmol/L |
| 或加上 OGTT2h 血糖 | ≥11.1 mmol/L |
| 或加上 HbA1c | ≥6.5% |
| 无糖尿病典型症状者,需改日复查确认 | |

**提示** 案例中唐女士的随机血糖为 12.0 mmol/L,达到了诊断标准。

#### (五)治疗要点

糖尿病的治疗强调早期、长期、综合治疗及治疗措施个体化的原则。治疗目标是通过纠正患者的不良生活方式和代谢紊乱,防治急慢性并发症的发生,延缓疾病的发展,提高患者的生活质量。国际糖尿病联盟提出糖尿病综合管理五个要点(有"五驾马车"之称):糖尿病健康教育、医学营养治疗、运动治疗、病情监测、药物治疗。其中糖尿病健康教育是重要的基础管理措施,是决定糖尿病管理成败的关键;医学营养治疗是糖尿病基础管理措施,是综合管理的重要组成部分。

## 二、护理问题分析

"案例导入"中的唐女士被确诊为糖尿病,因停药病情加重,存在知识缺乏。目前胸闷,四肢无力,恶心呕吐,血糖过高,说明有体液丢失现象,因此评估唐女士存在以下主要护理诊断/问题,其中"体液不足"为首优护理问题。具体如下。

1. 体液不足　与呕吐及多尿有关。
2. 营养失调:低于或高于机体需要量　与胰岛素分泌或作用缺陷有关。
3. 有感染的危险　与血糖增高、脂代谢紊乱、营养不良、微循环障碍等因素有关。
4. 潜在并发症:糖尿病足、低血糖
5. 知识缺乏　缺乏糖尿病的预防和自我管理知识。

## 三、护理措施分析

根据目前唐女士的病情,护士应给予及时有效的护理措施,采取绝对卧床休息,吸氧,迅速开通两条静脉通道,遵医嘱补液,持续静脉滴注小剂量胰岛素降糖,纠正酸碱平衡失调,监测血糖,密切观察药物疗效和不良反应,餐前皮下注射胰岛素控制血糖,防止低血糖的发生,病情稳定后指导饮食及运动、用药等。

### (一) 饮食护理

1. 合理控制总热量　饮食原则是所有糖尿病治疗的基础,应以控制总热量为原则。体重低于理想体重者适当增加能量摄入,肥胖者酌减。实行低糖、低脂(以不饱和脂肪酸为主)、适当蛋白质、高纤维素、高维生素饮食。饮食治疗应定时、定量。

2. 营养物质分配　碳水化合物占总热量的50%～60%,成年患者每日主食摄入量为250～400 g,肥胖者酌情控制在200～250 g;脂肪25%～30%,蛋白质15%～20%(0.8～1.2 g/kg 理想体重)。

3. 合理餐次分配　可根据个体生活习惯、病情和配合药物治疗需要进行安排,可按早餐1/5、中餐和晚餐各2/5 或早中晚餐各1/3 等模式均可。规律饮食,定时定量,注意进餐顺序。

### (二) 运动护理

运动宜在相关专业人员指导下进行,运动前进行必要的健康评测和运动能力评估。原则上强调因人而异、循序渐进、相对定时、定量、适可而止、长期坚持。成年2型糖尿病患者每周至少运动150 分钟(如每周运动5 天、每次30 分钟)中等强度运动(健步走、太极拳、骑车、乒乓球、羽毛球和高尔夫球等)的有氧运动。即使1 次进行短时的体育运动(如10 分钟),累计30 分钟/天,也是有益的。如无禁忌证,每周最好进行2～3 次抗阻运动(两次锻炼间隔≥48 小时)锻炼肌肉力量和耐力。注意运动时间为进餐后1 小时,不宜空腹运动,运动后有低血糖症状时可加餐。

### (三) 病情监测

定期监测血糖、血压、血脂、糖化血红蛋白、眼底及体重等,必要时进行动态血糖监测。注意观察有无并发症的发生。糖尿病血糖控制目标见表5-5-6。

表5-5-6 糖尿病血糖控制目标

| 血糖管理目标 | 空腹或餐前血糖(mmol/L) | 餐后2小时或随机血糖(mmol/L) |
|---|---|---|
| 严格 | 4.4~6.1 | 6.1~7.8 |
| 一般 | 6.1~7.8 | 7.8~10.0 |
| 宽松 | 7.8~10.0 | 7.8~13.9 |

（四）药物护理

1. 口服药物治疗的护理 见表5-5-7。

表5-5-7 常用糖尿病口服降糖药物的护理

| 药物 | 作用机制 | 适应证 | 常用药 | 用药护理 | 不良反应 |
|---|---|---|---|---|---|
| 双胍类 | 主要通过增加外周组织对葡萄糖的摄取和利用，抑制葡萄糖异生及肝糖原分解而降低血糖 | 2型糖尿病患者的一线用药和药物联合中的基本用药 | 二甲双胍 | 餐中或餐后服 | 消化道反应 |
| 磺脲类 | 通过刺激胰岛β细胞分泌胰岛素，增加体内的胰岛素水平而降低血糖 | 新诊断的2型糖尿病非肥胖患者通过饮食、运动治疗血糖控制不理想时 | 格列本脲、格列美脲、格列齐特、格列吡嗪、格列喹酮 | 餐前半小时 | 低血糖反应最常见 |
| 格列奈类 | 通过刺激胰岛素的早时相分泌而降低餐后血糖，特点:吸收快、起效快、作用时间短 | 餐后高血糖的2型糖尿病 | 瑞格列奈 | 餐前即刻服用 | 低血糖和体重增加 |
| 噻唑烷二酮 | 通过增加靶细胞对胰岛素作用的敏感性而降低血糖 | 肥胖、胰岛素抵抗明显的2型糖尿病 | 罗格列酮、吡格列酮 | 1型糖尿病、孕妇不宜使用 | 体重增加、水肿 |
| α-葡萄糖苷酶抑制剂 | 通过抑制碳水化合物在小肠上部的吸收而降低餐后血糖 | 以碳水化合物为主要食物成分的餐后高血糖的患者 | 阿卡波糖、伏格列波糖、米格列醇 | 应与第一口饭同时嚼服 | 腹胀、腹痛、腹泻或便秘 |
| 二肽基肽酶Ⅳ抑制剂(DPP-4i) | 通过抑制二肽基肽酶Ⅳ(DPP-4)而减少GLP-1在体内的失活，使内源性GLP-1水平升高 | 单独使用，或与其他口服降糖药或胰岛素联合应用治疗2型糖尿病 | 西格列汀、沙格列汀、维格列汀、利格列汀、阿格列汀 | 可以与或不与食物同服 | 不良反应发生率低 |

续 表

| 药物 | 作用机制 | 适应证 | 常用药 | 用药护理 | 不良反应 |
|---|---|---|---|---|---|
| 钠-葡萄糖共转运蛋白2抑制剂（SGLT-2i） | 抑制肾脏对葡萄糖的重吸收，降低肾糖阈，从而促进尿糖的排出 | 单独使用，或与其他口服降糖药或胰岛素联合应用治疗2型糖尿病 | 达格列净、恩格列净、卡格列净、艾托格列净 | 餐前或餐后服用均可 | 泌尿系统和生殖系统感染及与血容量不足相关的不良反应 |

2. 注射制剂

(1) 胰岛素：是控制高血糖的重要和有效手段。胰岛素使用的相关知识见表5-5-8。

表5-5-8 胰岛素治疗的护理

| 项目 | 具体内容 |
|---|---|
| 种类 | 超短效胰岛素类似物、常规（短效）胰岛素、中效胰岛素、长效胰岛素、长效胰岛素类似物、预混胰岛素、预混胰岛素类似物、双胰岛素类似物 |
| 保存 | ①未开封的胰岛素：放于冰箱2~8℃冷藏保存，使用前1小时自冰箱取出恢复至室温；②正在使用的胰岛素：放在常温下（不超过25~30℃）可使用28~30天，无须放入冰箱，不宜冰冻。避免过冷、过热、太阳直晒、剧烈晃动等 |
| 吸药顺序 | 须注射器抽取两种胰岛素合用时，应先抽吸短效，再抽吸长效，切不可反向操作 |
| 准确用药 | ①超短效胰岛素类似物、预混胰岛素类似物、双胰岛素类似物：注射后立即进餐；②常规（短效）胰岛素、预混胰岛素：注射后15~30分钟进餐；③中效胰岛素：睡前22:00~23:00注射，可不进餐；④长效胰岛素、长效胰岛素类似物：每天固定时间注射，可不进餐 |
| 注射部位 | 宜选择皮肤疏松部位，如上臂的前侧、外侧，大腿前侧、外侧，腹部（脐周5 cm以外，避免靠近腰部）等部位，腹部胰岛素吸收最快。1个月内避免在同一注射点重复注射，注射部位要经常更换。如在同一区域注射，必须与上一次注射点相距1 cm以上。如产生硬结，可用热敷 |
| 不良反应的观察及处理 | 低血糖：最常见，血糖≤3.9 mmol/L（非糖尿病≤2.8 mmol/L），表现为出冷汗、心慌、手抖、恶心、呕吐等，与剂量过大、进食过少或不及时进食有关。处理：轻者口服15 g含糖食品，等待15分钟后测血糖；重者静脉注射50%葡萄糖液 |

(2) 胰升糖素样肽-1(GLP-1)受体激动剂治疗的护理见表5-5-9。

表5-5-9 胰升糖素样肽-1(GLP-1)受体激动剂治疗的护理

| 项目 | 具体内容 |
|---|---|
| 种类 | 短效：贝那鲁肽、艾塞那肽、利司那肽<br>长效：利拉鲁肽、艾塞那肽周制剂、度拉糖肽、洛塞那肽 |
| 保存 | 同胰岛素 |
| 准确用药 | 均需皮下注射，贝那鲁肽：餐前5分钟；艾塞那肽、利司那肽：餐前60分钟；利拉鲁肽：一天中任何时间；艾塞那肽周制剂、度拉糖肽、洛塞那肽：一天中任何时间，每周同一天，每周1次 |

续 表

| 项目 | 具体内容 |
|---|---|
| 注射部位 | 同胰岛素 |
| 不良反应 | 轻度~中度的胃肠道反应,多见于治疗初期,随着使用时间延长,不良反应逐渐减轻 |

（五）糖尿病并发症的护理

糖尿病并发症的护理见表5-5-10。

表5-5-10 糖尿病并发症的护理

| 种类 | 护理措施 | |
|---|---|---|
| 糖尿病酮症酸中毒与高渗高血糖综合征的抢救配合 | 绝对卧床休息,注意保暖,吸氧 | |
| | 补液是抢救糖尿病酮症酸中毒首要的、极其关键的措施。迅速开通两条静脉通道,准确执行医嘱,确保液体和胰岛素的输入,持续静脉滴注小剂量短效胰岛素,依据血糖调整胰岛素剂量,纠正酸碱平衡失调,密切观察疗效和不良反应 | |
| | 严密观察和记录患者神志、生命体征、皮肤弹性、24小时出入量等变化。监测并记录血糖、血酮体、尿酮体水平、动脉血气分析、电解质变化,注意有无水、电解质及酸碱平衡紊乱 | |
| | 定时翻身,防止压疮发生;清醒者,嘱多饮水,意识障碍、心功能不全的年老患者给予插胃管鼻饲温开水;做好口腔护理、皮肤护理 | |
| 糖尿病足部护理 | 评估有无足溃疡的危险因素 | 既往史,下肢麻木、刺痛、触觉、痛觉减退或消失,间歇性跛行,足背动脉搏动减弱或消失,足部皮肤暗红、发紫、温度明显降低,水肿,趾甲异常,胼胝,皮肤干燥,足趾间皮肤糜烂,严重的足、关节畸形,视力下降,鞋袜不合适,赤足行走,老年人,独居生活 |
| | 足部观察与检查 | 每天检查双足1次,特别是足趾间,观察有无异常情况 |
| | 保持足部清洁 | 勤换鞋袜,每天清洗足部1次,不超过10分钟,水温<37℃,可用手肘或请家人代试水温,洗完后用柔软的毛巾擦干,尤其是擦干足趾间。皮肤干燥可以使用油膏类护肤品 |
| | 预防外伤 | 不宜用热水袋、电热器等物品直接保暖足部;避免赤足行走,外出不穿拖鞋;避免自行修剪胼胝或用化学制剂来处理胼胝或趾甲;穿鞋前先检查鞋内有否异物或异常;不穿过紧的或毛边的袜子或鞋;足部皮肤干燥可以使用油膏类护肤品;不穿高过膝盖的袜子;水平地剪趾甲,不宜过短;由专业人员修除胼胝或过度角化的组织;一旦有问题,及时至专科医师或护士处诊治 |
| | 促进肢体血液循环 | 步行、腿部运动 |
| | 积极控制血糖,戒烟 | |

### (六) 心理护理

向患者及家属讲解的糖尿病的相关知识,让他们充分认识正确对待疾病的重要性,避免两种极端情况,一是听之任之,不重视,不在乎;二是过分紧张和在乎,悲观、失望、焦虑、惶然或"病急乱投医",不利于治疗和康复。

### (七) 健康教育

向患者及家属讲解疾病相关知识,指导患者饮食、运动、用药、监测等方面知识,嘱患者定期复查。

## 任务实施

### 一、血糖检测仪操作

#### (一) 操作前准备工作

1. 环境准备　病房安静、整洁、整齐、光线充足。
2. 护士准备　着装整齐、洗手、戴口罩。
3. 用物准备　治疗盘、75%乙醇、棉签、血糖仪1台、一次性采血针、血糖试纸、弯盘、笔、记录单。
4. 评估患者　病情、意识状态、合作程度、进食时间、手指皮肤情况。

#### (二) 操作步骤

(1) 备齐用物,携至患者床旁,做好查对、解释,取得配合。
(2) 协助患者取舒适的体位;血液循环差者手下垂摆动10次。
(3) 使用前检查仪器,性能是否正常(口述)。
(4) 检查品管液在有效期内,血糖仪使用品管液已校对,可以安全使用(口述)。
(5) 检查试纸在有效期内,核对血糖仪上的检测座号和试纸瓶上的号码一致(口述)。
(6) 选择合适的手指,75%乙醇消毒指侧待干。
(7) 开机,正确插入试纸,确认试纸上的校正码与血糖仪屏幕上的校正码相同。
(8) 再次核对患者姓名,确认绷紧皮肤,采血针紧贴采血部位按下,从指根往指尖方向轻推出一滴饱满的血滴。
(9) 当仪器屏幕上有采血符号闪动提示时,仪器垂直向下或45°吸血,直到听到提示音或观察到试纸测试区完全充满血液。
(10) 棉签按压采血部位,直至不出血为止。
(11) 读数并告知患者或家属(血糖过低或过高应通知医生)取下试纸。
(12) 再次查对,做好记录。
(13) 整理床单位,协助患者取舒适体位,交代注意事项。
(14) 整理用物,洗手。

### 二、注意事项

(1) 严格无菌技术操作。

(2) 试纸放于试纸筒内保存,保持干燥、无污染,试纸取出后及时盖紧试纸瓶。

(3) 针刺部位尽量不选择指腹神经末梢丰富处,以减轻疼痛。

(4) 采血时从掌跟向指尖轻推出一滴血。切忌挤压穿刺点,以防组织液挤出影响血糖结果。

(5) 避免在同一部位多次采血。

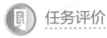任务评价

任务评价详见表 5-5-11。

表 5-5-11 任务评价表

| 任务 | 评价内容 | 评价标准 | 分值 |
|---|---|---|---|
| 分析主要护理问题及护理措施 | 护理问题(6 分) | 1. 体液不足 与呕吐及多尿有关 | 2 分 |
| | | 2. 营养失调:低于或高于机体需要量 与胰岛素分泌或作用缺陷有关 | 1 分 |
| | | 3. 有感染的危险 与血糖增高、脂代谢紊乱、营养不良、微循环障碍等因素有关 | 1 分 |
| | | 4. 潜在并发症:糖尿病足、低血糖 | 1 分 |
| | | 5. 知识缺乏 缺乏糖尿病的预防和自我管理知识 | 1 分 |
| | 护理措施(24 分) | 1. 酮症酸中毒的急救配合:绝对卧床休息、吸氧,开通两条静脉通道进行补液和静滴小剂量胰岛素降糖 | 5 分 |
| | | 2. 严密观察病情,监测血糖、血酮等的变化,保持水、电解质及酸碱平衡,防止低血糖的发生 | 5 分 |
| | | 3. 按糖尿病饮食原则指导患者饮食 | 4 分 |
| | | 4. 做好口腔及皮肤护理,防止压疮的发生 | 4 分 |
| | | 5. 病情稳定后指导运动、用药、血糖监测 | 3 分 |
| | | 6. 对患者及家属进行糖尿病健康教育 | 3 分 |
| 血糖检测仪操作 | 操作前准备(10 分) | 1. 环境准备:病房安静、整洁、整齐、光线充足 | 1 分 |
| | | 2. 护士准备:着装整齐、洗手、戴口罩 | 2 分 |
| | | 3. 用物准备:治疗盘、75% 乙醇、棉签、血糖仪 1 台、一次性采血针、血糖试纸、弯盘、笔、记录单 | 2 分 |
| | | 4. 核对:姓名、床号、住院号 | 2 分 |
| | | 5. 评估患者:病情、意识状态、合作程度、进食时间、手指皮肤情况 | 3 分 |
| | 操作步骤(55 分) | 1. 备齐用物,携至患者床旁,核对、解释,取得配合 | 3 分 |
| | | 2. 协助患者取舒适的体位,血液循环差者手下垂摆动 10 次 | 3 分 |
| | | 3. 使用前检查仪器,性能是否正常 | 6 分 |

续 表

| 任务 | 评价内容 | 评价标准 | 分值 |
|---|---|---|---|
| | | 4. 检查试纸在有效期内,核对血糖仪上的检测座号和试纸瓶上的号码一致 | 6分 |
| | | 5. 选择合适的手指,75%酒精消毒指腹侧,待干 | 6分 |
| | | 6. 开机,正确插入试纸,确认试纸上的校正码与血糖仪屏幕上的校正码相同 | 6分 |
| | | 7. 再次核对 | 2分 |
| | | 8. 绷紧皮肤,采血针紧贴采血部位按下,从指根往指尖方向轻推出一滴饱满的血滴 | 6分 |
| | | 9. 当仪器屏幕上有采血符号闪动提示时,仪器垂直向下或45°吸血,直到听到提示音或观察到试纸测试区完全充满血液 | 6分 |
| | | 10. 棉签按压采血部位,直至不出血为止 | 2分 |
| | | 11. 读数并告知患者或家属(血糖过低或过高应通知医生)取下试纸 | 3分 |
| | | 12. 协助患者取舒适体位,交代注意事项 | 5分 |
| | | 13. 整理床单元 | 1分 |
| 操作后处置(3分) | | 1. 洗手、脱口罩、记录 | 2分 |
| | | 2. 用物处置规范 | 1分 |
| 整体规范性(2分) | | 动作规范、5分钟内完成 | 2分 |
| 评价总分 | | | 100分 |

##  知识点小结

请扫描二维码。

##  拓展知识

**物联网在糖尿病管理中的应用**

物联网是互联网连接现实世界的桥梁,是在互联网的基础上,通过信息网络和传感设备,如红外线传感器、射频识别、光学距离传感的激光扫描器、GPS等,将虚拟世界和现实世界相融合,达到识别、定位、追踪、监测和管理的网络技术。基本特点包括信息采集和获取、信息交流与共享、信息分析与处理,实现人与物、物与物之间高效的信息传递。互联网和"互联网+"实现了人与人之间的虚拟空间对话交流,物联网则可以实现人与物体的沟通对话,也可以实现物体与物体的管理和连接。目前在糖尿病管理中应用的物联网技术主要包括智能血糖仪对血糖检测和可穿脱设备对患者进行并发症方面的监测。通过对患者的信息监控，医护人员根据患者实时信息实施个性化护理，缩短了患者和大医院的距离，解决了长久以来大医院"人挤人"的社会问题，缓解医疗资源的压力，提高患者的依从性，尤其在后疫情时代可避免人群聚集，降低感染风险。物联网在糖尿病管理中具有监控、干预、远程医疗、分级诊疗等优势，国内外已经小规模地应用物联网技术对糖尿病进行了小范围的管理与研究。

  测一测

请扫二维码学习。

练习题及答案

（卢小菊）

# 任务六 痛风患者的护理

## 学习目标

1. 素质目标
(1) 能表现出对痛风患者的人文关怀。
(2) 能表现出对痛风患者的尊重和同理心。
2. 知识目标
(1) 能说出痛风的发病原因及临床表现。
(2) 能列出痛风患者常见的护理诊断和护理措施。
3. 能力目标
(1) 能对痛风患者进行护理评估并提供护理措施。
(2) 能讲述痛风患者常用药物的作用及不良反应。
(3) 能制订痛风患者饮食、活动与休息等健康计划。
(4) 能为痛风患者实施健康教育。

## 案例导入

李先生,56岁,8年前无明显诱因出现左踝关节、左手近端指间关节红肿热痛,疼痛剧烈,难以忍受,疼痛24小时内达到最高峰,活动受限,未予重视,未特殊诊疗,平时饮食不注意控制肉类食物,喜烟酒。1月余前无明显诱因下出现左踝关节、左手中指近端指间关节肿痛,活动受限,局部肤温稍高,遂至医院就诊,诊断为"痛风"。查血沉:50 mm/h,尿酸:531 μmol/L;甘油三酯3.33 mmol/L;低密度脂蛋白胆固醇:5.79 mmol/L;左踝关节MRI平扫:左踝关节及诸跗骨间关节小结节异常信号及周围软组织水肿。予双氯芬酸钠胶囊消炎止痛、非布司他降尿酸治疗,症状可缓解。

问题:
1. 该患者目前有哪些主要护理诊断/问题?应给予哪些护理措施?
2. 对该患者的饮食指导内容是什么?

## 任务分析

高尿酸血症(hyperuricemia)是嘌呤代谢障碍引起的代谢性疾病,少数患者可以发展为痛风(gout)。痛风的临床特点为高尿酸血症、反复发作的痛风性关节炎、痛风石、间质性肾炎,严重者呈关节畸形及功能障碍,常伴有尿酸性尿路结石。痛风可分为原发性和继发性两

模块五 内分泌科常见疾病的护理

大类,临床以原发性痛风占绝大多数。

高尿酸血症病因和发病机制不清。原发性痛风属遗传性疾病,由先天性腺嘌呤代谢异常所致,大多数有阳性家族史,属多基因遗传缺陷,但其确切原因未明。继发性痛风可由肾病、血液病、药物及高嘌呤食物等多种原因引起。

痛风患病率随年龄增长而增多,男性 40 岁以上人群多见,女性多见于绝经期后。

如何评估和判断患者存在的主要护理诊断/问题?采取哪些有效的护理措施?通过学习,正确掌握高尿酸血症和痛风患者的护理知识和技能,运用护理程序对患者实施整体护理。

## 一、护理评估

### (一) 健康史

了解患者的年龄性别;询问患者是否患有高血压高脂血症、肾病糖尿病及血液病;有无痛风阳性家族史;有无不良生活习惯及过度活动或疲劳等;有无手术感染;有无进食高嘌呤食物等。

### (二) 身体状况

临床多见于 40 岁以上的男性,女性多见于绝经期后。近年发病有年轻化趋势。常有家族遗传史。具体表现见表 5-6-1。

表 5-6-1 高尿酸血症和痛风的身体状况

| 分期 | 临床表现 |
|---|---|
| 无症状期 | 仅有波动性或持续性高尿酸血症,甚至终身不出现症状 |
| 急性痛风性关节炎期 | ①急性关节炎为痛风的首发症状,常午夜或清晨突然起病,关节剧痛,呈撕裂样或刀割样,数小时出现受累关节红、肿、热、痛和功能障碍。最容易受累的部位是第一跖趾关节,初次发作呈自限性,经 1~2 日或数周自行缓解。②摄入大量高嘌呤和高蛋白食物、饮酒、劳累、关节疲劳或关节受伤、寒冷、手术、感染等为常见的发病诱因 |
| 痛风石及慢性关节炎期 | 痛风石为痛风的特征性损害,常见于耳郭、鹰嘴、跟腱、跖趾、指间和掌指关节等处,常有多关节受累作的关节,多见于关节远端,表现为关节肿胀、僵硬、畸形,皮肤破溃时排出白色豆渣样尿酸盐结晶 |
| 肾病变期 | ①痛风性肾病:是痛风特征性病理变化之一;②尿酸性肾结石:为尿酸盐结晶在肾形成的结石 |

### (三) 心理-社会状况

由于疼痛而影响进食和睡眠,疾病反复长期发作导致关节畸形和功能障碍、肾功能损害,患者思想负担重,容易出现情绪低落、焦虑、抑郁等心理反应。评估患者及家属对疾病的认识、治疗信心及饮食知识的掌握,以及家属对患者的支持情况等。

### (四) 辅助检查

1. 血尿酸测定  成年男性血尿酸值为 150~380 μmol/L,女性为 100~300 μmol/L。男性或绝经后女性血尿酸>420 μmol/L,绝经前女性>350 μmol/L,可确定高尿酸血症。

2. 尿酸测定  限制嘌呤饮食 5 日后,每日尿酸排出量>3.57 mmol/L(600 mg),提示尿酸生成增多。

3. 滑囊液或痛风石检查　在偏振光显微镜下,可见白细胞内有双折光现象的针形尿酸盐结晶,是本病确诊依据;痛风石活检也可见此现象。

4. 影像学检查　X线检查、CT检查、MRI检查、关节镜检查等均有助于发现骨、关节等相关病变或结石影。

**提示**　案例中对李先生的症状描述和辅助检查均符合痛风的表现。

### (五) 治疗要点

1. 高尿酸血症的治疗

(1) 排尿酸药:抑制近端肾小管对尿酸盐的重吸收,降低尿酸,常用苯溴马隆、丙磺舒。

(2) 抑制尿酸生成:常用别嘌醇。

(3) 碱化尿液:常用碳酸氢钠,可碱化尿液,使尿酸不易在尿中积聚形成结晶。

(4) 慎用抑制尿酸排泄的药物:如噻嗪类利尿药等。

2. 急性痛风性关节炎期的治疗

(1) 非甾体抗炎药(NSAIDs):为急性痛风关节炎治疗的一线药,常用药物为吲哚美辛、双氯芬酸、布洛芬。活动性消化性溃疡、消化道出血为禁忌证。

(2) 秋水仙碱:是治疗急性痛风性关节炎的特效药物,但其毒性反应大,已较少使用。

(3) 糖皮质激素:在其他药物治疗无效时使用,该类药物的特点是起效快、缓解率高,但停药后容易出现"反跳"症状。

## 二、护理问题分析

"案例导入"中的李先生初次出现关节疼痛时未予重视,未经诊疗,平时饮食不注意控制肉类食物,喜烟酒,存在知识缺乏。全身关节肿痛反复出现,入院时又多处关节肿痛,存在"疼痛:关节痛"的护理问题。因关节处疼痛致活动受限,存在躯体活动障碍的护理问题,因此评估李先生存在以下主要护理问题,其中"疼痛:关节痛"为首优问题。具体如下。

1. 疼痛:关节痛　与尿酸盐结晶沉积在关节引起炎症反应有关。

2. 躯体活动障碍　与关节受累、关节畸形有关。

3. 知识缺乏　缺乏与高尿酸血症和痛风有关的饮食知识。

## 三、护理措施分析

根据目前李先生的病情,护士应给予及时有效的护理措施,采取卧床休息,减轻疼痛,指导饮食等措施。

### (一) 一般护理

1. 休息与活动　急性关节炎期,应绝对卧床休息,抬高患肢,避免受累关节负重,病床上安放支架支托盖被,减少患部受压。关节肿痛缓解72小时后,逐渐恢复活动。

2. 饮食护理　①严格控制总热量,尤其是肥胖患者,尽量避免进食蔗糖等。②避免进食高嘌呤和高蛋白食物。常见的高嘌呤食物有动物内脏、鱼虾类、河蟹、肉类、菠菜、蘑菇、鹅、鹧鸪、酵母、淡菜、黄豆、扁豆、豌豆及豆制品、浓茶等。③指导进食碱性食物,如牛奶、鸡蛋、马铃薯、各类蔬菜、柑橘类水果,减少尿酸盐结晶的沉积。④鼓励多饮水,保证液体摄入总量达>2 000 mL/天,增加尿酸排泄,防止结石形成;在睡前或夜间适量饮水防止尿液浓缩。⑤饮食宜清淡易消化,忌辛辣和刺激性食物,严禁饮酒。

### (二)病情观察

观察疼痛的部位性质及间隔时间、受累关节情况;观察诱发因素、痛风石的部位、相应症状及局部皮肤变化;监测体温、尿酸变化。

### (三)对症护理

1. 减轻疼痛　手、腕或肘关节受累时,用夹板固定制动,减轻疼痛,遵医嘱给予冰敷、25%硫酸镁湿敷或白药膏贴敷,消除关节肿胀和疼痛。

2. 皮肤护理　注意保护痛风石局部菲薄皮肤处,保持清洁,避免摩擦、损伤,防止溃疡发生。

### (四)用药护理

1. 秋水仙碱　不良反应有恶心、呕吐、厌食、腹胀、水样腹泻、肝细胞损害、骨髓抑制、脱发、呼吸抑制、白细胞及血小板减少等。

2. 排尿酸药物　不良反应为皮疹、发热、胃肠道反应等,药物应从小剂量开始逐步递增,用药期间,嘱患者多饮水,服用碳酸氢钠等碱性药。

3. 非甾体抗炎药(NSAIDs)　用药期间,注意观察有无活动性消化性溃疡或消化道出血等。

4. 别嘌醇　不良反应有皮疹、发热、胃肠道反应、肝损害、骨髓抑制等,肾功能不全者,遵医嘱剂量减半。

5. 糖皮质激素　观察其疗效,注意"反跳"现象。

### (五)心理护理

及时与患者沟通,给予精神安慰和心理疏导,讲述治疗成功病例,以鼓励和开导患者,帮助患者勇敢面对生活,增强治疗的信心。鼓励家属给予患者情感支持,指导患者在家属的参与帮助下,从事力所能及的活动或工作。

### (六)健康指导

1. 疾病知识指导　告知患者及家属高尿酸血症和痛风是终身性疾病,但经积极有效治疗,患者可以正常生活和工作。告知患者该病的诱发因素和治疗方法,指导患者定期自我检查耳轮及手足关节处是否有痛风石,定期复查血尿酸,病情变化及时就诊等。

2. 生活指导　指导患者严格控制饮食,肥胖者应减轻体重。避免进食高嘌呤和高蛋白食物,禁饮酒,每天饮水2 000 mL以上,促进尿酸排出。

3. 运动指导　鼓励患者适度运动,掌握保护关节的技巧及注意事项。如运动后疼痛超过1~2小时,应暂停运动;尽量使用大肌群完成运动,能用肩部负重不用手提,能用手臂负重不用手指;轻、重工作交替完成,不用同一肌群持续长时间超重工作;经常改变姿势,保持受累关节舒适;若局部发热和肿胀,尽可能避免活动该关节。

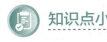

知识点小结

请扫描二维码。

## 拓展知识

### 痛风病友会在痛风管理中的应用

痛风病友会是一种集专科医生、多学科医生、护士、患者和家属为一体的综合组织,组织患者开展有针对性的健康教育。病友会不仅可以建立患者和家属对疾病防治的科学认知,同时还能加强医患沟通,促进疾病治疗。目前国内常见的病友会有疾病健康讲座、座谈会和微信病友群等。临床实践显示,经过健康教育的患者,其尿酸达标率($\leqslant 360\,\mu mol/L$)比不参加者明显升高,别嘌醇用药依从性更佳,痛风石发生率更低。针对目前痛风治疗医患沟通少、患者认知不足、用药依从性差和尿酸达标率低等现状,病友会通过增加医患沟通,让患者主动参与、相互影响,改变患者对疾病的认识、态度及信念,更重要的是增加治疗依从性,从而改善预后。因此,有必要组织开展各种病友会活动。

## 测一测

请扫描二维码学习。

练习题及答案

(黄艳)

模块五　内分泌科常见疾病的护理

## 任务七　骨质疏松症患者的护理

### 学习目标

1. 素质目标
(1) 能接受大卫生、大健康的概念，主动关注社会重大健康问题。
(2) 能感知、认同"扎根基层、服务基层、回报基层"的朴实情怀。
(3) 能表现出对骨质疏松症患者的尊重和同理心。
(4) 面对危急情况，能逐步养成急救意识。
2. 知识目标
(1) 能说出骨质疏松症的分类、病因与发病机制。
(2) 能讲述骨质疏松症的典型表现和常见并发症。
(3) 能讲述骨质疏松症的诊断要点和治疗要点。
(4) 能列出骨质疏松症患者常见的护理问题、护理措施和健康指导。
3. 能力目标
(1) 能识别骨质疏松症的表现，采取正确的处理措施。
(2) 能通过情景模拟对骨质疏松症患者发生跌倒采取正确的救护措施。
(3) 能对骨质疏松症患者提供一定的健康教育。

### 案例导入

李某，女，58岁，绝经期妇女。主诉间断腰背痛5年，常于久坐后出现，改变体位时加重，平卧时缓解。1个月前患者因不慎跌倒致腰背部疼痛，未就诊。1周前，患者弯腰提物后，感腰背伸直时疼痛较前明显加重，休息半小时后缓解，为进一步诊治入院。身体评估：体温36.7℃，脉搏69次/分，呼吸20次/分，血压142/89 mmHg，体质指数24 kg/m²。神志清楚，精神尚可，慢性病容，心律齐，未闻及杂音。胸廓未见异常，双肺呼吸音清。四肢肌力感觉未见异常。直腿抬高试验、托马斯征阴性。实验室检查骨密度测定：胸9、腰1密度T值分别为3.4和－2.6。胸腰椎MRI：胸腰椎退行性变，胸9、腰1椎体陈旧性压缩性骨折，多个胸腰椎间盘变性。初步诊断：骨质疏松症，椎体压缩性骨折。按医嘱给予卧床休息、及时给药、对症治疗等处理。

问题：
1. 患者目前有哪些主要护理诊断/问题？应给予哪些护理措施？
2. 针对患者目前的情况，如何指导患者进行功能锻炼？

## 任务分析

骨质疏松症(osteoporosis，OP)是一种以骨量降低和骨组织微结构破坏为特征，导致骨骼脆性增加和易于发生骨折的代谢性疾病。本病各年龄段均可发病，但常见于老年人，尤其是绝经后的女性。

骨质疏松症的病因及分类见表 5-7-1。

表 5-7-1 骨质疏松症的病因及分类

| 原发性骨质疏松症 | Ⅰ型（绝经后骨质疏松症） | 由于雌激素缺乏可加速骨的丢失，是绝经后骨质疏松症的主因 |
| --- | --- | --- |
| | Ⅱ型（老年性骨质疏松症） | 多见于60岁以上的老年人，主要累及部位是脊柱和髋骨 |
| 继发性骨质疏松症 | 由其他疾病或药物等一些因素诱发的骨质疏松 | |
| 特发性骨质疏松症 | 多伴有遗传家族史。多见于8~12岁的青少年，女性多于男性 | |

如何评估和判断患者存在的主要护理诊断/问题？采取哪些有效的护理措施？通过学习，正确掌握骨质疏松症患者的护理知识和技能，运用护理程序对骨质疏松症患者实施整体护理。

### 一、护理评估

#### （一）健康史

询问患者性别、年龄、既往疾病史，月经史，有无骨质疏松症家族史、有无其内分泌疾病史、目前用药情况等。

#### （二）身体状况

骨质疏松症的身体状况详见表 5-7-2。

表 5-7-2 骨质疏松症的身体状况

| 骨痛和肌无力 | 早期无症状，较重者常诉腰背痛（最常见、最主要的症状）、乏力、全身骨痛 |
| --- | --- |
| 身长缩短、驼背 | 是继腰背痛后出现的重要体征之一 |
| 骨折 | 在扭转身体、持物、开窗、弯腰等室内日常活动中，即使没有较大的外力作用也可发生骨折。骨折好发于胸腰椎。绝经后骨质疏松症多发生脊柱压缩性骨折，老年性骨质疏松症发生髋部骨折多在股骨颈部 |
| 并发症 | 驼背和胸廓畸形者可出现胸闷、气短、呼吸困难等；上呼吸道和肺部感染；髋部骨折者常因感染、心血管病或慢性衰竭而死亡；幸存者生活自理能力下降或丧失 |

**提示** 案例中李某的主诉及症状描述均符合的原发性骨质疏松症Ⅰ型（绝经后骨质疏松症）典型表现。

（三）辅助检查

1. 骨量的测定　骨骼矿物质含量和骨骼矿物质密度测量是判断低骨量、确定骨质疏松的重要手段，是评价骨丢失率和疗效的重要客观指标。

2. X线检查　是一种简单而较易普及的检查骨质疏松症的方法。

（四）治疗要点

1. 一般治疗

（1）合理膳食：补充足够的蛋白质，多进食富含异黄酮类食物，如大豆等对保持骨量也有一定作用。老年人还应适当增加含钙丰富食物的摄入。低盐、高钾饮食。

（2）补充钙剂和维生素 D：碳酸钙、葡萄糖酸钙、枸橼酸钙等。同时服维生素 D 400～600 IU/天，促进钙吸收。

（3）加强运动。

（4）纠正不良生活习惯。

（5）避免使用致骨质疏松症药物：如抗癫痫药、甲状腺激素、糖皮质激素、质子泵抑制剂等。

2. 对症治疗　疼痛者给予适量非甾体镇痛药，发生骨折或遇顽固性疼痛时，可应用降钙素制剂；畸形者应局部固定或矫形措施；有骨折时应给予牵引、固定、复位或手术治疗。

3. 特殊治疗

（1）性激素补充治疗：雌激素补充治疗主要用于女性绝经后骨质疏松症，可抑制破骨细胞介导的骨吸收，增加骨量，如无禁忌可应用雌激素替代治疗 5 年。雄激素则可用于男性老年患者。

（2）二膦酸盐：抑制破骨细胞生成和骨吸收，主要用于骨吸收明显增强的代谢性骨病（如变形性骨炎、多发性骨髓瘤）、绝经后骨质疏松症患者等。常用制剂有依替膦酸二钠、帕米膦酸钠和阿伦膦酸盐。用药期间需补充钙剂。

（3）介入治疗：又称锥体成形术，是一种脊柱微创手术，适用于有疼痛症状的新鲜或陈旧性骨质疏松性椎体压缩性骨折。

二、护理问题分析

"案例导入"中的李某被确诊为骨质疏松症，椎体压缩性骨折。曾不慎跌倒但未就诊，存在知识缺乏和再次跌倒的危险。目前腰背部疼痛，活动时加重，休息后可缓解，说明有疼痛的表现，因此评估李某存在以下主要护理诊断/问题。其中"疼痛：骨痛"为首优护理问题。同时患者椎体压缩性骨折，需卧床休息，说明有躯体活动障碍的表现，具体如下。

1. 疼痛：骨痛　与骨质疏松、椎体压缩性骨折有关。
2. 躯体活动障碍　与骨骼变化引起活动范围受限有关。
3. 有受伤的危险　与骨质疏松导致骨骼脆性增加有关。
4. 营养失调：低于机体需要量　与饮食中钙、蛋白质、维生素 D 的摄入不足有关。
5. 知识缺乏　缺乏骨质疏松症的预防和自我管理知识。
6. 潜在并发症：再次骨折、压疮、肺部感染、泌尿系感染

### 三、护理措施分析

根据目前李某的病情,护士应给予及时有效的护理措施,指导患者采取合适体位,予绝对卧床休息,做好皮肤护理;遵医嘱及时给药及钙剂的服药方法指导,观察药物疗效和不良反应;对症治疗及护理,观察患者肢体活动情况及病情,病情稳定后指导饮食及运动、用药等,防止跌倒的发生。

(一) 一般护理

1. 休息与活动　睡硬板床,取仰卧位或侧卧位,卧床休息1周可缓解疼痛,卧床休息期间鼓励患者在床上尽可能进行四肢和腹背肌肉的主动或被动运动。疼痛改善后,应尽早争取起床进行行走锻炼。

2. 饮食护理　高蛋白、高热量、高纤维素、高维生素食物,多吃含钙、蛋白质丰富的食物,如奶制品、豆制品、虾皮、芝麻及深绿色蔬菜等;每日从食物中摄取的钙应不少于1 000～2 000 mg。

(二) 病情监测

观察患者肢体活动情况、皮肤情况,防止跌倒。

(三) 对症护理

1. 使用骨科辅助物　必要时使用背架、腰围、紧身衣等,以限制脊椎的活动度和给予脊椎支持,从而减轻疼痛。

2. 物理疗法　对疼痛部位给予中药热熨、针灸、按摩、超短波、低频及中频电疗法等可缓解疼痛。

(四) 用药护理

(1) 吲哚美辛、阿司匹林等应餐后服用以减轻胃肠道反应。

(2) 钙剂宜空腹服用,多饮水,以增加尿量,减少泌尿系结石形成的机会。同时服用维生素D时,不可与绿叶蔬菜一起服用,以免形成钙螯合物而减少钙的吸收。

(3) 性激素应与钙剂、维生素D同服。服用雌激素应定期进行妇科和乳腺检查,阴道出血应减少用量,甚至停药。使用雄激素应定期监测肝功能。

(4) 服用二膦酸盐,应晨起空腹服用,同时饮清水200～300 mL,服药后半小时内不能进食或喝饮料,也不能平躺,保持立位或坐位,以减轻对食管的刺激。不能咀嚼或吮吸药片,以防发生口咽部溃疡。如出现咽下困难、吞咽痛或胸骨后疼痛,应警惕可能发生食管炎、食管溃疡或食管糜烂等情况,应立即停止用药。用药期间补充钙剂。

(5) 使用降钙素应注意观察不良反应,如食欲减退、恶心、颜面潮红等。

(五) 预防并发症的护理

对于卧床的患者要防止发生压疮;鼓励患者做深呼吸和扩胸运动,以防肺部感染;保持会阴部清洁,鼓励多喝水,以防泌尿系感染。

(六) 心理护理

骨质疏松症患者由于疼痛、害怕骨折、发生骨折后限制活动等,容易出现焦虑等不良心理反应。护士要协助患者及家属适应其角色与责任,尽量减少患者对康复治疗不利的心理因素。

## （七）健康教育

1. **疾病预防指导** 绝经后骨质疏松症患者应在医生的指导下正确补充雌激素等。65岁及以上的妇女应至少进行一次骨质疏松筛查，同时建议65岁以下的高危绝经后妇女也应该接受筛查。

2. **疾病知识指导** 适当户外活动，增加日照；多摄入富含天然钙食品；注意适当的钙磷比例；注意维生素D的摄取；避免高盐饮食；养成良好的生活习惯，避免过量饮用咖啡及碳酸型饮料；指导患者按时正确服用各种药物，学会自我监测药物不良反应；应用激素治疗的患者应定期检查。

3. **预防跌倒指导** 加强预防跌倒的宣传教育和保护措施。

**知识点小结**

请扫描二维码。

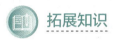
**拓展知识**

### 特发性青少年型骨质疏松症

特发性青少年型骨质疏松症指发生在青春期性发育前健康儿童的全身骨量降低，无佝偻病与骨过度吸收（即纤维囊性骨炎）的存在。组织形态学显示骨塑建和骨重建功能均有障碍，成骨细胞功能障碍，骨基质形成降低，骨形成和吸收耦联异常。起病时多见下腰部、髋部和足部疼痛，行走困难，以后膝、踝部前加重甚至伴有骨折。生化检查无异常，X线和骨量检查呈骨质疏松改变。大多数儿童在青春发育期后自发痊愈，而少数患者则遗留肢残畸形。

**测一测**

请扫描二维码学习。

练习题及答案

（林琴　银宵）

内 科 护 理 —— 教 学 一 体 化 工 作 页

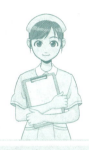

# 模块六

# 肾内科常见疾病的护理

# 任务一 慢性肾小球肾炎患者的护理

### 学习目标

1. 素质目标
(1) 能具有认真负责的工作态度。
(2) 能表现出对慢性肾小球肾炎患者的尊重和同理心。
2. 知识目标
(1) 能说出慢性肾小球肾炎的病因与发病机制、临床表现、辅助检查。
(2) 能讲述慢性肾小球肾炎的治疗选择、应用及其临床意义等。
3. 能力目标
(1) 为慢性肾小球肾炎患者实施护理评估、提出护理诊断及措施、制订相应护理措施。
(2) 正确评估护理措施的实施效果。
(3) 能对慢性肾小球肾炎患者提供一定的健康教育。

### 案例导入

患者,男,50岁,发现蛋白尿、乏力、颜面浮肿3年。2天前因上呼吸道感染使症状加重,伴头昏、剧烈头痛、视物模糊。患者担心预后不佳。查体:体温36.9℃,脉搏86次/分,呼吸20次/分,血压165/100 mmHg,面色苍白,双下肢凹陷性水肿。尿检:尿蛋白(++)、红细胞(++);血常规:红细胞 $3.0\times10^{12}$/L,血红蛋白90 g/L。初步诊断为:慢性肾小球肾炎。

问题:
1. 患者目前有哪些主要护理诊断/问题?
2. 应给予患者哪些护理措施?

### 任务分析

慢性肾小球肾炎(chronic glomerulonephritis,CGN),简称慢性肾炎,是一组以蛋白尿、血尿、高血压和水肿为基本临床表现的肾小球疾病。临床特点为病程长,起病初期常无明显症状,以后缓慢持续进行性发展,最终可至慢性肾衰竭。

慢性肾炎的起始因素多为免疫介导性炎症,多数患者肾小球内有免疫复合物沉积。

通过学习,正确掌握慢性肾炎患者的护理知识和技能,运用护理程序对慢性肾炎患者实施整体护理。

## 一、护理评估

### (一) 健康史

询问患者发病前有无呼吸道感染、皮肤感染、风湿热、关节炎及急性肾炎等病史;有无感染、劳累、妊娠、应用肾毒性药物、预防接种以及高蛋白、高脂或高磷饮食等诱因;询问发病时间、起病急缓、既往有无类似病史、诊疗经过及用药情况等。

### (二) 身体状况

多数起病隐匿,可有一个相当长的无症状尿异常期,或仅有倦怠、纳差、腰膝酸软等非特异性症状。

(1) 蛋白尿:必有表现。

(2) 血尿:多为轻度蛋白尿和镜下血尿。

(3) 水肿:早期时有时无,且多为眼睑和(或)下肢的轻中度水肿,晚期持续存在。

(4) 高血压。

(5) 随着病情的发展可逐渐出现夜尿增多,肾功能进行性减退,最后发展为慢性肾衰竭。

### (三) 辅助检查

1. 尿液检查　多数尿蛋白(＋～＋＋＋),尿蛋白定量为 1～3 g/天。有肉眼血尿或镜下血尿及管型尿。

2. 血常规检查　早期血常规检查多正常或轻度贫血。晚期红细胞计数和血红蛋白明显下降。

3. 肾功能检查　晚期内生肌酐清除率明显下降,血尿素氮增高。

4. B 超检查　晚期双肾缩小,皮质变薄。

**提示**　案例中患者的症状和辅助检查均符合慢性肾炎的表现。

### (四) 治疗要点

本病治疗原则为防止和延缓肾功能进行性恶化、改善临床症状以及防止严重并发症。

1. 积极控制高血压和减少尿蛋白　高血压和蛋白尿是加速肾小球硬化的重要因素,因此,血压最好控制在＜130/80 mmHg,尿蛋白控制在＜1 g/天。若尿蛋白≥1 g/天,血压应控制在＜125/75 mmHg。应尽可能选择对肾脏有保护作用的降压药物。首选血管紧张素转化酶抑制药(ACEI)和血管紧张素Ⅱ受体拮抗药(ARB)。此两种药物不仅降压作用,还可减少蛋白尿,保护肾功能。

2. 限制食物中蛋白及磷的摄入量　应给予优质低蛋白、低磷饮食,减轻肾小球毛细血管高灌注、高压力和高滤过状态,延缓肾小球硬化和肾功能减退。

3. 防治引起肾损害的各种原因

(1) 预防与治疗各种感染,尤其上呼吸道感染。

(2) 禁用肾毒性药物,包括中药(如含马兜铃酸的中药)和西药(如氨基糖苷类抗生素、两性霉素、磺胺类等)。

(3) 及时治疗高脂血症、高尿酸血症等。

## 二、护理问题分析

"案例导入"中的患者目前表现为水肿、乏力、蛋白尿等,评估其存在以下主要护理诊断/问题,其中"体液过多"为首优护理问题。具体如下。

1. 体液过多　与肾小球滤过率下降导致水钠潴留等因素有关。
2. 有营养失调的危险:低于机体需要量　与低蛋白饮食、长期蛋白尿致蛋白丢失过多有关。
3. 焦虑　与疾病的反复发作、预后不良有关。
4. 潜在并发症:慢性肾衰竭

## 三、护理措施分析

### (一) 一般护理

1. 休息与活动　保证充分的休息和睡眠,适度活动,可减轻肾脏负担,减少尿蛋白和水肿。
2. 饮食护理　给予优质低蛋白、低磷饮食。蛋白质为 $0.6\sim0.8\,g/(kg\cdot d)$,其中 50% 以上为优质蛋白,以减轻肾小球毛细血管高灌注、高压力和高滤过状态,延缓肾功能减退。补充足够的热量,避免发生负氮平衡。有明显水肿和高血压者需要低盐饮食(2~3 g/天)。

### (二) 病情监测

密切观察患者血压的变化;准确记录 24 小时出入液量监测尿量、体重和腹围,观察水肿的消长情况;注意患者有无胸闷、气急、腹胀等胸、腹腔积液的征象;监测患者尿量及肾功能变化,及时发现肾衰竭。

### (三) 药物护理

使用利尿剂时,应注意患者有无电解质、酸碱平衡紊乱;遵医嘱服用降压药时,防体位性低血压;应用血管紧张素转换酶抑制剂控制血压时,应监测电解质,防止高血钾,并观察患者有无持续性干咳。

### (四) 心理护理

注意观察患者心理活动,及时发现患者不良情绪;鼓励患者说出其内心感受,对患者提出的问题给予耐心解答;帮助患者调整心态,正确面对现实,积极配合治疗及护理。

### (五) 健康教育

1. 疾病知识指导　向患者及其家属介绍疾病知识,避免诱因,如感染、劳累、接种、妊娠和应用肾毒性药物等;嘱咐患者加强休息,以延缓肾功能减退。
2. 饮食指导　向患者解释优质低蛋白、低磷、低盐、高热量饮食的重要性,指导患者根据自己的病情选择合适的食物和量。
3. 用药指导与病情监测　介绍各类降压药的疗效、不良反应及使用时的注意事项。定期随访。

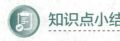

**知识点小结**

请扫描二维码。

**测一测**

请扫描二维码学习。

**练习题及答案**

（朱子烨）

# 任务二　肾病综合征患者的护理

## 学习目标

1. 素质目标
（1）能具有严谨求实的工作态度。
（2）能表现出对肾病综合征患者的尊重和同理心。
2. 知识目标
（1）能说出肾病综合征的临床表现和实验室检查及其他检查结果。
（2）能讲述原发性肾病综合征的治疗原则及其临床意义、主要副作用等。
（3）能比较 NS、AGN、CGN 所致"体液过多"在相关诊断因素和护理措施上的异同。
3. 能力目标
（1）为肾病综合征患者实施护理评估、提出护理诊断及措施、制定相应护理措施。
（2）正确评估护理措施的实施效果。
（3）能对肾病综合征患者提供一定的健康教育。

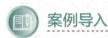

患者，男，25 岁，近两周无明显诱因下出现颜面、双下肢高度浮肿，伴腰酸乏力、泡沫尿。实验室检查示：尿常规 pro（＋＋＋＋），24 h 尿蛋白 3.6 g，血清白蛋白 20 g/L，胆固醇 6.4 mmol/L。医生诊断为"肾病综合征"。

问题：
1. 患者目前有哪些主要护理诊断/问题？
2. 应给予患者哪些护理措施？

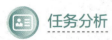

肾病综合征（nephrotic syndrome，NS）是由各种肾脏疾病所致的，以大量蛋白尿（尿蛋白＞3.5 g/天）、低蛋白血症（血浆清蛋白＜30 g/L）、水肿、高脂血症为临床表现的一组综合征。

肾病综合征按病因可分为原发性和继发性两大类。原发性肾病综合征病因不明，主要发病机制为免疫介导性炎症所致的肾损害；继发性肾病综合征指继发于全身性或其他系统疾病的肾损害。本节仅讨论原发性肾病综合征。

让我们通过学习，正确掌握肾病综合征患者的护理知识和技能，运用护理程序对肾病综合征患者实施整体护理。

## 一、护理评估

### (一) 健康史
询问患者有无原发性肾疾病病史,有无用过激素、细胞毒药物及其他免疫抑制剂,有无感染、劳累、妊娠等诱因。

### (二) 身体状况
1. 大量蛋白尿　大量蛋白尿(尿蛋白>3.5 g/天)是最根本的病理生理改变。
2. 低蛋白血症　大量蛋白通过尿液丢失而导致低蛋白血症,血浆清蛋白低于30 g/L。
3. 水肿　是肾病综合征最突出的体征,其发生是因低蛋白血症所致血浆胶体渗透压下降,水分外渗,形成水肿。水肿多从下肢部位开始,呈凹陷性。严重水肿者可出现胸腔、腹腔和心包积液。
4. 高脂血症　以高胆固醇血症最为常见。其发生与低清蛋白血症刺激肝脏代偿性地增加脂蛋白合成以及脂蛋白分解减少有关。
5. 并发症

(1) 感染:是主要的并发症,也是导致本病复发和疗效不佳的主要原因。其发生与蛋白质营养不良、免疫功能紊乱及应用糖皮质激素治疗有关。常发生呼吸道、泌尿道和皮肤感染。

(2) 血栓、栓塞:以肾静脉血栓最为多见,由血液呈高凝状态引起。

(3) 急性肾损伤:因有效循环血容量不足,肾血流量下降,可诱发肾前性氮质血症。

(4) 电解质紊乱:低钠、低钾、低钙血症。

(4) 其他:长期高脂血症容易引起动脉硬化、冠心病等心血管并发症。

### (三) 辅助检查
1. 尿液检查　尿蛋白定性一般为(+++~++++),24小时尿蛋白定量超过3.5 g,尿中可有红细胞、颗粒管型。
2. 血液检查　血浆清蛋白<30 g/L,血清胆固醇、甘油三酯、低密度脂蛋白及极低密度脂蛋白均可增高,血清免疫球蛋白(IgG)可降低。
3. 肾功能检查　内生肌酐清除率正常或降低,血肌酐、尿素氮可正常或升高。
4. 肾脏超声检查:双侧肾脏可正常或缩小。
5. 肾活组织病理检查。

**提示**　案例中的患者的症状、体征和辅助检查符合肾病综合征的典型表现。

### (四) 治疗要点
1. 抑制免疫与炎症反应　为主要治疗方法。

(1) 糖皮质激素:首选药物,是通过抑制免疫和炎症反应、抑制醛固酮和抗利尿激素分泌,诱导蛋白尿消失的有效药物,目前常用泼尼松。

(2) 细胞毒药物:用于"激素依赖型"或"激素抵抗型"肾病综合征,常与激素合用。环磷酰胺为最常用的药物。

(3) 环孢素:用于激素抵抗和细胞毒药物无效的难治性肾病综合征。

(4) 霉酚酸酯:对部分难治性肾病综合征有效。

2. 对症治疗

(1) 利尿消肿:噻嗪类利尿药与保钾利尿药合用可提高利尿效果,注意利尿不能过猛,以免血容量不足,诱发血栓形成和肾损害。一般以每天体重下降 0.5~1.0 kg 为宜。

(2) 减少尿蛋白:应用血管紧张素转化酶抑制药能直接降低肾小球内高压,从而减少尿蛋白排泄,并延缓肾功能损害。

(3) 降脂治疗。

3. 防治并发症

(1) 感染:选用敏感、强效及无肾毒性的抗生素积极治疗。

(2) 血栓及栓塞:给予抗凝剂如低分子肝素,辅以抗血小板药物如双嘧达莫或阿司匹林等。

(3) 急性肾损伤:利尿无效且达到透析指征时,进行血液透析。

4. 中医中药治疗 如雷公藤等,具有抑制免疫、抑制系膜细胞增生、改善滤过膜通透性的作用,可与激素及细胞毒药物联合应用。

二、护理问题分析

"案例导入"中患者被确诊为肾病综合征,出现颜面、双下肢高度浮肿伴腰酸乏力、泡沫尿,评估患者存在以下主要护理诊断/问题,其中"体液过多"为首优护理问题。具体如下:

1. 体液过多　与低蛋白血症致血浆胶体渗透压下降等有关。
2. 营养失调:低于机体需要量　与大量蛋白尿、摄入减少及吸收障碍有关。
3. 有感染的危险　与机体抵抗力下降、应用激素和(或)免疫抑制剂有关。
4. 有皮肤完整性受损的危险　与水肿、营养不良有关。
5. 潜在并发症:血栓形成、急性肾损伤、心脑血管并发症

三、护理措施分析

(一) 一般护理

1. 休息与活动　卧床休息至水肿消退,但长期卧床会增加血栓形成机会,故应保持适度的床上及床旁活动。肾病综合征缓解后,可逐步增加活动量。

2. 饮食护理　给予正常量的优质蛋白[0.8~1.0 g/(kg·d)],但当肾功能不全时,应根据肾小球滤过率调整蛋白质的摄入量;供给足够的热量;少食富含饱和脂肪酸(动物油脂)的饮食,多食富含多聚不饱和脂肪酸(如植物油、鱼油)的饮食及富含可溶性纤维的食物(如燕麦、豆类等)以控制高脂血症;注意维生素、铁及钙等的补充;给予低盐饮食(钠<3 g/天)以减轻水肿;高度水肿而尿少者入量应<1 000 mL/天。

(二) 病情监测

1. 定期监测　密切观察患者的生命体征、体重、腹围、出入液量变化,观察水肿情况;定期测量血浆清蛋白、血红蛋白等指标,评估机体营养状态;监测血脂及血液黏稠度,判断有无高凝状态存在。

2. 并发症的观察

(1) 密切观察患者有无咳嗽、咳痰、肺部湿啰音、尿路刺激征、皮肤破损、体温升高等表现,以判断可能发生的呼吸道、泌尿道及皮肤感染。

(2) 观察患者有无腰痛、下肢疼痛、胸痛、头痛等,以判断是否发生血栓、栓塞等并发症。

(3) 检测患者有无少尿、无尿及血尿素氮、血肌酐升高等,以判断是否发生急性肾损伤。

### (三) 药物护理

1. 糖皮质激素　①起始用量要足:泼尼松起始量为 1 mg/(kg·d),共服 8～12 周;②撤减药时要慢:足量治疗后每 2～3 周减少原用量的 10%;③维持用药要久:以最小有效剂量(10 mg/天)作为维持量,服半年至 1 年或更久。用药期间要观察不良反应,如高血压、消化道溃疡、继发感染、骨质疏松(可发生自发性骨折)等。激素可全日量顿服或隔日早餐后顿服,以减轻激素不良反应。

2. 免疫抑制剂

(1) 环磷酰胺:使用过程中可出现恶心、呕吐、白细胞减少、肝功能损害、脱发、性腺抑制和出血性膀胱炎等不良反应。

(2) 环孢素:长期使用可出现肝肾毒性、多毛、牙龈增生、血压升高和高尿酸血症等。

应用上述药物时,应定期进行血常规、尿常规、肝肾功能等检查。

3. 利尿剂　用药期间应准确记录 24 小时出入液量,定期复查电解质。

4. 抗凝药物　观察有无出血倾向、监测血常规出凝血时间等,出现异常立即停药。

5. 中医中药　雷公藤总苷的主要不良反应是性腺抑制、肝功能损害、外周白细胞减少等,及时停药后常可恢复。

### (四) 心理护理

向患者说明治疗经过及康复后可进行正常工作生活和学习,从而减轻悲观心理,树立战胜疾病的信心,积极配合治疗与护理。

### (五) 健康教育

1. 疾病知识指导　向患者及其家属介绍本病的特点,讲解常见的并发症以及预防方法。注意休息,避免劳累,同时应适当活动,以免发生肢体血栓等并发症。

2 饮食指导　告诉患者优质蛋白、高热量、高膳食纤维、低脂和低盐饮食的重要性,指导患者根据病情选择合适的食物。

3. 用药指导与病情监测　指导患者勿自行减量或停药,以免引起反跳,指导患者自我监测水肿、尿蛋白和肾功能变化,定期随访。

知识点小结

请扫描二维码。

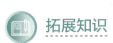

拓展知识

**不同人群肾病综合征的常见病理类型和病因**

1. 儿童

(1) 原发性肾病综合征:多为微小病变型肾病。

（2）继发性肾病综合征：多见于过敏性紫癜肾炎、乙型肝炎病毒相关性肾炎、系统性红斑狼疮肾炎。

2. 青少年

（1）原发性肾病综合征：多为系膜增生性肾小球肾炎、微小病变型肾病、局灶性节段性肾小球硬化、系膜毛细血管性肾小球肾炎。

（2）继发性肾病综合征：多见于系统性红斑狼疮肾炎、乙型肝炎病毒相关性肾炎、过敏性紫癜肾炎。

3. 中老年

（1）原发性肾病综合征：多为膜性肾病。

（2）继发性肾病综合征：多见于糖尿病肾病、骨髓瘤性肾病、淋巴瘤或实体肿瘤性肾病。

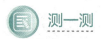 测一测

请扫描二维码学习。

练习题及答案

（朱子烨）

# 任务三　慢性肾衰竭患者的护理

## 学习目标

1. 素质目标
(1) 能接受大卫生、大健康的概念，主动关注社会重大健康问题。
(2) 具有高度的责任感、团队合作意识，尊重关爱患者，给患者以人文关怀。
(3) 能表现出对慢性肾衰竭患者的尊重和同理心。
(4) 面对危急情况，能逐步养成急救意识。
2. 知识目标
(1) 掌握慢性肾衰竭患者的身体状况和护理措施。
(2) 熟悉慢性肾衰竭的病因和治疗原则。
(3) 了解慢性肾衰竭的发病机制及相关辅助检查。
3. 能力目标
(1) 学会应用护理程序的方法对慢性肾衰竭患者实施整体护理。
(2) 能正确评估患者的身心健康，根据护理诊断制定合理的护理措施并进行健康指导。

### 案例导入

患者，男，48岁，因夜尿增多，高血压三年，头晕，恶心，呕吐1周入院，患者10年来曾多次出现晨起眼睑水肿，未予重视，3年来发现夜尿增多，血压升高，一周前无明显诱因出现头晕，恶心，呕吐未予治疗入院，查体：血压160/110 mmhg，贫血貌，双下肢重度凹陷性水肿，辅助检查：Hb 60 g/L，白蛋白22 g/L，血清肌酐488.1 μmol/L，肌酐清除率18 mL/分，尿素氮19.8 mmol/L，血清$K^+$ 5.8 mmol/L，血pH值7.30，尿蛋白（＋＋＋），蜡样管型1个/HP，尿红细胞3个/HP，超声波显示双肾对称性缩小。

问题：
1. 患者目前有哪些主要护理诊断/问题？应给予哪些护理措施？
2. 作为护士，我们应该如何给该患者做健康教育？

### 任务分析

慢性肾衰竭（chronic renal failure，CRF），简称慢性肾衰，指各种原发性或继发性慢性肾脏病进行性发展，引起肾小球滤过率下降和肾功能损害，出现以代谢产物潴留，水、电解质和酸碱平衡紊乱和全身各系统症状为主要表现的临床综合征。

我国常见的病因依次为慢性肾小球肾炎(最常见)、糖尿病肾病、高血压肾小动脉硬化等。慢性肾衰竭分4期:肾功能代偿期、肾功能失代偿期、肾衰竭期和尿毒症期(表6-3-1)。

表6-3-1 慢性肾脏病的分期

| 分期 | 肌酐清除率(Ccr)(mL/分) | 血肌酐(Scr)($\mu$mol/L) |
| --- | --- | --- |
| 肾功能代偿期 | 50～80 | 133～177 |
| 肾功能失代偿期 | 20～50 | 186～442 |
| 肾衰竭期 | 10～20 | 451～707 |
| 尿毒症期 | <10 | ≥707 |

**提示** 案例导入中的患者肌酐清除率18 mL/分,血肌酐488.1 $\mu$mol/L,处于肾衰竭期。

如何评估和判断患者存在的主要护理诊断/问题?采取哪些有效的护理措施?通过学习,正确掌握慢性肾衰竭患者的护理知识和技能,运用护理程序对慢性肾病患者实施整体护理。

## 一、护理评估

### (一) 健康史

询问患者有无原发性肾脏疾病病史;有无其他全身性疾病引起的肾脏损害;有无感染、血容量不足、肾毒性物质、心力衰竭、高蛋白饮食等诱因。

### (二) 身体状况

1. **水、电解质和酸碱平衡失调** 可出现高钾或低钾血症、高钠或低钠血症、水肿或脱水、低钙血症、高磷血症、高镁血症和代谢性酸中毒等。其中以代谢性酸中毒和水钠平衡紊乱最为常见。

**提示** 患者双下肢凹陷性水肿,血清$K^+$ 5.8 mmol/L,pH 7.30,提示患者存在水、电解质和酸碱平衡紊乱(正常值:$K^+$ 3.5～5.5 mmol/L,pH 7.35～7.45)。

2. **糖类、脂类、蛋白质代谢紊乱** 可表现为糖耐量减低、低血糖症、高甘油三酯血症、高胆固醇血症和血浆白蛋白水平降低等。

3. **消化系统表现** 食欲减退是最常见、最早期的表现。尿毒症晚期,由于唾液中的尿素被分解成氨,呼气常有尿味。

4. **心血管系统表现** 心血管病变是慢性肾衰竭患者的常见并发症和最主要死因。①高血压:是心血管系统最常见的症状,主要与水、钠潴留有关,部分也与肾素活性增高有关;②心力衰竭:是尿毒症患者最常见的死亡原因,与水钠潴留、高血压有关;③心包炎:病情危重的表现之一,表现为胸痛,心前区听到心包摩擦音,多与尿毒症毒素沉着有关;④动脉粥样硬化:与高血压、脂质代谢紊乱有关,动脉粥样硬化发展迅速,也是主要的致死因素。

5. **血液系统表现** ①贫血:几乎所有患者均有轻至中度贫血,尿毒症患者必有的表现,且多为正色素性正细胞性贫血。主要原因为肾脏产生促红细胞生成素(EPO)减少,故称为肾性贫血。②出血倾向:可表现为皮下瘀斑、鼻出血及月经过多等,与血小板功能障碍、凝血因子减少等有关。

**提示** 由病例可知患者有贫血。

6. 呼吸系统表现　常表现为气促,若发生代谢性酸中毒,可表现为深而长的呼吸。心力衰竭时可发生肺水肿,部分患者发生尿毒症性胸膜炎或胸腔积液。

7. 神经、肌肉系统表现　尿毒症脑病、周围神经病变(以下肢受累最多见)等。

8. 皮肤表现　尿素随汗液在皮肤排出,可形成尿素霜,刺激皮肤引起瘙痒,有时难以忍受。与继发性甲状旁腺功能亢进有关。尿毒症患者因贫血出现面色苍白或色素沉着异常呈黄褐色,为尿毒症患者特征性的面容。

9. 肾性骨营养不良症　简称肾性骨病,其发生与活性维生素 $D_3$ 不足、继发性甲状旁腺功能亢进等有关。

10. 内分泌失调　小儿性成熟延迟,成年女性患者性欲减退、闭经、不孕,男性患者性欲缺乏和阳痿。

11. 感染　感染是慢性肾衰竭主要死因之一,与机体免疫功能低下和白细胞功能异常等有关,以肺部、尿路和皮肤感染常见。

（三）心理-社会状况

慢性肾衰竭患者因病程漫长、预后不佳、治疗费用昂贵,尤其当需要进行长期透析或肾移植手术时,患者及家属心理压力大,可出现抑郁、恐惧、悲观和绝望等心理。

（四）辅助检查

1. 血常规检查　红细胞计数下降,血红蛋白浓度降低,白细胞计数升高或降低,血小板正常或减少。

2. 尿液检查　夜尿增多,尿比重降低,严重者尿比重固定在 1.010-1.012(尿比重测定是判断肾功能最简单的方法)。蜡样管型对本病有诊断意义。

**提示**　案例导入中的患者的辅助检查示:尿蛋白(＋＋＋),蜡样管型 1 个/HP,尿红细胞 3 个/HP,有助于诊断肾病。

3. 血生化检查　血肌酐及血尿素氮增高,内生肌酐清除率降低(是肾衰的敏感指标)。血浆白蛋白降低。血浆清钙降低、血磷增高、血钠和血钾增高或降低;可有代谢性酸中毒等。

4. 影像学检查　B 超、X 线平片、CT 等可见双肾缩小。

**提示**　病例中超声显示双肾对称性缩小,排除急性肾衰。

（五）治疗要点

慢性肾脏病(chronic kidney disease, CKD)的治疗原则为:早期治疗原发疾病和加重因素,根据慢性肾脏病分期所处的不同阶段采取不同的防治策略,以延缓肾功能减退,减少并发症,提高患者生活质量。

## 二、护理问题分析

案例导入中的患者因晨起眼睑水肿十余年未重视,存在知识缺乏,目前血压升高,双下肢重度凹陷性水肿,说明存在水钠潴留,因此评估患者存在以下主要护理诊断/问题,其中"体液过多"为首优护理问题。具体如下:

1. 体液过多　与肾小球滤过功能降低导致水钠潴留有关。

2. 有皮肤完整性受损的危险　与皮肤水肿、机体抵抗力下降有关。

3. 有感染的危险　与营养不良、贫血、机体抵抗力下降、透析等因素有关。

4. 营养失调:低于机体需要量　与食欲减退、消化吸收功能紊乱、长期限制蛋白质摄入等因素有关。

5. 活动无耐力　与贫血、水、电解质和酸碱平衡紊乱有关。

6. 知识缺乏　缺乏慢性肾病自我管理知识。

7. 潜在并发症:上消化道出血、心力衰竭、病理性骨折、继发性甲状旁腺功能亢进

### 三、护理措施分析

根据目前患者的病情,护士应给予及时有效的护理措施,采取限制钠盐和水的摄入,限制蛋白质、防治高血钾、做好皮肤护理等措施。

(一) 一般护理

1. 休息与活动　尿毒症期应卧床休息以减轻肾脏负担,避免过度劳累。能起床活动的患者,则应鼓励其适当活动,但应避免劳累和受凉。

2. 饮食护理　优质低蛋白、充足热量、低盐、低钾、低磷饮食。

(1) 蛋白质:低优质蛋白,如鸡蛋、牛奶、瘦肉等。尽量减少摄入植物蛋白,米、面中所含的植物蛋白也要设法去除,可部分采用麦淀粉做主食。非透析患者的蛋白质摄入量根据肾小球滤过率(CFR)调整,一般为 $0.4\sim0.8\,g/(kg\cdot d)$;血液透析患者的蛋白质摄入量为 $1.0\sim1.2\,g/(kg\cdot d)$;腹膜透析的患者蛋白质摄入量为 $1.2\sim1.3\,g/(kg\cdot d)$。

(2) 热量及维生素:供给患者充足热量,主要由碳水化合物和脂肪供给。可选热量高、蛋白质含量低的食物,如麦淀粉、藕粉、粉丝、薯类(甜薯、芋头、马铃薯)。食物应富含 B 族维生素、维生素 C 和叶酸。

(3) 其他:①限盐;②尿量<1 000 mL/天时,限制饮食中钾的摄入;③低磷高钙饮食;④补充水溶性维生素;⑤补充矿物质和微量元素,如铁、锌等。

3. 生活护理　加强皮肤与口腔护理,防感染。

### 二、病情观察

记录 24 小时出入量;监测生命体征,尤其是血压的变化;监测血生化、血常规、肾功能情况。

### 三、治疗配合

1. 防治高血钾　对于少尿暂无透析的患者,应重点监测血钾浓度;避免进食高钾食物和药物(钾盐青霉素、螺内酯等);忌输库存血(含钾高);采集血钾标本时针筒要干燥,采血部位勿结扎过紧,血取出后沿试管壁注入,以防溶血,影响检验结果。

2. 控制高血压　容量依赖型高血压患者,限水、限钠、配合利尿药及降压药等综合治疗;对肾素依赖型高血压,首选血管紧张素转化酶抑制剂(ACEI)和血管紧张素Ⅱ受体拮抗药。血压控制目标值:非透析患者<130/80 mmHg,透析患者<140/90 mmHg。

3. 纠正肾性贫血　重组促红细胞生成素(erythropoietin,EPO)是治疗肾性贫血的特效药,每次皮下注射应更换注射部位,此药容易升高血压,注意监测患者血压情况。

4. **治疗肾性骨病** 口服活性维生素 $D_3$（骨化三醇），注意监测血钙。
5. **纠正低钙高磷** 口服碳酸钙、司维拉姆、碳酸镧。
6. **防治感染** 控制感染可以减轻肾脏负担，宜选择肾毒性最低的抗生素。

## 四、健康教育

1. **疾病知识指导** 向患者及家属讲解疾病知识，告知患者必须遵医嘱合理用药，避免使用肾毒性药物。
2. **保健知识指导** 注意休息，劳逸结合，避免过于劳累；强调饮食的合理性；每天测血压、量体重、记尿量；预防呼吸道和泌尿系统感染，保护皮肤，防抓伤；定期复诊。
3. **病情监测指导** 有意识保护好前臂、肘部等部位大静脉。

 **知识点小结**

请扫描二维码。

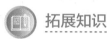 **拓展知识**

### 肾移植

慢性肾脏病是一个全球性的健康问题，尤其是终末期肾脏病（end-stage renal disease，ESRD），其发病率和死亡率逐年增加，而肾移植是治疗终末期肾脏病最有效的手段，其比透析有更好的生活质量和更长的存活时间，同时也能改善透析相关并发症。随着我国肾移植技术的不断开展，越来越多的终末期肾脏病患者获得了肾移植的机会，但是肾移植在很多方面存在着个体差异，排斥反应、免疫耐受和缺血-再灌注损伤（IRI）等，是影响肾移植长期存活的关键因素。

1. **排斥反应** 近年来，研究认为慢性排斥反应主要是体内存在供体特异性抗体（donor specific antibody，DSA），激活内皮细胞和补体，募集免疫细胞等引起移植肾肾小球的病变发生，进而导致移植肾功能减退，产生蛋白尿，最终移植肾失活。
2. **免疫耐受** 移植免疫耐受是指在不使用任何免疫抑制剂的情况下移植肾能长期存活且具有良好稳定的功能。
3. **缺血-再灌注损伤** 是肾移植术后常见并发症，主要发生在微小血管网，是造成急性肾衰竭的主要原因。

 **测一测**

请扫描二维码学习。

练习题及答案

（王艺）

## 任务四 急性肾损伤患者的护理

### 学习目标

1. 素质目标
(1) 能接受大卫生、大健康的概念,主动关注社会重大健康问题。
(2) 能感知、认同"扎根基层、服务基层、回报基层"的朴实情怀。
(3) 能表现出对患者的尊重和同理心。
(4) 面对危急情况,能逐步养成急救意识。
2. 知识目标
(1) 能说出急性肾功能衰竭的典型表现和常见并发症。
(2) 能列出急性肾功能衰竭患者常见的护理问题和护理措施。
3. 能力目标
(1) 能采取正确处理的处理措施。
(2) 能对患者提供一定的健康教育。

### 案例导入

男,45岁。因车祸导致腰背部受伤,到医院就诊。1小时后,出现肉眼血尿,自觉右侧腰部疼痛。神志清醒,面色苍白。体温 37.2℃,脉搏 113 次/分,呼吸 24 次/分,血压 80/60 mmHg。右侧腰部明显肿胀,局部皮肤瘀青,右肾区饱满,可触及明显压痛,有叩击痛,腹部尚软,移动性浊音阴性。医生诊断为"急性肾损伤"。

问题:
1. 患者目前有哪些主要护理诊断/问题?
2. 应给予哪些护理措施?

### 任务分析

急性肾损伤(acute kidney injury,AKI)是由各种原因引起的短时间内肾功能急剧减退而出现的临床综合征,主要表现为含氮代谢废物潴留,水、电解质和酸碱平衡紊乱,甚至全身各系统并发症。急性肾损伤有广义和狭义之分,广义的急性肾损伤根据损伤最初发生的解剖部位可分为肾前性、肾性和肾后性 3 类。狭义的急性肾损伤指急性肾小管坏死,此为急性肾损伤最常见类型。

急性肾损伤病因:①肾前性急性肾损伤:血容量不足、心排血量减少等;②肾性急性肾损伤:为肾缺血或肾中毒等肾实质性病变引起,最常见的原因是挤压伤,如急性肾小管坏死、急性肾毒性物质、肾小球疾病等;③肾后性急性肾损伤:由于尿路梗阻所致,常见病因有结石、肿瘤、前列腺增生、肾乳头坏死堵塞、腹膜后肿瘤压迫等。

通过学习,正确掌握急性肾损伤患者的护理知识和技能,运用护理程序对急性肾损伤患者实施整体护理。

## 一、护理评估

（一）健康史

询问患者个人史、有无原发性肾疾病病史、有无用过激素、细胞毒药物及其他免疫抑制剂、有无其他自身疾病等。

（二）身体状况

1. 起始期　指肾脏受到缺血或肾毒性物质打击,尚未发生明显的肾实质损伤的阶段。此阶段可持续数小时至几天,患者无明显症状。

2. 维持期　又称少尿期。典型者持续 7～14 天,出现一系列尿毒症表现。

（1）全身表现:消化系统症状(食欲减退、恶心、呕吐、腹胀、呃逆、腹泻等)常为首发症状。

（2）水、电解质和酸碱平衡紊乱:可表现为代谢性酸中毒、高钾血症、低钠血症、水过多等,以代谢性酸中毒和高血钾最常见。高血钾可导致各种心律失常,严重者可出现心室颤动或心脏骤停,是最主要的电解质紊乱和最危险的并发症,是少尿期的主要死亡原因。

3. 恢复期　通常持续约 1～3 周,可有多尿,每天尿量可达 3～5 L,多尿期早期仍可高血钾,后期可出现低血钾。尿量增加数天后血肌酐逐渐下降,常需 3～6 个月恢复正常。部分患者最终遗留不同程度的肾脏结构和功能损伤。

（三）辅助检查

1. 血液检查　血浆尿素氮和肌酐进行性上升,血清钾常＞5.5 mmol/L。血 pH 常＜7.35,碳酸氢根离子浓度＜20 mmol/L。血钠、血钙浓度降低,血清磷浓度升高。

2. 尿液检查　尿蛋白多为(＋～＋＋),可见肾小管上皮细胞、上皮细胞管型、颗粒管型、少许红、白细胞等。尿比重降低且固定,多在 1.015 以下。

3. 影像学检查　首选尿路 B 超检查。

4. 肾活组织检查　是重要的诊断手段。

（四）治疗要点

1. 起始期　治疗各种严重外伤、心力衰竭、急性失血等,停用影响肾灌注或具有肾毒性的药物。

2. 维持期　重点处理高钾血症(最有效的方法为血液透析治疗)。

3. 恢复期　维持水、电解质和酸碱平衡,控制氮质血症,治疗原发病和防治各种并发症。避免肾毒性药物的使用。

## 二、护理问题分析

"案例导入"中患者被确诊急性肾损伤,腰背部受伤,出现肉眼血尿,右侧腰部疼痛,评估患者存在以下主要护理诊断/问题,其中"体液过多"为首优护理问题。

1. 体液过多　与 GFR 下降致水钠潴留、水摄入控制不严引起的容量过多有关。
2. 潜在并发症:电解质、酸碱平衡失调
3. 营养失调:低于机体需要量　与患者食欲减退、恶心、呕吐、限制蛋白质摄入、透析等有关。
4. 有感染的危险　与机体抵抗力降低及透析等侵入性操作有关。
5. 知识缺乏　缺乏疾病治疗、病情监测及饮食管理相关知识。
6. 潜在并发症:高血压、急性左心衰竭、心律失常、上消化道出血、DIC、多脏器衰竭

## 三、护理措施分析

根据目前患者的病情,护士应给予及时有效的护理措施,采取卧床休息、维持和监测水平衡、饮食护理、密切观察病情等措施。

(一) 一般护理

1. 休息与体位　应绝对卧床休息以减轻肾脏负担。下肢水肿者抬高下肢促进血液回流。昏迷者按昏迷患者护理常规进行护理。
2. 饮食护理

(1) 限制蛋白质摄入,可给予高生物效价优质蛋白质饮食,如瘦肉、鱼、禽、蛋、奶类;接受透析的患者给予高蛋白饮食。

(2) 提供足够的热量,主要由碳水化合物和脂肪供给。并注意供给富含维生素 C、维生素 B 和叶酸的食物。

(3) 维持与监测水平衡:少尿期应严格控制出入液量,按照"量出为入"的原则补液,24 小时的补液量 = 前 1 天总排出量 + 500 mL。

(4) 减少钾的摄入,尽量避免食用含钾多的食物,如白菜、榨菜、橘子、香蕉、梨、葡萄、西瓜等。

(二) 病情观察

1. 观察有无体液过多　记录每日出入量,监测体重;中心静脉压高于 $12\,cmH_2O$,提示体液过多。
2. 观察有无电解质紊乱　监测血清电解质的变化,注意有无高血钾征象,如脉律不齐、肌无力、心电图改变等;低血钙如指(趾)麻木、腱反射亢进、肌肉痉挛、抽搐等。
3. 观察有无并发症　皮肤黏膜、口腔、生命体征、心电图等。

(三) 配合治疗

1. 高血钾紧急处理

(1) 10% 葡萄糖酸钙 10～20 mL 稀释后缓慢静脉注射(不少于 5 分钟),以拮抗钾离子对心肌的毒性作用。

(2) 静脉滴注 5% 碳酸氢钠 100～200 mL,以纠正代谢性酸中毒并促使钾离子向细胞内转移。

(3) 静脉滴注 50% 葡萄糖 50 mL + 胰岛素 6～12 U,以促进糖原合成,使钾离子转入细胞内。

(4) 钠型离子交换树脂 15～30 g 口服。

(5) 透析为最有效的方法。

2. 透析治疗　重度高钾血症(>6.5 mmol/L)、严重代谢性酸中毒(pH<7.15)、容量负荷过重且对利尿药治疗无效等均是透析治疗的指征。

（四）心理护理

向患者说明治疗经过及康复后可进行正常工作生活和学习,从而减轻悲观心理,树立战胜疾病的信心,积极配合治疗与护理。

（五）健康教育

1. 疾病预防指导　老年人、糖尿病、原有慢性肾脏病史及危重患者,应注意避免肾毒性药物、造影剂、肾血管收缩药物的应用。加强劳动防护,避免接触重金属、工业毒物等。误服或误食毒物时,应立即进行洗胃或导泻,并采用有效解毒剂。

2. 疾病知识指导　恢复期患者应加强营养,增强体质,适当锻炼;注意个人清洁卫生,注意保暖,防止受凉;避免妊娠、手术、外伤。教会患者测量和记录尿量的方法。指导患者定期复查。

**知识点小结**

请扫描二维码。

**拓展知识**

### 常见肾毒性物质

1. 肾毒性药物

(1) 抗菌药物:氨基糖苷类(庆大霉素、卡那霉素、阿米卡星、妥布霉素、链霉素)、糖肽类抗生素(多黏菌素、万古霉素)、第一代头孢菌素、两性霉素 B、磺胺类、利福平等。

(2) 造影剂:泛碘酸、泛影葡胺等。

(3) 肿瘤化疗药物:顺铂、卡铂、甲氨蝶呤、丝裂霉素。

(4) 免疫抑制剂:环孢素、他克莫司、青霉胺。

(5) 其他药(毒)物:利尿药(右旋糖酐、甘露醇、利尿酸钠)、非甾体抗炎药、麻醉剂(甲氧氟烷、氟甲氧氟烷、安氟醚、安非他明、海洛因等)、中药(含马兜铃酸类、雄黄、斑蝥、蟾酥、生草乌、生白附子等)。

2. 工业毒物

(1) 重金属:汞、镉、砷、铀、锂、锑、铋、钡、铅、铂等。

(2) 化合物:氰化物、四氧化碳、甲醇、甲苯、乙烯二醇、氯仿、甲酚、甲醛、间苯二酚等。

(3) 杀虫剂和除草剂:有机磷、毒鼠强、百草枯等。

3. 生物毒素　蛇毒、蝎毒、青鱼胆毒、蜂毒、黑蜘蛛毒、毒草等。

测一测

请扫描二维码学习。

练习题及答案

（徐航）

# 模块六 肾内科常见疾病的护理

## 任务五 尿路感染患者的护理

### 学习目标

1. 素质目标
(1) 能接受大卫生、大健康的概念,主动关注社会重大健康问题。
(2) 能感知、认同"扎根基层、服务基层、回报基层"的朴实情怀。
(3) 能表现出对尿路感染患者的尊重和同理心。
2. 知识目标
(1) 能说出尿路感染的临床表现和常见并发症。
(2) 能讲述尿路感染的实验室检查。
(3) 能列出尿路感染患者常见的护理问题和护理措施。
3. 能力目标
(1) 能识别尿路感染的临床表现,采取正确的处理措施。
(2) 能对尿路感染患者提供健康教育。

### 案例导入

周女士,38岁,出租车司机,每天工作约10小时。今日以尿频、尿急、尿痛1天,诊断急性肾盂肾炎入院。护理评估体:体温38.6℃,呼吸23次/分,脉搏92次/分,血压123/75 mmHg;尿常规检查可见大量白细胞管型,中段尿细菌培养,菌落计数≥$10^5$/mL。主诉:下腹不适,伴腰痛。入院后按医嘱给予抗感染治疗及健康宣教。

问题:
1. 患者目前有哪些主要护理诊断/问题?应给予哪些护理措施?
2. 护士为尿路感染患者提供哪些健康教育?

### 任务分析

尿路感染(unary tact infection,UTI)是由于各种病原微生物感染所引起的尿路急、慢性炎症。多见于育龄期女性、老年人、免疫力低下及尿路畸形者。根据感染发生部位可分为上尿路感染和下尿路感染,前者系指肾盂肾炎(pyelonephritis),后者包括膀胱炎(cystitis)和尿道炎(urethritis)。留置导尿管或拔除导尿管48小时内发生的感染称为导管相关性尿路感染。

6—21

## 一、病因

### (一) 致病菌

以革兰阴性杆菌为主,其中以大肠埃希菌最为常见。其次以变形杆菌、克雷伯菌、葡萄球菌多见,尿路器械检查、长期留置尿管者以铜绿假单胞杆菌多见。

### (二) 感染途径

上行感染是最常见的感染途径,血行感染、淋巴管感染和直接感染较少见。

### (三) 易感因素

(1) 尿路梗阻。
(2) 机体抵抗力降低:如糖尿病或长期应用糖皮质激素的患者等。
(3) 女性尿道短直而宽:尿道口与肛门、阴道相近;女性经期、妊娠期、绝经期因内分泌等因素改变而更易发病。
(4) 泌尿系统局部损伤。
(5) 尿道口周围或盆腔有炎症。

通过学习,正确掌握尿路感染患者的护理知识和技能,运用护理程序对尿路感染患者实施整体护理。

## 二、护理评估

### (一) 健康史

询问患者有无尿路梗阻如尿路结石、肿瘤、前列腺增生等;有无膀胱输尿管反流;有无泌尿系统结构异常;有无导尿、膀胱镜、输尿管镜检查等;有无糖尿病、长期卧床、严重慢性病、长期使用免疫抑制剂等;了解个人的性生活情况等。

### (二) 身体状况

1. 一般症状  见表6-5-1。

表6-5-1 尿路感染一般症状

| 疾病 | 临床表现 |
| --- | --- |
| 膀胱炎 | 主要表现为膀胱刺激征(即尿频、尿急、尿痛),一般无全身感染的表现 |
| 急性肾盂肾炎 | 起病急骤、畏寒、发热、体温可达40℃,常伴全身不适、恶心、呕吐等全身症状。泌尿系统表现有膀胱刺激征,可有腰痛、肾区叩击痛,肋脊角有压痛 |
| 慢性肾盂肾炎 | 大多数因急性肾盂肾炎治疗不彻底发展而来,临床表现多不典型,病程长,反复发作。部分患者仅有低热、乏力,多次尿细菌培养阳性,称为"无症状性菌尿" |

**提示** 案例中周女士的主诉符合急性肾盂肾炎的典型表现。

2. 并发症  多见于严重急性肾盂肾炎,可有肾周围炎、肾脓肿、败血症等。

### (三) 实验室检查

1. 尿常规  尿沉渣白细胞、红细胞数量增多,其中以白细胞最常见(>5/HP)。若见白细胞(或脓细胞)管型,对肾盂肾炎有诊断价值。

6-22

## 模块六 肾内科常见疾病的护理

**2. 尿细菌定量培养** 临床常用清洁中段尿做细菌培养和菌落计数,对本病有确诊意义,菌落计数$\geq 10^5$/mL 为有意义,$10^4 \sim 10^5$/mL 为可疑阳性,$< 10^4$/mL 则可能是污染。

**提示** 案例中周女士的尿常规检查可见大量白细胞管型,尿培养结果,菌落数$\geq 10^5$/mL 达到了诊断标准。

### (四) 治疗要点

尿路感染的治疗目的是纠正诱因,采取合理药物杀灭细菌,辅以全身支持疗法。除鼓励多饮水外,根据患者的症状、尿培养结果使用相关止痛及抗菌药物。

## 三、护理问题分析

"案例导入"中的周女士被确诊为急性肾盂肾炎。目前尿频、尿急、尿痛;下腹不适,伴腰痛;体温升高,说明有疼痛现象,因此评估周女士存在以下主要护理诊断/问题,其中"排尿障碍:尿频、尿急、尿痛"为首优护理问题。

1. **排尿障碍:尿频、尿急、尿痛** 与泌尿系统感染有关。
2. **体温过高** 与急性肾盂肾炎有关。
3. **潜在并发症:**肾乳头坏死、肾周脓肿
4. **知识缺乏** 缺乏预防尿路感染的知识。

## 四、护理措施分析

根据目前周女士的病情,护士应给予及时有效的护理措施,采取卧床休息、进食清淡并含丰富营养的食物、多饮水、遵医嘱抗感染治疗等。

### (一) 一般护理

1. **休息与活动** 急性发作期的第 1 周应卧床休息。慢性肾盂肾炎患者一般也不宜从事重体力活动,肾区疼痛者,可卧床休息,采用屈曲位。
2. **饮食护理** 进食清淡并含丰富营养的食物,补充多种维生素;多饮水,一般饮水量>2 500 mL/天,督促患者每 2 小时排尿 1 次以冲洗细菌和炎症物质,减少炎症对膀胱和尿道的刺激。

### (二) 药物护理

尿路感染的药物护理见表 6-5-2。

**表 6-5-2 尿路感染的药物护理**

| 分类 | 护理措施 |
| --- | --- |
| 急性膀胱炎 | ①单剂量疗法:选用磺胺类或喹诺酮类(如氧氟沙星),但单剂量疗法易复发。②短程疗法:磺胺类、喹诺酮类连用 3 天,可减少复发。③7 天疗法:适用于妊娠妇女、老年人、糖尿病患者,持续抗菌药物治疗 7 天。④注意事项:口服磺胺类药期间要多饮水,并同时服用碳酸氢钠,以增强疗效、减少磺胺结晶的形成 |
| 急性肾盂肾炎 | ①应用抗菌药:轻型肾盂肾炎口服抗生素 14 天,可选用喹诺酮类、半合成青霉素类(阿莫西林)、头孢菌素类,一般用药 72 小时可见效。氨基糖苷类肾毒性大,应慎用。严重肾盂肾炎者可静脉用药,热退后继续用药 3 天,再改口服抗菌药,继续 |

续 表

| 分类 | 护理措施 |
|---|---|
|  | 治疗满 2 周。②碱化尿液：口服碳酸氢钠，可增强抗生素的效果，减轻尿路刺激。③治愈标准：治疗后菌尿转阴，停药后 2 周、6 周复查尿菌均为阴性 |
| 无症状菌尿 | 对于非妊娠期和老年人无症状菌尿，一般无须治疗。妊娠期无症状菌尿须治疗，应选用肾毒性小的药物，如青霉素类，不宜用氯霉素、四环素。学龄前儿童的无症状菌尿须治疗 |
| 复发和重新感染 | ①复发：是指原致病菌再次引起感染，通常在停药 6 周内发生，应在允许的范围内选用大剂量抗生素治疗 6 周。②重新感染：是指另一种新的致病菌引起的干扰，多在停药 6 周后发生。可采用长程低剂量抑菌疗法，如每晚睡前排尿后口服复方磺胺甲噁唑、氧氟沙星等半年 |

### （三）清洁中段尿培养标本采集

（1）留取尿液时应严格无菌操作，先充分清洗外阴，消毒尿道口。

（2）宜在使用抗生素药物前或停药后 7 天收集标本，留标本期间不宜多饮水，并保证尿液在膀胱内停留 6~8 小时，以提高阳性率。

（3）应留取清晨第 1 次清洁、新鲜中段尿，于 1 小时内送检，以防杂菌生长。

### （四）健康教育

肾盂肾炎的诱因主要有劳累、感冒、会阴部不清洁及性生活等。应注意个人卫生，避免尿路感染反复发作，避免过度劳累，多饮水、少憋尿，保持大便通畅，禁止盆浴。如果与性生活有关，可在性生活后排尿，并口服抗生素。愈后不主张长期应用抗菌药物，以免诱发耐药。

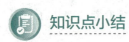

请扫描二维码。

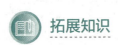

**降低导管相关性尿路感染发生风险的措施**

1. 置入无菌导尿管后，维持集尿系统为一密闭系统。

2. 对导管相关性尿路感染高风险人群，如女性、老年人、免疫功能低下的患者，应尽可能减少导尿管的使用及留置时间。

3. 确保医院工作人员、家属或患者本人必须经过正规培训，掌握正确置入无菌导尿管及维护后，才可进行此操作。

4. 维持引流通畅。

模块六 肾内科常见疾病的护理

 **测一测**

请扫描二维码学习。

练习题及答案

（张韵）

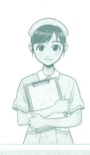

内科护理——教学一体化工作页

# 模块七
# 血液科常见疾病的护理

# 任务一 缺铁性贫血患者的护理

## 学习目标

1. 素质目标
(1) 能接受大卫生、大健康的概念,主动关注社会重大健康问题。
(2) 能感知、认同"扎根基层、服务基层、回报基层"的朴实情怀。
(3) 能表现出对缺铁性贫血患者的尊重和同理心。
(4) 面对危急情况,能逐步养成急救意识。
2. 知识目标
(1) 能说出缺铁性贫血的临床表现和实验室检查及其他检查结果。
(2) 能讲述缺铁性贫血的治疗原则及其临床意义、主要副作用等。
(3) 能比较缺铁性贫血在相关诊断因素和护理措施上的异同。
3. 能力目标
(1) 为缺铁性贫血患者实施护理评估、提出护理诊断及措施、制定相应护理措施。
(2) 正确评估护理措施的实施效果。
(3) 能对缺铁性贫血患者提供一定的健康教育。

## 案例导入

刘先生,50岁。头晕、乏力伴面色苍白1年余,有消化性溃疡病史10年,痔疮史5年。平素喜素食,爱好浓茶。身体评估:体温36℃,脉搏80次/分,呼吸18次/分,血压95/70 mmHg,皮肤黏膜苍白,毛发稀疏无光泽,指甲脆裂呈匙状。实验室检查:血红蛋白80 g/L,红细胞$2.5×10^{12}$/L,白细胞$9.8×10^{9}$/L,血清铁6.5 μmol/L,骨髓检查示红系增生活跃,骨髓铁染色阴性。诊断为缺铁性贫血。

问题:
1. 患者目前有哪些主要护理诊断/问题?
2. 口服铁剂的护理措施是什么?

## 任务分析

缺铁性贫血(iron-deficiency anemia,IDA)是指机体对铁的需求与供给失衡,导致体内储存铁耗尽,继之红细胞内铁缺乏,最终导致血红蛋白合成减少而引起的一种小细胞低色素性贫血。缺铁性贫血是最常见的贫血,以婴幼儿和妊娠妇女发病率最高。

造血所需的铁主要来自衰老破坏的红细胞,食物也是铁的重要来源;十二指肠及空肠上段是铁吸收的主要部位。

缺铁性贫血病因及发病机制见表7-1-1。

表7-1-1 缺铁性贫血病因及发病机制

| 病因 | 发病机制 |
| --- | --- |
| 铁的储存不足 | 青少年、妇女、儿童缺铁性贫血的原因 |
| 铁摄入不足 | 是导致小儿缺铁的主要原因,未及时添加含铁丰富的食物,年长儿偏食等 |
| 铁的丢失过多 | 慢性失血是成人缺铁性贫血最常见和最重要的病因。如消化性溃疡出血、月经过多、痔疮等 |
| 生长发育快 | 婴儿期和青春期对铁的需要量相对增多 |
| 铁的吸收及利用障碍 | 胃大部切除术或胃空肠吻合术均可导致铁吸收不良 |

通过学习,正确掌握缺铁性贫血患者的护理知识和技能,运用护理程序对缺铁性贫血患者实施整体护理。

## 一、护理评估

### (一)健康史

了解有无慢性胃肠道疾病、寄生虫病、胃肠手术等病史;有无需铁量增加而摄入不足的情况;了解饮食的结构和习惯;女性患者应重点询问有无月经过多史。

### (二)身体状况

1. 一般表现 皮肤、黏膜苍白,以口唇、口腔黏膜及甲床最为明显。头发枯黄无光泽,可见匙状指(反甲)。易感疲乏。年长儿可诉无力、头晕等。

2. 非造血系统表现 由于缺血缺氧,含铁酶及依赖酶的活性降低,患者可出现下列特征。①黏膜损害:舌炎、口角炎,严重者可出现吞咽困难;②神经系统:注意力不集中、记忆力下降,学习成绩下降,易激惹、好动等,少数患者可有异食癖。

**提示** 案例中对刘先生的健康史和身体状况评估均符合缺铁性贫血的典型表现。

### (三)辅助检查

1. 血常规 典型血象呈小细胞低色素性贫血,血红蛋白降低,血涂片见红细胞大小不等,中央淡染区扩大。

2. 骨髓象 增生活跃,以中、晚幼红细胞增生为主。骨髓涂片可见幼红细胞内、外可染铁明显减少或消失。

3. 铁代谢检查 血清铁蛋白(SF)减少($<16\mu g/L$),血清铁(SI)降低($<10.7\mu mol/L$),总铁结合力(TIBC)增高($>62.7\mu mol/L$),红细胞游离原卟啉增高,运铁蛋白饱和度降低。

### (四)治疗要点

1. 去除病因 根治本病的关键。

2. 铁剂治疗 是治疗本病的特效药物。首选口服,一般用二价铁盐制剂,最常用为硫酸亚铁、富马酸亚铁及葡萄糖酸亚铁。口服铁剂发生严重不良反应者,可考虑深部肌内注射铁剂。

## 二、护理问题分析

"案例导入"中刘先生被确诊为营养性缺铁性贫血,头晕、乏力伴面色苍白,存在"营养失调:低于机体需要量"护理问题,评估患者存在以下主要护理诊断/问题,其中"营养失调:低于机体需要量"为首优护理问题。

1. 营养失调:低于机体需要量　与铁摄入不足、吸收不良、需要量增加或丢失过多有关。

2. 活动无耐力　与贫血致全身组织缺氧有关。

3. 知识缺乏　与患儿及家属缺乏本病的防护和营养知识有关。

4. 有感染的危险　与严重贫血引起营养缺乏和衰弱有关。

5. 潜在并发症:贫血性心脏病

## 三、护理措施分析

根据刘先生目前的病情,护士应给予及时有效的护理措施,采取指导饮食、用药等措施。

(一)饮食护理

1. 纠正不良的饮食习惯　保持均衡饮食,避免偏食或挑食。

2. 增加含铁丰富食物的摄取　给予高蛋白、高维生素、含铁丰富、易消化的食物。富含铁的食物,如动物内脏、瘦肉、蛋黄、豆类、深颜色的果蔬(黑木耳、紫菜、海带、香菇等)。

3. 促进食物铁的吸收　食物中蔬菜类过多而肉、蛋类不足,富含铁的食物与茶、咖啡、牛奶等同服会不利于铁的吸收。可多吃富含维生素 C 的食物,也可加服维生素 C。

(二)药物护理

1. 口服铁剂的护理

(1)宜从小剂量开始,餐后或餐中服用可减轻肠道不良反应。

(2)可与维生素 C、果汁、稀盐酸等酸性物质同服,以促进铁剂的吸收。

(3)茶、咖啡、牛奶、抗酸药等可抑制铁的吸收,应避免与含铁药物同服。

(4)口服液体铁剂可致牙齿变黑,可采用吸管吸入或服药后漱口。

(5)服铁剂期间,粪便会变成黑色。

2. 注射铁剂的护理　注射铁剂可导致局部疼痛、静脉痉挛、静脉炎,宜深部肌内注射,每次更换注射部位,以减少局部刺激。

3. 观察疗效　铁剂治疗有效者用药后 1 周左右网织红细胞开始上升,10 天左右渐达高峰;2 周左右血红蛋白开始升高,约 1~2 个月恢复正常。服铁剂至血红蛋白达正常水平后 3~6 个月再停药,以补足铁的储存量。

(三)心理护理

向患者说明治疗经过及康复后可进行正常工作生活和学习,从而减轻悲观心理,树立战胜疾病的信心,积极配合治疗与护理。

（四）健康教育

1. 疾病知识指导　为预防缺铁性贫血的发生,应重视在易患人群中开展卫生知识教育,提高患者对疾病的认识和对治疗、护理的依从性。

2. 生活指导　指导患者均衡饮食,避免挑食、偏食等,特殊情况应加强铁的摄入。

3. 用药指导　遵医嘱按时按量用,定期门诊查血象。

 知识点小结

请扫描二维码。

 测一测

请扫描二维码学习。

练习题及答案

（徐航）

# 任务二　再生障碍性贫血患者的护理

## 学习目标

1. 素质目标
(1) 能接受大卫生、大健康的概念,主动关注社会重大健康问题。
(2) 能感知、认同"扎根基层、服务基层、回报基层"的朴实情怀。
(3) 能表现出对再生障碍性贫血患者的尊重和同理心。
2. 知识目标
(1) 能说出再生障碍性贫血患者的典型表现。
(2) 能鉴别重型再生障碍性贫血和非重型再生障碍性贫血。
(3) 能讲述再生障碍性贫血患者的血象特点和诊断指标。
(4) 能讲述再生障碍性贫血患者的治疗原则。
(5) 能列出再生障碍性贫血患者常见的护理问题和护理措施。
3. 能力目标
(1) 能正确进行静脉输血的操作。
(2) 能对再生障碍性贫血患者提供一定的健康教育。

### 案例导入

患者,王某,男性,45岁。有肝炎病史,农民。头晕、乏力2月,鼻出血2周入院。既往刷牙后牙龈出血,四肢皮肤经常出现散在出血点。1日前排柏油样便4次,量约500 g。查体:体温36.4℃、脉搏100次/分、呼吸20次/分、血压90/60 mmHg。神志清楚,贫血貌,皮下多处瘀斑,患者入院后,未下床活动,如厕后即感疲乏无力,情绪低落,担心疾病预后不佳。血象:白细胞计数$0.6\times10^9$/L、中性粒细胞绝对值$0.2\times10^9$/L、血红蛋白55 g/L、血小板计数$10\times10^9$/L。骨髓象:有核细胞增生明显减低,淋巴细胞比例增多,巨核细胞少见,可见浆细胞、网状细胞等非造血细胞。初步诊断:重型再生障碍性贫血。

问题:患者目前有哪些主要护理诊断/问题?应给予哪些护理措施?

### 任务分析

再生障碍性贫血(aplastic anemia,AA)简称再障,是一种可能由不同病和机制引起的骨髓造血功能衰竭症。临床主要表现为骨髓造血功能低下,进行性贫血、出血、感染和全血细胞减少。再障可发生于各年龄段,以青壮年居多,患病概率男性略高于女性。

再障的发生与下列因素有关：①药物及化学因素，最常见的是氯霉素、苯及其衍生物是最重要的骨抑制毒物，在染料、油漆、塑料、皮革制品黏合剂、杀虫剂等物质中含量较高；②物理因素；③生物因素，主要是病毒感染，特别是肝炎病毒与再障关系明确，主要是丙型肝炎，其次是乙型肝类。

如何评估和判断患者存在的主要护理诊断/问题？采取哪些有效的护理措施？通过学习，正确掌握再生障碍性贫血患者的护理知识和技能，运用护理程序对再生障碍性贫血患者实施整体护理。

## 一、护理评估

### （一）健康史

询问患者的居住和工作环境，是否接触有害物质，如苯类、放射线等；近期是否使用过易致再障的药物，如氯霉素、磺胺类药、吲哚美辛、阿司匹林等；近期是否患过病毒感染性疾病，如呼吸道感染、各型肝炎等。对育龄妇女，还需了解妊娠和生育情况。

### （二）身体状况

再障的临床表现与全血细胞减少有关，主要为进行性贫血、出血和反复感染，而肝、脾、淋巴结多无肿大。具体表现见表 7-2-1。

表 7-2-1　再生障碍性贫血患者的身体状况

| 临床表现 | 重型再障(SAA) | 非重型再障(NSAA) |
| --- | --- | --- |
| 起病与病情进展 | 起病急，进展快，病情重 | 起病缓，进展慢，病情较轻 |
| 首发症状 | 出血与感染 | 贫血为主，偶有出血 |
| 贫血 | 进行性加重 | 首发和主要表现 |
| 出血 | 除皮肤黏膜外，常有内脏出血 | 以皮肤黏膜出血为主 |
| 感染 | 持续高热，难以控制，呼吸道感染最多见 | 高热少见，感染易控制 |

### （三）辅助检查

1. 血常规检查　呈正细胞贫血，全血细胞（红细胞、白细胞、血小板）减少。重型再障血小板 $<20\times10^9/L$，非重型再障血小板 $>20\times10^9/L$。

2. 骨髓象　为确诊再障的主要依据。重型再障增生低下或极度低下；非重型再障增生减低或活跃，可有灶性增生。

**提示**　案例中对王某的症状描述和检查均符合重型再障的表现。

### （四）心理-社会状况

再障患者多数病情较重，病情复杂，躯体不适多，重型预后差，非重型病程迁延、反复发作，加之药物治疗过程中形体变化、输血或干细胞移植所需的高额医疗费用，均可使患者出现紧张、焦虑、抑郁，甚至悲观、绝望情绪；患者家属也会产生巨大的心理压力。

### （五）治疗要点

1. 去除病因　去除及避免周围环境中的致病因素，禁用对骨髓造血抑制的药物。

2. 对症及支持治疗

(1) 防治感染：发生感染时，早期用强而有效的抗生素。

(2) 控制出血：根据病情选用不同的止血方法或药物。

(3) 纠正贫血：重度贫血伴缺氧明显时，考虑输注全血或浓缩红细胞。

3. 免疫抑制疗法　常用药物有抗淋巴细胞球蛋白（ALG）和抗胸腺细胞球蛋白（ATG），是治疗重型再障的主要药物。环孢素可用于各型再障。

4. 促进骨髓造血疗法

(1) 雄激素：是治疗非重型再障的首选药物。雄激素对骨髓有直接刺激红细胞生成作用，还可刺激肾脏产生促红细胞生成素。常用药物有司坦唑醇、丙酸睾酮。药物治疗后6个月内可见疗效，1个月网织红细胞升高。3个月后红细胞开始上升。

(2) 造血生长因子：适用于重型再障。常用药物有粒细胞集落刺激因子（G-CSF）、粒细胞-巨核细胞集落刺激因子（GM-CSF）、重组人促红细胞生成素（EPO）。

(3) 造血干细胞移植：适用于40岁以下，无感染及其他并发症者。

## 二、护理问题分析

"案例导入"中的王某被确诊为再生障碍性贫血。目前头晕，贫血貌，排柏油样便、全身皮肤可见散在出血点。因此，评估王某存在以下主要护理诊断/问题，其中"有体液不足的危险"为首优护理问题。

1. 有体液不足的危险　与血小板减少导致消化道出血有关。

2. 有感染的危险　与粒细胞减少有关。

3. 活动无耐力　与贫血所致机体组织的缺氧有关。

4. 潜在并发症：颅内出血

5. 组织完整性受损　与血小板减少导致皮肤黏膜出血有关。

6. 悲伤　与治疗效果差及经济负担重有关。

7. 体像紊乱　与雄激素的不良反应有关。

8. 知识缺乏　缺乏有关再障治疗及预防感染和出血的知识。

## 三、护理措施分析

（一）一般护理

1. 休息与活动　血红蛋白<60 g/L时，应绝对卧床休息；血小板<20×10$^9$/L者，要避免头部运动、剧烈咳嗽、用力大便等，警惕颅内出血。

2. 饮食护理　应给予高热量、高蛋白、高维生素、易消化饮食，以加强营养，提高机体免疫力；禁食过硬、粗糙的食物。便秘者可酌情使用开塞露或缓泻药，以免排便时过于用力、腹压骤增而诱发内脏出血，尤其是颅内出血。

（二）预防感染

白细胞<1×10$^9$/L、粒细胞<0.5×10$^9$/L时，实施保护性隔离。

（三）病情观察

主要观察出血的部位、范围，有无颅内出血征象，监测生命体征，观察有无皮肤黏膜苍白、贫血进展的速度等。

（四）对症护理

1. 皮肤出血的预防与护理　减少活动量，避免过度负重、肢体碰撞或易致创伤的运动；避免搔抓皮肤；减少注射用药，静脉输液时，止血带结扎不宜过紧和过久，避免用力拍打皮肤；高热患者禁用酒精或温水擦浴降温。

2. 鼻出血的预防与护理　保持室内空气湿度适宜；嘱患者不要用手挖鼻痂，避免用力擤鼻。

3. 口腔出血的预防与护理　使用软毛牙刷，忌用牙签剔牙，少吃坚硬食物；保持口腔清洁。

4. 关节腔出血或深部组织血肿的预防与护理　减少活动，避免过度负重和创伤；对关节腔出血者，应抬高患肢，置于功能位置；出血初期冷敷，出血停止后改为热敷。

5. 内脏出血的预防与护理

（1）根据出血部位安置患者于适宜体位。

（2）遵医嘱应用止血药物或使用器械止血，并做好相应护理。

（3）内脏大出血时，应迅速建立静脉通路，配血并做好输血准备及输血的护理。

6. 颅内出血的预防与护理

（1）保证充分的睡眠，避免排便用力。对躁动不安者，应做好安全防护。

（2）观察有无颅内出血先兆，如头痛、呕吐、烦躁不安等。一旦发生出血，立即去枕平卧，头偏向一侧，保持呼吸道通畅，头部放置冰袋或冰帽。给予脱水药物、止血药或输浓缩血小板。

（五）用药护理

1. 应用免疫抑制剂的护理　用抗淋巴细胞球蛋白和抗胸腺细胞球蛋白前需做过敏试验。应用环孢素应监测血药浓度及不良反应。

2. 应用雄激素的护理

（1）丙酸睾酮为油剂，注射处易形成硬结甚至发生无菌性坏死，故需深部缓慢分层肌内注射，并注意经常更换注射部位，必要时局部热敷。

（2）长期使用雄性激素可出现痤疮、毛发增多、声音变粗、体重增加，女性闭经及男性化、肝功能损害等，向患者说明减药后这些不良反应会逐渐消失，以消除疑虑。

（六）心理护理

与患者及其家属建立信任关系，了解患者的想法，同时鼓励患者与亲人、病友多交谈，争取社会支持系统的帮助，减少孤独感。让患者能正视现实，振作精神，增强康复的信心，积极配合治疗。

（七）健康指导

1. 疾病预防指导　避免接触与再障发病相关的药物和理化物质。针对危险品的职业性接触者，应做好个人防护，定期体检。加强锻炼，增强体质，预防病毒感染。

2. 休息与饮食指导　让患者明确本病治疗的长期性和艰巨性，注意营养及休息。

3. 用药指导　向患者及家属详细介绍免疫抑制剂、雄激素等药物的名称、剂量、用法及不良反应，严格遵医嘱按时用药，定期门诊复查血象，随时了解病情变化。

## 知识点小结

请扫描二维码。

## 拓展知识

### 骨髓穿刺术

骨髓穿刺术(bone marrow puncture)是一种常用诊疗技术,检查内容包括细胞学、原虫和细菌学等几个方面,以协助诊断血液病、传染病和寄生虫病;可了解骨髓造血情况,作为化疗和应用免疫抑制剂的参考。骨髓移植时经骨髓穿刺采集骨髓液。

【适应证】协助诊断各种贫血、造血系统肿瘤、血小板或粒细胞减少症、疟疾或黑热病。

【禁忌证】血友病等出血性疾病。

【方法】

1. 选择穿刺部位　髂前上棘穿刺点、髂后上棘穿刺点、胸骨穿刺点、腰椎棘突穿刺点。以髂前上棘穿刺点最为常用。

2. 消毒麻醉　常规消毒皮肤,戴无菌手套,铺无菌孔巾,用2%利多卡因进行局部皮肤、皮下及骨膜麻醉。

3 穿刺抽吸　将骨髓针固定器固定在一定长度,右手持针向骨面垂直刺入,当针尖触骨质后则将穿刺针左右旋转,缓缓钻刺骨质,穿刺针进入骨髓腔后,拔出针芯,接上干燥的5 mL或10 mL注射器,用适当力量抽吸骨髓液0.1～0.2 mL滴于载玻片上,迅速送检做有核细胞计数、形态学及细胞化学染色检查,如需作骨髓液细菌检查,再抽取1～2 mL。

4. 拔针　抽吸完毕,重新插入针芯,用无菌纱布置于针孔处,拔出穿刺针,按压1～2分钟后,胶布固定纱布。

【护理】

1. 术前护理

(1) 解释:向患者解释本检查的目的、意义及操作过程,取得患者的配合。

(2) 查阅报告单:注意出血及凝血时间。

(3) 用物准备:治疗盘、骨髓穿刺包、棉签、2%利多卡因、无菌手套、玻片、胶布,需做骨髓培养时另备培养基、酒精灯等。

(4) 体位准备:根据穿刺部位协助患者采取适宜的体位,若于髂前上棘做穿刺者取仰卧位;若于髂后上棘穿刺者取侧卧位或俯卧位;腰椎棘突穿刺点则取坐位,尽量弯腰,头俯屈于胸前使棘突暴露。

2. 术后护理

(1) 解释:向患者说明术后穿刺处疼痛是暂时的,不会对身体有影响。

(2) 观察:注意观察穿刺处有无出血,如果有渗血,立即换无菌纱块,压迫伤口直至无渗血为止。

(3) 保护穿刺处:指导患者48~72小时内保持穿刺处皮肤干燥,避免淋浴或盆浴;多卧床休息,避免剧烈活动,防止伤口感染。

 测一测

请扫描二维码学习。

**练习题及答案**

（钟灿华　何夏芳）

## 任务三 血友病患者的护理

### 学习目标

1. 素质目标
(1) 能表现出对血友病患者的尊重和同理心。
(2) 面对危急情况,能逐步养成急救意识。
(3) 能感知、认同"扎根基层、服务基层、回报基层"的朴实情怀。
2. 知识目标
(1) 能说出血友病的典型表现和常见并发症。
(2) 能讲述血友病患者常见的护理诊断及护理措施。
(3) 能讲述血友病患者疾病预防指导及用药指导。
3. 能力目标
(1) 能正确为血友病患者输注凝血因子。
(2) 能通过情景模拟对血友病患者采取正确的护理措施。
(3) 能对血友病患者提供一定的健康教育。

### 案例导入

患者郝某,14岁,学生。2年前因手指被割破后流血不止,以后经常鼻出血,关节青紫肿痛,活动受限。近半个月来,左眼球红肿高突,视力减退,膝关节肿大,步履困难。初步诊断为血友病。

问题:患者目前有哪些主要护理诊断?应给予哪些护理措施?

### 任务分析

血友病是一组最常见的遗传性凝血因子缺乏的出血性疾病。分为血友病 A(Ⅷ因子缺乏)、血友病 B(Ⅸ因子缺乏),以血友病 A 最为常见。

如何评估和判断患者存在的主要护理诊断?采取哪些有效的护理措施?通过学习,正确掌握血友病患者的护理知识和技能,运用护理程序对血友病患者实施整体护理。

### 一、护理评估

#### (一)健康史

询问患者有无血友病家族史、个人史,有无其他自身免疫性疾病等。

### (二) 身体状况

主要表现为出血,血友病 A 出血较重,血友病 B 出血较轻。血友病出血具备下列特征:①出生即有,伴随终身。②常表现为软组织或深部肌肉内血肿。③负重关节(如膝、踝关节等)反复出血甚为突出;最终可致关节僵硬、畸形。颅内出血较少,但常危及生命,是最常见的致死原因之一。

**提示** 案例中郝某的主要表现为常鼻出血,关节青紫肿痛,活动受限。近半个月来,左眼球红肿高突,膝关节肿大,步履困难。诸临床表现符合血友病的典型表现。

### (三) 辅助检查

本病主要为内源性途径凝血障碍,凝血时间和活化部分凝血活酶时间(APTT)延长,而出血时间、血小板计数均正常。

### (四) 治疗要点

血友病目前尚无根治方法且需终身治疗,治疗的关键是预防出血,局部止血和尽快补充凝血因子。最有效的治疗方法仍是替代治疗,最好的治疗方式是预防性治疗。替代治疗的目的是将患者缺乏的凝血因子提高到止血水平,以预防或治疗出血。

## 二、护理问题分析

"案例导入"中的郝某因经常鼻出血,关节青紫肿痛,活动受限。近半个月来,左眼球红肿高突,视力减退,膝关节肿大,步履困难。因此评估其存在以下主要护理诊断/问题,其中"有受伤的危险:出血"为首优护理问题。

1. 有受伤的危险:出血　与某些凝血因子缺乏有关。
2. 有失用综合征的危险　与反复多次关节腔出血有关。
3. 躯体活动障碍
4. 焦虑　与终身性出血倾向有关。
5. 疼痛　与深部组织血肿或关节腔出血有关。
6. 恐惧　与害怕出血不止,危及生命有关。
7. 知识缺乏　与缺乏该病自我管理相关知识有关。

## 三、护理措施分析

根据目前郝某的病情,护士应给予及时有效的护理措施,采取卧床休息,建立静脉通道,遵医嘱补液、输注凝血因子,密切观察疗效等措施。

### (一) 出血的护理

(1) 避免手术治疗,必须手术时,应根据手术大小调节补充凝血因子的用量。

(2) 尽量采用口服用药,不用或少用肌内注射和静脉注射,必须在注射完毕至少压迫针刺部位 5 分钟,不使用静脉留置套管针,以免针刺点出血。

(3) 预防龋齿,避免拔牙;不食用带骨、刺以及油炸的食物,避免刺伤消化道黏膜。

### (二) 关节的护理

关节腔积血导致关节不能正常活动时,应局部制动并保持肢体处于功能位。在肿胀未完全消退、肌肉力量未恢复之前切勿使患肢负重。在关节腔出血控制后,可做适当关节活动防止关节挛缩、强直。

(三) 用药护理

输注凝血因子,取回后立即输注;使用冷沉淀物时,应在37℃温水中10分钟内融化,并尽快输入。禁忌使用阿托品、双嘧达莫、阿司匹林等抑制血小板聚集或使血小板减少的药物,以防加重出血。

(四) 适度的运动。

如游泳、散步、骑自行车等,能有效地预防肌肉无力和关节腔反复出血。但应避免剧烈的接触性运动,如足球、篮球、拳击等,以降低外伤和出血的危险。

(五) 心理护理

向患者以及家属解释血友病的发生发展以及预后,鼓励患者树立战胜疾病的信心,动员家属以及其他的社会力量给予患者适当的心理支持。

(六) 健康教育

1. 疾病知识指导　建立遗传咨询、严格婚前检查和加强产前诊断。教会患者学会自我监测及简单处理,出血加重或内脏出血时及时就医。

2. 日常生活指导　避免剧烈的有肢体接触的和易致创伤性的活动。

 **知识点小结**

请扫描二维码。

 **测一测**

请扫描二维码学习。

练习题及答案

(阳绿清)

# 任务四　特发性血小板减少性紫癜患者的护理

## 学习目标

1. 素质目标
(1) 能接受大卫生、大健康的概念,主动关注社会重大健康问题。
(2) 能感知、认同"扎根基层、服务基层、回报基层"的朴实情怀。
(3) 能表现出对特发性血小板减少性紫癜患者的尊重和同理心。
(4) 面对危急情况,能逐步养成急救意识。
2. 知识目标
(1) 能说出特发性血小板减少性紫癜的典型表现和常见并发症。
(2) 能讲述治疗特发性血小板减少性紫癜的治疗原则和措施、治疗的常用药物和使用方法。
(3) 能讲述急重症特发性血小板减少性紫癜的紧急处理方法。
(4) 能列出特发性血小板减少性紫癜患者常见的护理问题和护理措施。
3. 能力目标
(1) 能熟悉特发性血小板减少性紫癜的临床表现,采取正确的处理措施。
(2) 能通过情景模拟对特发性血小板减少性紫癜患者采取正确的救护措施。
(3) 能对特发性血小板减少性紫癜患者提供一定的健康教育。

## 案例导入

患者徐女士,40岁。皮肤黏膜反复出血1年,月经量增多5天。护理体检:贫血貌,皮肤散在瘀斑,血红蛋白75 g/L,白细胞$8.0×10^9$/L,血小板$19×10^9$/L,骨髓增生活跃,红系、粒系形态正常,巨核细胞数量增多,诊断为特发性血小板减少性紫癜。

**问题:** 患者目前有哪些主要护理诊断/问题?应给予哪些护理措施?

## 任务分析

特发性血小板减少性紫癜(idiopathic thrombocytopenic purpura,ITP),又称原发免疫性血小板减少症(primary immune thrombocytopenia),是一种复杂的、多种机制共同参与的获得性自身免疫性疾病,为临床最常见的血小板减少性疾病。主要由于患者对自身血小板抗原的免疫失耐受,导致血小板受到免疫性的破坏和生成抑制,以致出现程度不等的血小板减少。临床以自发性的皮肤、黏膜及内脏出血,血小板计数减少,骨髓巨核细胞发育、成熟障碍等为特征。育龄期女性发病率高于同年龄男性,60岁以上人群发病率增高。

如何评估和判断患者存在的主要护理诊断/问题?采取哪些有效的护理措施?通过学习,正确掌握特发性血小板减少性紫癜的护理知识和技能,运用护理程序对特发性血小板减少性紫癜患者实施整体护理。

## 一、护理评估

### (一)健康史

详细询问患者出血的主要表现形式、发生急缓、主要部位与范围;有无明确诱因,发病前有无病毒感染史;有无内脏出血及其严重程度;女性患者应评估月经情况,有无月经过多;有无诱发颅内出血的危险因素及颅内出血的早期表现。

### (二)身体状况

特发性血小板减少性紫癜的临床表现见表7-4-1。

表7-4-1 特发性血小板减少性紫癜的临床表现

| 分型 | 急性型 | 慢性型 |
| --- | --- | --- |
| 发患者群 | 多见于儿童 | 多见于青年女性 |
| 前驱症状 | 起病前1~2周常有上呼吸道或病毒感染史 | 一般无前驱症状 |
| 起病 | 发病急骤 | 起病缓慢隐匿 |
| 出血 | 皮肤黏膜出血较重,四肢较多,颅内出血可危及生命 | 出血症状轻,多表现为反复发作的皮肤及黏膜瘀点、瘀斑,女性患者常月经过多 |
| 病程 | 多呈自限性,常在4~6周内恢复 | 反复发作过程,自行缓解者较少 |

提示 案例中对徐女士的症状描述符合特发性血小板减少性紫癜的临床表现。

### (三)辅助检查

特发性血小板减少性紫癜的辅助检查见表7-4-2。

表7-4-2 特发性血小板减少性紫癜辅助检查

| 检查项目 | 表现 |
| --- | --- |
| 血象 | 主要为血小板计数减少。慢性型常为$(30\sim80)\times10^9/L$,急性型常低于$20\times10^9/L$,可有血小板形态异常 |
| 骨髓象 | 巨核细胞数量增加或正常,幼稚型或颗粒型增多,成熟巨核细胞减少 |
| 其他 | 血小板相关免疫球蛋白(PAIgG)增高、束臂试验阳性、出血时间延长、血小板寿命明显缩短等 |

### (四)治疗要点

1. **肾上腺糖皮质激素** 为首选药物,其作用机制为:①减少血小板自身抗体生成及减轻抗原抗体反应;②抑制单核-吞噬细胞破坏血小板;③降低毛细血管通透性;④刺激骨髓造血及促进血小板向外周的释放。长期服用易出现库欣综合征、高血压、血糖增高、感染等不良反应。

2. **丙种球蛋白** 主要用于特发性血小板减少性紫癜的急症处理、不能耐受糖皮质激素、脾切除术前、特发性血小板减少性紫癜合并妊娠或分娩前等的一线治疗。

3. **脾切除** 可减少血小板抗体产生及减轻血小板的破坏。用于糖皮质激素治疗无效、泼尼松维持量>30 mg/天、有糖皮质激素使用禁忌证患者的二线治疗。

4. **免疫抑制剂** 一般不作首选。主要药物有抗 CD20 单克隆抗体（Rituximab,利妥昔单抗）、长春新碱、环孢素 A 等。抗 CD20 单克隆抗体可有效清除体内 B 淋巴细胞,减少自身抗体的生成。

5. **输血和输注血小板** 适用于危重出血者、血小板计数$<20\times10^9/L$者。

6. **其他** 达那唑及促血小板生成药可用于难治性特发性血小板减少性紫癜的治疗。

## 二、护理问题分析

"案例导入"中的徐女士被确诊为特发性血小板减少性紫癜,目前因反复出血呈贫血貌,皮肤散在瘀斑,血小板低下,因此评估徐女士存在以下主要护理诊断/问题,其中"有受伤的危险:出血"为首优护理问题。

1. 有受伤的危险:出血 与血小板减少有关。
2. 有感染的危险 与糖皮质激素及免疫抑制剂治疗有关。
3. 恐惧 与血小板过低,随时有出血的危险有关。
4. 潜在并发症:颅内出血

## 三、护理措施分析

根据徐女士目前的病情,护士应给予及时有效的护理措施,采取绝对卧床休息,遵医嘱予静脉输注血小板,口服糖皮质激素,密切观察血象变化及药物疗效和不良反应,预防出血的发生,病情稳定后指导饮食及运动、用药等。

### （一）一般护理

1. **休息与活动** 出血严重者应注意休息;血小板计数在$(30\sim40)\times10^9/L$以上时可适当活动;当血小板低于$20\times10^9/L$时要严格卧床休息,加强生活护理,避免外伤,警惕脑出血,出现时及时报告医师并协助处理。

2. **饮食护理** 依病情选用流质、半流质饮食,应补充足够的蛋白质和维生素,少渣饮食,禁食过硬、粗糙的食物。避免便秘和剧烈咳嗽,剧咳者可用镇咳药便秘者可酌情使用开塞露或缓泻药,以免排便时过于用力、腹压骤增而诱发内脏出血,尤其颅内出血。

### （二）病情观察

注意观察患者出血的发生部位、主要表现形式、发展或消退情况,有无颅内出血的发生,血小板计数改变。治疗中应观察有无药物不良反应的出现。

### （三）对症护理

1. **皮肤出血的预防与护理** 重点在于避免人为的损伤而导致或加重出血。保持床单平整,衣着轻软、宽松;避免肢体的碰撞或外伤。沐浴或清洗时,避免水温过高和过于用力擦洗皮肤;勤剪指甲,以免抓伤皮肤。高热患者禁用酒精(温水)拭浴降温。各项护理操作动作轻柔;尽可能减少注射次数;静脉穿刺时,应避免用力拍打及揉擦局部,结扎压脉带不宜过紧和时间过长;注射或穿刺部位拔针后需适当延长按压时间,必要时局部加压包扎。此外,注射或穿刺部位应交替使用,以防局部血肿形成。

2. 鼻出血的预防与护理　①防止鼻黏膜干燥而出血。②避免人为诱发出血:指导患者勿用力擤鼻,避免用手抠鼻痂和外力撞击鼻部。③少量出血时,可用棉球或吸收性明胶海绵填塞,无效者可用0.1%肾上腺素棉球或凝血酶棉球填塞,并局部冷敷。出血严重时,尤其是后鼻腔出血,可用凡士林油纱条行后鼻腔填塞术,术后定时用无菌液状石蜡滴入,以保持黏膜湿润,3天后可轻轻取出油纱条,若仍出血,需更换油纱条再予以重复填塞。

3. 口腔、牙龈出血的预防与护理　指导患者用软毛牙刷,忌用牙签剔牙;尽量避免食用煎炸、带刺或含尖硬骨头的食物、带硬壳的坚果类食品以及质硬的水果(如甘蔗)等;进食时要细嚼慢咽,避免口腔黏膜的损伤。牙龈渗血时,可用凝血酶或0.1%肾上腺素棉球、吸收性明胶海绵片贴敷牙龈或局部压迫止血,并及时用生理盐水或1%过氧化氢清除口腔内陈旧血块,以免引起口臭而影响患者的食欲和情绪及可能继发细菌感染。

(四) 用药护理

1. 糖皮质激素　长期使用糖皮质激素能引起身体外形变化、胃肠道反应或出血、感染、骨质疏松、高血压等,嘱患者餐后服药,监测血压、粪便颜色、骨密度等,预防各种感染。

2. 免疫抑制剂　定期检查血象及骨髓象;使用环磷酰胺时,嘱患者多饮水。

3. 输血的护理　遵医嘱输血小板时应做好相应护理。

(五) 心理护理

给患者介绍本病的相关知识及药物治疗时可能出现的不良反应,使其能正确认识疾病,避免患者恐惧和情绪紧张。

(六) 健康教育

1. 疾病知识指导　指导患者及家属了解本病的病因和主要表现,避免使用能引起血小板减少或加重出血的药物,如阿司匹林、双嘧达莫、吲哚美辛、保泰松、右旋糖酐等。

2. 生活指导　注意休息与营养,增强体质,注意保暖,预防感染发生。

3. 用药指导　指导患者正确使用糖皮质激素和免疫抑制剂,按医嘱用药,不可自行减量或停药,监测不良反应,定期门诊复查,出现皮肤黏膜出血及时就医。

知识点小结

请扫描二维码。

拓展知识

**血小板计数的安全值**

得到国内外专家广泛认同的下列临床过程中血小板计数的安全值分别为:①口腔科:常规口腔检查$\geq 10 \times 10^9/L$,拔牙或补牙$\geq 30 \times 10^9/L$;②手术:小手术$\geq 50 \times 10^9/L$,大手术$\geq$

$80×10^9$/L;③产科:正常阴道分娩≥$50×10^9$/L,剖宫产≥$80×10^9$/L;④其他:对必须服用阿司匹林等非甾体消炎药、华法林等抗凝药物者,应维持在>$50×10^9$/L。对ITP患者,无明显出血倾向,血小板≥$30×10^9$/L,无创伤、手术,不从事增加出血危险的工作或活动,可临床观察而不进行药物治疗。

 测一测

请扫描二维码学习。

练习题及答案

(黄兰英　尹浩慧)

## 任务五　白血病患者的护理

### 学习目标

1. 素质目标
(1) 能主动关注白血病发病主要原因。
(2) 能保护患者的隐私,并给予同情和尊重。
(3) 能认识白血病治疗的目的。
2. 知识目标
(1) 识别白血病的分类。
(2) 概述急性白血病、慢性粒细胞白血病的临床表现。
(3) 了解白血病的主要化疗方案及化疗药物。
(4) 能阐明白血病预防感染的重要性,能采取有效的防护措施。
3. 能力目标
(1) 灵活运用已学知识,为白血病患者不同方案化疗后出现不良反应制定相应的护理。
(2) 能独立为白血病患者提供健康教育。
(3) 能正确完成经外周静脉置入中心静脉导管维护。

## 急性白血病

案例导入

李某,女性,30 岁,染发师。3 天前无诱因出现发热,入住血液内科。入院时神志清楚,呈贫血貌,体温 39℃,伴全身淋巴结肿大,无皮下出血和瘀斑。血常规:白细胞 $3.0×10^9/L$,血红蛋白 $56 g/L$,血小板 $33×10^9/L$,外周血涂片原始细胞占 21%。骨髓穿刺结果显示:骨髓增生 1 级,粒系占 3%,原幼单核细胞占 93%,异常髓系表型。诊断为"急性非淋巴细胞白血病(急性髓细胞白血病)"。行外周静脉置入中心静脉导管(peripherally inserted central catheter,PICC)穿刺术,按医嘱予 DA 方案(柔红霉素 + 阿糖胞苷)诱导缓解,两个周期化疗后复查评价疗效,继续予同样剂量 DA 方案化疗巩固。行第 5 周期化疗后,查血常规白细胞 $0.5×10^9/L$,血红蛋白 $50 g/L$,血小板 $25×10^9/L$。按医嘱予单间隔离、紫外线消毒病房、升白细胞、血小板、申请输血、观察病情等处理。PICC 贴膜潮湿卷边,按医嘱予 PICC 导管维护。患者脱发严重,不愿让亲属以外人员探视,且经常闷闷不乐、暗自流泪。

**问题：**
1. 患者目前有哪些护理诊断/问题？应给予哪些护理措施？
2. 护士如何维护 PICC 导管？

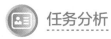 任务分析

白血病（leukemia）是由造血干细胞引起的恶性克隆性疾病，其克隆中白细胞增殖失控、分化障碍、凋亡受阻，而停滞在细胞发育的不同阶段。在骨髓和其他造血组织中，白血病细胞大量增生累积，并浸润其他器官和组织，而正常造血功能受抑制，以外周血中出现形态各异、为数不等的幼稚细胞为特征。表现为贫血、出血、发热、浸润等症状。

白血病的病因迄今尚未明确，据国内外报道，与下列因素有关：病毒、放射、化学因素（苯及其衍生物）、遗传因素等。

白血病分类见表 7-5-1。

表 7-5-1 白血病分类

| 分类 | 发病情况 | 骨髓象及周围血 | 骨髓原始细胞数 |
|---|---|---|---|
| 急性白血病 | 起病急、进展快、病程短 | 以原始细胞及早期幼稚细胞为主 | 一般超过 30% |
| 慢性白血病 | 发展缓慢、病程较长 | 异常的成熟细胞为主，伴有幼稚细胞 | 常不超过 10%～15% |

我国急性白血病比慢性白血病多见，成人以急性粒细胞白血病最多见，儿童以急性淋巴细胞白血病多见。

如何评估和判断患者存在的主要护理诊断/问题？应该采取哪些有效的护理措施？通过学习，正确掌握白血病患者的护理知识和技能，运用护理程序对白血病患者实施整体护理。

## 一、护理评估

### （一）健康史

询问患者起病急缓、首发表现、特点及目前主要症状和体征。评估患者的职业、生活工作环境、家族史等。评估患者有无感染史、化学药品接触史、自身免疫性疾病。

### （二）身体评估

急性白血病的临床表现见表 7-5-2。

表 7-5-2 急性白血病的临床表现

| 临床表现 | 发生原因 |
|---|---|
| 发热 | 发热的主要原因是感染，发生感染最主要原因是成熟粒细胞缺乏。以口腔炎最多见。常见致病菌为革兰阴性杆菌，如铜绿假单胞菌、肺炎杆菌等 |
| 出血 | 出血最主要原因是血小板生成减少。颅内出血最为严重，常表现为头痛、呕吐、瞳孔大小不等、瘫痪，甚至昏迷或突然死亡。急性早幼粒细胞白血病易并发弥散性血管内凝血而出现全身广泛性出血 |

续　表

| 临床表现 | 发生原因 |
|---|---|
| 贫血 | 贫血常为首发症状,贫血原因主要是骨髓中白血病细胞极度增生与干扰,造成正常红细胞生成减少 |
| 白血病细胞浸润不同部位的表现 | (1)肝、脾及淋巴结肿大:在急淋的患者多见,肝、脾一般轻度至中度肿大。(2)骨骼和关节:胸骨下端局部压痛较为常见;四肢关节痛和骨痛以儿童多见。(3)中枢神经系统白血病(CNSL):化疗药物不易通过血脑屏障,隐藏在中枢神经系统的白血病细胞不能被有效杀伤成为白血病髓外复发的主要根源,多发生在疾病缓解期,多见于急淋,尤其是儿童。主要为脑膜或中枢神经系统症状,表现为头痛、呕吐、颈强直,重者抽搐,昏迷,但不发热,脑脊液压力增高。(4)睾丸受浸润,表现为无痛性肿大,多为一侧性 |

（三）辅助检查

见表 7-5-3。

表 7-5-3　急性白血病的辅助检查

| 检查项目 | 临床意义 |
|---|---|
| 血常规 | 多数患者白细胞计数增多,可大于 $100×10^9/L$,部分患者白细胞计数正常或减少 |
| 骨髓象 | 骨髓检查是确诊白血病的重要依据,骨髓增生极度活跃,当原始细胞占全部骨髓有核细胞的30%以上时,则可做出急性白血病的诊断。奥尔(Auer)小体仅见于急性非淋巴细胞白血病,有独立诊断意义 |

**提示**　案例中患者起病急,发热、贫血、血小板减少症状,骨髓增生活跃符合急性白血病诊断。

（四）治疗原则

1. 一般治疗　见表 7-5-4。

表 7-5-4　一般治疗

| 治疗原则 | 具体措施 |
|---|---|
| 防治感染 | 严重感染是白血病患者的主要死亡原因。病情重者需卧床休息,成熟粒细胞≤$0.5×10^9/L$时,容易发生感染,需安置在隔离病室或无菌层流室 |
| 控制出血 | 血小板计数<$20×10^9/L$而出血严重者,应输浓缩血小板悬液或新鲜血 |
| 纠正贫血 | 严重贫血可输浓缩红细胞或全血,积极争取白血病缓解是纠正贫血最有效的方法 |
| 预防尿酸性肾病 | 由于大量白血病细胞被破坏,可产生尿酸肾结石,引起肾小管阻塞,严重者可致肾衰竭,患者表现为少尿、无尿。故要求患者多饮水,给予别嘌醇以抑制尿酸合成 |

2. 化学治疗　化疗过程分为诱导缓解及巩固强化治疗两个阶段。目前急淋白血病首选 VP 方案,即长春新碱+泼尼松。急性非淋巴细胞白血病一般常用 DA 方案,即柔红霉素+阿糖胞苷。急性早幼粒细胞白血病首选全反式维 A 酸。

3. 中枢神经系统白血病　常用药物是甲氨蝶呤,在缓解前或缓解后鞘内注射,可加地塞米松。但可因化疗药物刺激或脑脊液压力改变导致患者头痛,让其去枕平卧充分休息(一般 4~6 小时)可缓解症状。

4. 骨髓或外周干细胞移植　是目前被普遍认可的根治性标准治疗。

[提示]　患者诊断为"急性非淋巴细胞白血病(急性髓细胞白血病)",选择 DA 方案化疗。给予诱导缓解和缓解后巩固治疗。

## 二、护理问题分析

"案例导入"中的李女士被确诊急性髓细胞白血病,因多次化疗后白细胞 $0.5\times10^9/L$,血红蛋白 50 g/L,血小板 $25\times10^9/L$,为 Ⅳ 度骨髓抑制,患者脱发,不愿意亲属以外朋友探视,且经常闷闷不乐、暗自流泪,说明有身体意象紊乱及悲伤。因此评估患者存在以下主要护理诊断/问题,其中"有感染的危险"为首优护理问题。

1. 有感染的危险　与成熟粒细胞减少、化疗有关。
2. 营养失调:低于机体需要量　与化疗消化道反应有关。
3. 预感性悲哀　与治疗后不良反应重,担心疾病预后有关。
4. 身体意象紊乱　与化疗药物引起脱发有关。
5. 潜在并发症:化疗药物不良反应、出血

## 三、护理措施分析

根据目前患者的病情,护士应给予有效的护理措施,做好隔离防护措施,预防交叉感染,按医嘱升白细胞、血小板、输血,密切观察患者有无脑出血、消化道出血、皮下出血等症状。加强营养,做好患者心理护理,坚持治疗,战胜疾病,促进康复。同时做好患者 PICC 导管维护,预防导管相关性感染。

### (一) 一般护理

1. 休息与活动　病情轻者,适当限制活动;病情重者,绝对卧床休息。
2. 饮食指导　给予高热量、富含蛋白、高维生素、清淡、易消化饮食,少量多餐。避免进食高糖、高脂、产气过多和辛辣的食物。进食后不要立即平卧。

### (二) 病情观察

观察有颅内出血、感染的症状及化疗不良反应。

### (三) 预防感染的护理

成熟粒细胞绝对值≤$0.5\times10^9/L$ 时,应采取保护性隔离,条件允许宜住无菌层流病房或消毒隔离病房。注意保暖,避免受凉;讲究个人卫生。尽量减少探视。

### (四) 化疗不良反应的护理

见表 7-5-5。

表 7-5-5 化疗不良反应的护理

| 不良反应 | 护理方法 |
| --- | --- |
| 静脉炎的预防及护理 | 首选中心静脉置管；输入刺激性药物前后，要用生理盐水冲管，以减轻药物对局部血管的刺激；输入刺激性药物前，确定针头在血管内；联合化疗时，先输注对血管刺激性小的药物，再输注刺激性、发疱性药物；滴速要慢；若发生静脉炎需及时使用普鲁卡因局部封闭，或冷敷、休息数天直至静脉炎痊愈 |
| 化疗药物外渗的紧急处理 | ①立即停止药物注入，不要拔针，尽量回抽渗入皮下的药液。②解毒：氮芥、丝裂霉素、放线菌素 D 等外渗时，解毒剂用硫代硫酸钠；多柔比星、长春新碱外渗时，解毒剂用 8.4% 碳酸氢钠；③封闭：利多卡因局部封闭，封闭范围要大于渗漏区，环形封闭；④涂抹：可用 50% 硫酸镁、中药"六合丹"、多磺酸黏多糖乳膏（喜疗妥）直接涂在患处并用棉签以旋转方式向周围涂抹，范围大于肿胀部位；⑤冷敷与热敷：局部 24 小时冰袋间断冷敷，但植物碱类化疗药除外，例如长春新碱、长春碱、依托泊苷（足叶乙苷）等化疗药不宜冰敷，宜局部间断热敷 24 小时；⑥抬高：药液外渗 48 小时内抬高受累部位，以促进局部外渗药液的吸收 |
| 胃肠道反应 | 某些化疗药物可引起恶心、呕吐、食欲减退等反应。症状多出现在用药后 1~3 小时，因此避免在治疗前后 2 小时内进食，必要时可在治疗前 1~2 小时给予止吐药。化疗期间患者饮食要清淡、易消化和富有营养，进食后取坐位或半卧位，避免饭后立即平卧 |
| 口腔溃疡的护理 | 漱口液的选择与含漱方法：一般用生理盐水、复方硼砂含漱液（朵贝液）等交替漱口；若疑为厌氧菌感染可选用 1%~3% 过氧化氢溶液，真菌感染可选 1%~4% 碳酸氢钠溶液、制霉菌素溶液。每次含漱时间为 15~20 分钟，溃疡疼痛者可在漱口液内加入 2% 利多卡因止痛。②促进溃疡面愈合，于餐后及睡前将锡类散等药物涂于溃疡处；为保证药效，涂药后 2~3 小时方可进食水 |
| 其他 | ①长春新碱：属于生物碱类，能引起末梢神经炎、手足麻木感，停药后可逐渐消失，可服维生素 $B_1$。②柔红霉素、多柔比星、高三尖杉酯碱类，心肌及心脏传导损害，用药前后应监测心率及血压，用药时缓慢静脉滴注，速度<40 滴/分。③甲氨蝶呤（MTX）：属于抗叶酸代谢类药物，主要干扰 DNA 合成，可引起口腔黏膜溃疡，用 0.5% 普鲁卡因含漱，亚叶酸钙可对抗其毒性作用。④环磷酰胺（CTX）：可引起脱发、出血性膀胱炎（血尿），应多饮水，有血尿必须停药；由于大量白血病细胞被破坏，血液及尿液中尿酸浓度明显增高，故要求患者多饮水并碱化尿液，给予别嘌醇 |
| 脱发护理 | 化疗前向患者说明化疗可能导致脱发，但绝大多数患者在化疗结束后，头发会再生，使患者有心理准备，坦然面对；指导患者使用假发或戴帽子，以降低患者身体意象障碍 |

（五）心理护理

护士应耐心倾听患者诉说，了解其苦恼，鼓励患者表达内心的悲伤情感。向患者说明不良情绪对身体的康复不利。向患者介绍已缓解的典型病例，或请一些长期生存的患者进行现身说法。

（六）健康教育

向患者及家属讲解避免接触对骨髓造血系统有损害的理化因素，指导患者饮食、休息、活动、皮肤等方面的护理，说明急性白血病缓解后仍应坚持定期巩固强化治疗，可延长急性白血病的缓解期和生存期。预防感染和出血，做好患者心理调适指导。

## 一、PICC 导管维护操作

（一）操作前准备工作

1. 环境准备　病房安静、整洁、光线充足。
2. 护士准备　七步洗手法洗手，戴帽子、口罩。
3. 用物准备　无菌护理包、笔、导管维护手册、预充注射器、正压接头。
4. 评估患者　核对患者及患者导管维护手册信息。
5. 解释　维护的目的，指导患者配合。

（二）操作过程

(1) 无菌方式打开换药包。

(2) 协助患者取安全舒适体位，穿刺肢体下方垫垫巾。

(3) 取出软尺，正确测量双侧上臂围（肘窝上 10 cm）。

(4) 去除固定输液接头胶布，去除胶痕，清洁皮肤，手消毒。

(5) 取出预充注射器，释放阻力安装输液接头，排气备用。

(6) 手消毒，戴清洁手套，酒精棉片"口"字状撕开备用，卸下旧接头，酒精棉片包裹消毒导管接口，擦拭横截面，擦拭接口周边，机械性用力擦拭 15 秒。

(7) 连接预充注射器，抽回血评估导管功能，脉冲式冲洗导管。

(8) 正压封管。

(9) 去除原有敷料，一手拇指轻压穿刺点"0"角度平拉去除敷料，不污染穿刺点，不牵拉导管。

(10) 观察穿刺点有无异常。

(11) 脱去清洁手套，手消毒，戴无菌手套。

(12) 取酒精脱脂棉棒消毒，无菌纱布覆盖接头，提起导管避开穿刺点，消毒三遍（顺、逆、顺时针）并待干，消毒范围大于透明敷料面积。

(13) 碘伏（或洗必泰）消毒，无菌纱布覆盖接头平放导管，以穿刺点为中心，消毒 3 遍（顺、逆、顺时针）并待干，擦拭导管表面及翻转导管擦拭，消毒范围略小于酒精消毒面积并大于透明敷料面积。

(14) 调整导管位置。

(15) 自穿刺点为中心无张力防止透明敷料，自穿刺点开始塑形，取胶带蝶形交叉固定输液接头。

(16) 在记录胶带上标注姓名、日期、PICC 名称，贴于敷料下缘。

（三）操作后

(1) 按医疗废物分类处理原则处理用物。

(2) 脱手套，手消毒。

(3) 填写维护记录手册，宣教注意事项。

## 二、注意事项

（1）严格无菌技术操作。
（2）从远心端向近心端去除敷料，防止导管移出体外。
（3）去除敷料后检查导管刻度。
（4）导管"U"形或"S"形固定。
（5）弯曲手臂时避免导管受折。
（6）导管每 7 周维护一次，如有异常及时更换。
（7）如果遇到阻力或者抽吸无回血，应进一步确定导管的通畅性，不能强行冲洗导管。
（8）如果导管已脱出血管外，严禁重新插入。
（9）非耐高压 PICC 导管，严禁用于 CT、MRI 检查时高压给药。
（10）指导患者定时做置管侧肢体功能锻炼。

## 任务评价

任务评价详见表 7-5-6。

**表 7-5-6　任务评价表**

| 任务 | 评价内容 | 评价标准 | 分值 |
|---|---|---|---|
| 分析主要护理问题及护理措施 | 护理问题（6分） | 1. 有感染的危险　与成熟粒细胞减少、化疗有关 | 2分 |
| | | 2. 营养失调：低于机体需要量　与白血病代谢增加、发热、贫血、化疗消化道反应有关 | 1分 |
| | | 3. 预感性悲哀　与治疗后不良反应重，担心疾病预后有关 | 1分 |
| | | 4. 身体意象紊乱　与化疗药物引起脱发有关 | 1分 |
| | | 5. 潜在并发症：化疗药物不良反应、出血 | 1分 |
| | 护理措施（24分） | 1. 预防感染的护理：成熟粒细胞绝对值$\leq 0.5 \times 10^9/L$时应采取保护性隔离，条件允许宜住无菌层流病房或消毒隔离病房。指导注意保暖，避免受凉；讲究个人卫生。尽量减少探视以避免交叉感染 | 8分 |
| | | 2. 化疗患者饮食指导 | 6分 |
| | | 3. 脱发及心理护理 | 5分 |
| | | 4. 潜在并发症化疗不良反应、出血的护理 | 5分 |
| PICC 导管维护操作 | 操作前准备（5分） | 病房安静、整洁、光线充足 | 1分 |
| | | 六步洗手法洗手，戴帽子、口罩 | 1分 |
| | | 无菌护理包、笔、导管维护手册、预充注射器、正压接头 | 1分 |
| | | 核对患者及患者导管维护手册信息 | 1分 |
| | | 维护的目的，指导患者配合 | 1分 |

续 表

| 任务 | 评价内容 | 评价标准 | 分值 |
|---|---|---|---|
| 操作步骤<br>(60分) | | 1. 无菌方式打开换药包 | 2分 |
| | | 2. 协助患者取安全舒适体位,穿刺肢体下方垫垫巾 | 1分 |
| | | 3. 取出软尺,正确测量双侧上臂围(肘上 10 cm) | 2分 |
| | | 4. 去除固定输液接头胶布,去除胶痕,清洁皮肤,手消毒 | 2分 |
| | | 5. 取出预充注射器,释放阻力安装输液接头,排气备用 | 4分 |
| | | 6. 手消毒,戴清洁手套,酒精棉片"口"字状撕开备用,卸下旧接头,酒精棉片包裹消毒导管接口,擦拭横截面,擦拭接口周边,机械性用力擦拭 15 秒 | 3分 |
| | | 7. 连接预充注射器,抽回血评估导管功能,脉冲式冲洗导管,正压封管 | 5分 |
| | | 9. 去除原有敷料,一手拇指轻压穿刺点"0"角度平拉去除敷料,不污染穿刺点,不牵拉导管 | 6分 |
| | | 10. 观察穿刺点有无异常 | 2分 |
| | | 11. 脱去清洁手套,手消毒,戴无菌手套 | 1分 |
| | | 12. 取酒精棉棒脱脂消毒,无菌纱布覆盖接头,提起导管避开穿刺点,消毒 3 遍(顺、逆、顺时针)并待干,消毒范围大于透明敷料面积 | 11分 |
| | | 13. 碘伏(或洗必泰)消毒,无菌纱布覆盖接头平放导管,以穿刺点为中心,消毒 3 遍(顺、逆、顺时针)并待干,擦拭导管表面及翻转导管擦拭,消毒范围略小于酒精消毒面积并大于透明敷料面积 | 11分 |
| | | 14. 调整导管位置 | 1分 |
| | | 15. 自穿刺点为中心无张力防止透明敷料,自穿刺点开始塑形,取胶带蝶形交叉固定输液接头 | 8分 |
| | | 16. 在记录胶带上标注姓名、日期、PICC 名称,贴于敷料下缘 | 1分 |
| 操作后(3分) | | 1. 按医疗废物类处理原则处理用物 | 1分 |
| | | 2. 脱手套,手消毒 | 1分 |
| | | 3. 填写维护记录手册,宣教注意事项 | 1分 |
| 整体规范性(2分) | | 动作规范、15 分钟内完成 | 2分 |
| 评价总分 | | | 100分 |

# 慢性粒细胞白血病

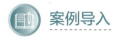

患者,女,45 岁,发现腹部包块、左上腹胀痛、乏力、发热、体重减轻 1 月余来院就诊。查

体:体温 37.8℃,脉搏 86 次/分,呼吸 18 次/分,血压 105/72 mmHg,脾肋下 8 cm。血液检查:血红蛋白 110 g/L,白细胞 $200×10^9$/L,血小板 $290×10^9$/L;骨髓检查:骨髓增生明显活跃,以粒细胞为主,中性粒细胞中幼、晚幼和杆状核细胞明显增多,原始细胞<10%。

问题:
1. 主要护理诊断是什么?
2. 根据护理诊断应提出哪些相应的护理措施?

## 任务分析

慢性白血病按细胞类型分为慢性粒细胞白血病、慢性淋巴细胞白血病、慢性单核细胞白血病 3 型。我国以慢性粒细胞白血病最多见,慢性淋巴细胞白血病较少见,慢性单核细胞白血病罕见。本节讨论慢性粒细胞白血病。

慢性粒细胞白血病(简称慢粒),是一种发生在早期多能造血干细胞上的恶性骨髓增殖性疾病。病程较缓慢,外周血以中、晚幼和杆状核粒细胞增高为主,脾明显肿大。自然病程可经历慢性期、加速期和急变期,患者常因慢粒急性变而死亡,各种年龄均可发病,以中年最多见。

如何评估和判断患者存在的主要护理诊断/问题?采取哪些有效的护理措施?通过学习,正确掌握慢性粒细胞白血病患者的护理知识和技能,运用护理程序对患者实施整体护理。

### 一、护理评估

(一)健康史

询问有无病毒感染史,有无放射性核素、苯及其衍生物的接触史,有无服用过氯霉素、抗肿瘤药物等致白血病的药物及有无白血病家族史等。

(二)身体状况

起病缓慢上,症状多为非特异性,逐渐加重。

1. 慢性期  起病缓慢、早期常无自觉症状,巨脾常为最突出体征。
2. 加速期  外周血骨髓原粒细胞≥10%,外周血嗜碱性粒细胞>20%,血小板进行性减少。
3. 急变期  骨髓中原粒细胞或原淋巴细胞+幼淋巴细胞>20%或原单核细胞+幼单核细胞>20%;外周血中原粒细胞+早幼粒细胞>30%;骨髓中原粒细胞+早幼粒细胞>50%。

(三)辅助检查

1. 血象  白细胞计数明显升高,可见各阶段幼稚细胞。
2. 骨髓象  呈现粒细胞系列增生极度活跃,中幼粒细胞、晚幼粒细胞、杆状核粒细胞明显增多。
3. 染色体  可见 Ph 染色体。

**提示** 案例中的患者的症状描述及辅助检查均符合慢性粒细胞白血病的特征。

### (四) 治疗原则

(1) 首选靶向治疗药物伊马替尼。
(2) α干扰素。
(3) 羟基脲。
(4) 骨髓移植:是根治性标准治疗。

## 二、护理问题分析

"案例导入"中的患者腹部有包块、左上腹胀痛、乏力、发热、体重减轻,评估患者存在以下主要护理诊断/问题,其中"疼痛:脾胀痛"为首优护理问题。

1. 疼痛:脾胀痛　与脾大、脾梗死有关。
2. 活动无耐力　与贫血有关。
3. 营养失调:低于机体需要量　与机体代谢亢进有关。
4. 潜在并发症:尿酸性肾病

## 三、护理措施分析

根据目前该患者的病情,护士应给予及时有效的护理措施,采取休息为主,加强营养,警惕脾破裂,预防呼吸道感染等措施。

### (一) 一般护理

1. 休息与活动　贫血较重患者(血红蛋白60 g/L以下),以休息为主,不可过劳。脾大显著,易引起左上腹不适,可采取左侧卧位,尽量避免弯腰和碰撞腹部,以免脾破裂。
2. 饮食护理　进食高蛋白、高维生素食品,如瘦肉、鸡、新鲜蔬菜及水果,在化疗期间每天饮水量3 000 mL以上,保证尿量>150 mL/h,以利于尿酸和化疗药物降解产物的稀释和排泄,减少对泌尿系统的化学刺激。进食宜少食多餐以减轻腹胀。

### (二) 症状护理

注意口腔卫生,少去人群聚集的地方,以预防感染。

### (三) 病情观察

1. 测量并记录　每天测量脾大小、质地,做好记录,注意有无脾迅速增大、脾栓塞或脾破裂的征象。
2. 观察　观察有无发热、骨痛、贫血和出血加重的征象。
3. 检查　定期检查白细胞计数、血尿酸及尿液分析等。

### (四) 用药护理

定期查血象,观察有无不良反应。

### (五) 健康教育

1. 疾病知识指导　伊马替尼应终身服用,定期检查血象,不适随诊。
2. 日常生活指导　生活规律,适当锻炼,按时服药,加强营养,少量多餐,多饮水。

**知识点小结**

请扫描二维码。

 **拓展知识**

1. 骨髓抑制的判断标准　根据WHO分为0～Ⅳ级。

骨髓抑制判断标准

| 分级 | 白细胞<br>($\times 10^9$/L) | 血红蛋白<br>(g/L) | 血小板<br>($\times 10^9$/L) |
| --- | --- | --- | --- |
| 0级 | ≥4.0 | ≥110 | ≥100 |
| Ⅰ级 | 3.0～3.9 | 95～109 | 75～99 |
| Ⅱ级 | 2.0～2.9 | 80～94 | 50～74 |
| Ⅲ级 | 1.0～1.9 | 65～79 | 25～49 |
| Ⅳ级 | <1.0 | <65 | <25 |

2. 骨髓穿刺术的护理

(1) 穿刺部位：髂前上棘穿刺点、髂后上棘穿刺点、胸骨穿刺点、腰椎棘突穿刺点。

(2) 术前准备：①化验及药物过敏试验；检查出血及凝血时间。②体位准备：若于胸骨、髂前上棘做穿刺者取仰卧位，前者还需用枕头垫于背后，以使胸部稍突出；若于髂后上棘穿刺者取侧卧位或俯卧位；棘突穿刺取坐位，尽量弯腰，头俯屈于胸前使棘突暴露。

(3) 术后护理：指导患者48～72小时内不要弄湿穿刺处，多卧床休息，避免剧烈活动，防止伤口感染。

 **测一测**

请扫描二维码学习。

练习题及答案

(唐富平　陈婷)

模块七　血液科常见疾病的护理

# 任务六　弥散性血管内凝血患者的护理

## 学习目标

1. 素质目标
(1) 能表现出对弥散性血管内凝血患者的尊重和同理心。
(2) 面对危急情况,能逐步养成急救意识。
2. 知识目标
(1) 能说出弥散性血管内凝血的病因、临床表现和常见并发症。
(2) 能讲述弥散性血管内凝血患者的治疗原则。
(3) 能讲述治疗弥散性血管内凝血常用药物名称、给药方法、主要不良反应及其预防和处理的方法。
(4) 能列出弥散性血管内凝血患者常见的护理问题和护理措施。
3. 能力目标
(1) 能熟悉出血倾向的临床表现,并采取正确的处理措施。
(2) 能通过情景模拟对急性出血患者采取正确的救护措施。
(3) 能对患者提供一定的健康教育。

## 案例导入

患者,李女士,29岁。因胎盘早期剥离急诊入院。妊娠8个多月,昏迷,牙关紧闭,手足强直;眼球结膜有出血斑,身体多处有瘀点、瘀斑,消化道出血,血尿;血压80/50 mmHg,脉搏95次/分;尿少。实验室检查:血红蛋白70 g/L,白细胞$2.7 \times 10^{12}$/L,外周血见裂体细胞;血小板$85 \times 10^9$,纤维蛋白原1.78 g/L;凝血酶原时间20.9秒,鱼精蛋白副凝试验(3P试验)阳性。尿蛋白(+++),RBC(++)。4 h后复查血小板$75 \times 10^9$/L,纤维蛋白原1.6 g/L。诊断:1.胎盘早期剥离;2.弥散性血管内凝血。

问题:患者目前有哪些主要护理诊断/问题? 应给予哪些护理措施?

## 任务分析

弥散性血管内凝血(disseminated intravascular coagulation,DIC)是在多种致病因素的作用下,以微血管体系损伤为病理基础,凝血和纤溶系统被激活,导致全身微血管血栓形成、凝血因子大量消耗并继发纤溶亢进,从而引起全身性出血、微循环衰竭的临床综合征。本病多起病急骤、病情复杂、进展迅速、死亡率高,是临床急重症之一。早期诊断及有效治疗

7-31

是挽救患者生命的重要前提和保障。

弥散性血管内凝血的常见病因：严重感染、恶性肿瘤、手术及创伤、病理产科、严重中毒或免疫反应等。

如何评估和判断患者存在的主要护理诊断/问题？采取哪些有效的护理措施？通过学习，正确掌握弥散性血管内凝血患者的护理知识和技能，运用护理程序对弥漫性血管内凝血患者实施整体护理。

## 一、护理评估

### （一）健康史

询问患者有无弥散性血管内凝血原发疾病史，如外科手术、创伤、感染、恶性肿瘤、妇产科疾病等。

### （二）身体状况

1. 出血　最常见，常为首发症状，多突然发生。表现为广泛皮肤黏膜自发性、持续性出血，穿刺部位或伤口渗血不止，严重者泌尿道出血或颅内出血。
2. 低血压、休克或微循环障碍　一过性或持续性血压下降。
3. 微血管栓塞　浅层栓塞多见于眼睑、四肢、胸背及会阴部；深部器官栓塞多见于肾、肺、脑等脏器。
4. 微血管病性溶血　进行性贫血，贫血程度与出血量不成比例。

### （三）辅助检查

血小板减少，凝血酶原时间（PT）延长，D-二聚体水平增高，3P试验阳性等。

**提示**　案例中李女士病因及症状描述、实验室检查均符合弥散性血管内凝血的典型表现，案例中李女士的血小板减少，凝血酶原时间延长，3P试验阳性，达到了诊断标准，可以明确其发生了弥散性血管内凝血。

### （四）治疗要点

弥散性血管内凝血的治疗要点见表7-6-1。

表7-6-1　弥散性血管内凝血的治疗要点

| 治疗方法 | 治疗要点 |
| --- | --- |
| 病因治疗 | 消除诱因是有效救治弥散性血管内凝血的前提和基础，治疗各种原发病，控制感染，纠正缺血、缺氧和酸碱平衡紊乱等 |
| 抗凝疗法 | 首选肝素，一旦病因消除，弥散性血管内凝血被控制，应及早停用 |
| 替代疗法 | 补充血小板及凝血因子 |
| 纤溶抑制药物 | 仅用于原发病及诱发因素已得到有效治疗，常用药物有氨基己酸、氨甲苯酸等 |
| 其他 | 溶栓疗法原则上不使用，糖皮质激素不做常规应用 |

## 二、护理问题分析

"案例导入"中的李女士被确诊为弥散性血管内凝血，因此评估她存在以下主要护理诊断/问题,其中"组织灌注量改变"为首优护理问题。

1. 组织灌注量改变：与弥散性血管内凝血有关　与血容量减少、心排血量降低及动静脉血流受阻有关。

2. 有受伤的危险：出血　与弥散性血管内凝血所致的凝血因子被消耗、继发性纤溶亢进、肝素应用等有关。

3. 气体交换受损　与肺栓塞致通气/血流比例失调有关。

4. 皮肤完整性受损　与绝对卧床休息、局部皮肤微循环障碍有关。

5. 潜在并发症：多发性微血管栓塞、急性肾损伤、呼吸衰竭、多器官衰竭

### 三、护理措施分析

根据目前李女士的病情,护士应给予及时有效的护理措施。采取绝对卧床休息,迅速建立静脉通道按医嘱用药,保持呼吸道通畅,密切观察病情,做好出血的护理等。

（一）一般护理

1. 休息与活动　多卧床休息,有脏器栓塞者绝对卧床休息。休克时中凹位卧床休息,呼吸困难严重时可取半坐卧位。

2. 皮肤护理　保持皮肤干爽、清洁,出血部位不能受压。

3. 饮食护理　昏迷患者予禁食,病情稳定后予营养丰富清淡、易消化的流质或半流质食物。有消化道出血时应酌情进行冷流质饮食或禁食,不能进食者给予鼻饲饮食或静脉营养。多饮水。

4. 其他　保持呼吸道通畅,持续给予吸氧。

（二）用药护理

迅速建立静脉通道按医嘱用药,给予预防低血压的药物,以防止血压降低后进一步减少末梢循环。在肝素抗凝过程中,补充新鲜凝血因子,观察出血情况和输血反应,定期监测凝血时间。

（三）病情观察

（1）观察患者神志、生命体征、尿量变化,准确记录24小时出入量。

（2）观察皮肤的颜色与温度、湿度变化。

（3）皮肤、黏膜和重要脏器栓塞的表现：①肺栓塞表现为突发胸痛、呼吸困难、咯血；②胃肠黏膜栓塞后坏死可出现消化道出血；③脑栓塞引起头痛、偏瘫、抽搐、昏迷等；④肾栓塞时可出现腰痛、血尿、少尿或无尿,甚至急性肾衰竭；⑤皮肤栓塞可出现手指、足趾、鼻、颈、耳部苍白疼痛。此外,应同时加强对原发病的观察和监测,以及时终止弥散性血管内凝血的病理过程。

（四）出血症状的护理

皮肤出血者不可搔抓皮肤；鼻腔出血不止者,可用油纱条填塞；有颅内出血危险者防止便秘、剧烈咳嗽及头部剧烈运动。持续、多部位的出血或渗血是发生弥散性血管内凝血的特征,出血加重多提示病情进展或恶化。

（五）心理护理

理解、关心、体贴患者,正确引导家属当好照顾者的角色,教会家属对各种应激原的处理

方法。化解患者与家属的心理症结,实施行之有效的心理护理。

### (六) 健康教育

（1）向家属解释疾病的相关知识,特别要解释反复实验室检查的重要性、必要性以及特殊治疗的目的意义和不良反应。告知患者及家属必须彻底治疗原发病,去除诱发因素。

（2）指导家属支持和关怀患者。

（3）保证患者充足的休息和睡眠;提供富含营养的食物,少量多餐;循序渐进锻炼,促进身体的康复。

  **知识点小结**

请扫描二维码。

  **拓展知识**

### Braden 压疮评分表

| 评分内容 | 评定量分标准 | | | | 评分 |
| --- | --- | --- | --- | --- | --- |
| | 1分 | 2分 | 3分 | 4分 | |
| 1.感知能力 | 完全受限 | 大部分受限 | 轻度受限 | 无损害 | |
| 2.潮湿程度 | 连续潮湿 | 常常潮湿 | 偶然潮湿 | 罕见潮湿 | |
| 3.活动能力 | 卧床 | 坐椅子 | 偶然步行 | 常常步行 | |
| 4.移动能力 | 完全受限 | 很受限 | 轻微受限 | 不受限 | |
| 5.营养摄取能力 | 很差 | 可能不足 | 充足 | 丰富 | |
| 6.摩擦力和剪切力 | 存在问题 | 潜在问题 | 不存在问题 | | |
| 压疮评分分级<br>1. 轻度危险(15～16 分)　 2. 中度危险(13～14 分)　 3. 高度危险(≤12 分) | | | | | |
| 内容具体描述: | | | | | |
| 1. 感知能力:①完全受限:因为意识水平下降或用镇静药后或体表大部分痛觉能力受限所致对疼痛刺激无反应。②大部分受限:对疼痛有反应,但只能用呻吟,烦躁不安表示,不能用语言表示不舒适或痛觉能力受损≥1/2 体表面积。③轻度受限:对指令性语言有反应,但不能总是用语言表示不舒适,或有 1～2 个肢体感受疼痛或不舒适能力受损。④无损害:对指令性语言有反应,无感觉受损。 | | | | | |
| 2. 潮湿程度:①连续潮湿:每次移动或翻动患者时几乎总是看到皮肤被分泌物、尿液等浸湿。②很潮湿:皮肤频繁受潮,床单最少每班更换一次。③偶然潮湿:皮肤偶然潮湿,要求额外更换床单大约每日 1 次。④罕见潮湿:皮肤通常是干,床单按常规时间更换。 | | | | | |
| 3. 活动能力:①卧床:被限制在床上。②坐椅子:步行活动严重受限或不能步行活动,不能耐受本身体重或必须借助椅子或轮椅活动。③偶然步行:白天偶然步行但距离很短,需借助辅助设施或独立行走,大部分时间在床上或椅子上。④常常步行:在白天清醒时室外步行每日最少 2 次,室内步行最少每 2 小时 1 次。 | | | | | |

续 表

4. 移动能力:①完全受限:在没有人帮助情况下,患者完全不能改变身体或四肢位置。②很受限:偶然能轻微改变身体或四肢位置,但不能常常改变或独立地改变体位。③轻微受限:尽管只是轻微改变身体或四肢位置,但可常常移动且独立进行。④不受限:可独立进行关键体位改变,且常常随意改变。

5. 营养摄取能力:①很差:从未吃过完整一餐;罕见每餐所吃食物>1/3 所供食物;天天吃两餐或蛋白质较少食物;摄取水分较少或未将汤类列入食谱作为日常补充;禁食或一直喝清流质或静脉输液>5 天。②可能不足:罕见吃完一餐;通常仅吃所供食物 1/2;蛋白质摄入仅包含每日 3 人份肉类或日常量;偶然吃加餐或接收少许流质软食或鼻饲饮食。③充足:大多数时间所吃食物>1/2 所供食物;每日所吃蛋白质共达 4 人份;偶然少吃一餐,但常常会加餐;在鼻饲或 TPN 期间能满足大部分营养需求。④丰富:每餐均能吃完或基础吃完;从不少吃一餐;常天天吃≥4 人份肉类;不要求加餐。

6. 摩擦力和剪切力:① 存在问题:需要帮助才能移动患者;移动患者时皮肤和床单表面没有完全托起会发生摩擦力;患者坐床上或椅子时常常出现向下滑动;肌肉痉挛,收缩或躁动不安时会产生连续存在摩擦力。
② 潜在问题:很费力地移动患者会增加摩擦;在移动患者期间,皮肤可能有某种程度上滑动去抵御床单、椅子、约束带或其他装置所产生阻力;在床上或椅子上大部分时间能保持良好体位,但偶然向下滑动。
③ 不存在问题:在床上或椅子里能够独立移动;移动期间有足够肌力完全抬举身体及肢体;在床上和椅子上全部能保持良好体位。

测一测

请扫描二维码学习。

练习题及答案

(蒋华艳　林燕妮)

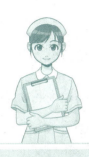

内 科 护 理 —— 教 学 一 体 化 工 作 页

# 模块八
# 风湿科常见疾病的护理

# 任务一 系统性红斑狼疮患者的护理

### 学习目标

1. 素质目标
(1) 能尊重和关爱患者,给予患者人文关怀。
(2) 能关注患者服药后的心理感受,特别是药物副作用对女性容貌的影响,适当给予心理及社会支持。
2. 知识目标
(1) 能说出系统性红斑狼疮患者常见的临床表现。
(2) 能列出系统性红斑狼疮患者常见的护理问题和护理措施。
(3) 能简述系统性红斑狼疮患者的病因及治疗要点。
3. 能力目标
(1) 能对系统性红斑狼疮患者实施整体护理。
(2) 能为系统性红斑狼疮患者及家属提供健康指导。

### 案例导入

李女士,26岁。面部出现红斑,经日晒后加重,伴发热、关节疼痛两年。加重3天来院就诊。发病以来患者郁郁寡欢,担心容貌改变不能治愈。护理体检:体温37.5℃,颜面部蝶形红斑,口腔黏膜有溃疡,双手关节肿胀,有压痛,心肺无异常,腹软,肝脾未触及,双下肢无水肿。实验室检查:尿蛋白(++),抗核抗体(ANA)阳性,抗双链DNA抗体阳性,C3补体低下,肝、肾功能正常。临床诊断为系统性红斑狼疮。患者已婚未育,有怀孕愿望。

问题:
1. 主要护理诊断/问题有哪些?如何进行护理?
2. 如何进行健康指导?

### 任务分析

系统性红斑狼疮(systemic lupus erythematosus,SLE)是一种具有多系统损害表现的慢性自身免疫病。患者体内产生以抗核抗体为主、大量不同自身的抗体,通过免疫复合物沉积等途径,损害多个系统、脏器和组织。本病慢性病程,反复发作,以女性多见,尤其是20~40岁的育龄女性,育龄期的男女患病率之比为1∶9。

病因未明,目前认为与病毒、性激素、环境(阳光照射)、药物(普鲁卡因胺、肼屈嗪、氯丙嗪)等因素有关。

如何评估和判断患者存在的主要护理诊断/问题？如何进行护理及健康指导？通过学习，正确掌握系统性红斑狼疮的护理知识，运用护理程序对系统性红斑狼疮患者实施整体护理。

## 一、护理评估

### (一) 健康史

询问患者起病情况；了解与本病有关的诱发因素，如病毒感染、日光过敏、妊娠、药物、精神刺激等；女患者是否有月经紊乱、流产史、胎儿发育异常等；询问其家族史、个人生活史、服药史、妊娠情况；了解发病时皮肤的完整性情况，有无脱发等。

### (二) 身体状况

系统性红斑狼疮的临床表现见表8-1-1。

表8-1-1 系统性红斑狼疮的临床表现

| 系统 | 具体表现 |
| --- | --- |
| 全身症状 | 发热：热型无一，乏力、体重减轻等 |
| 皮肤与黏膜 | 蝶形红斑为系统性红斑狼疮最具特征性的皮肤改变，常见于皮肤暴露部位；皮肤光过敏；口腔溃疡 |
| 骨关节与肌肉 | 约85%的患者有不同程度的关节受累，多数关节肿痛为首发症状，以近端指间关节、腕、膝和掌指关节受累明显，呈对称性分布。较少关节畸形 |
| 多系统损害 | ① 泌尿系统：几乎系统性红斑狼疮患者均有肾损害，约半数患者有狼疮性肾炎。表现为急慢性肾炎、肾病综合征，表现为蛋白尿、血尿、管型尿、肾性高血压、肾功能不全等。肾衰竭和感染是系统性红斑狼疮的主要死因<br>② 循环系统：心包炎<br>③ 呼吸系统：狼疮性肺炎、胸膜炎<br>④ 消化系统：腹痛、腹泻、呕吐、食欲不振等<br>⑤ 神经系统：脑损害<br>⑥ 血液系统：正色素细胞性贫血 |

**提示** 案例中李女士的症状描述符合系统性红斑狼疮的典型表现。

### (三) 辅助检查

1. 一般检查　红细胞计数及血红蛋白下降、白细胞计数减少、血小板减少提示血液系统受损；蛋白尿、血尿及管型尿等提示肾损害；红细胞沉降率在活动期常增快。

2. 自身抗体　血清中可以查到多种自身抗体见表8-1-2。

表8-1-2 系统性红斑狼疮辅助检查

| 检查项目 | 临床意义 |
| --- | --- |
| 抗核抗体(ANA) | 特异性不高，是主要的筛选检查 |
| 抗dsDNA抗体 | 对确诊系统性红斑狼疮和判断狼疮的活动性参考价值大 |
| 抗Sm抗体 | 系统性红斑狼疮的标志性抗体，与病情活动性无关 |

3. **影像学检查** X线、超声、心动图及CT检查,有利于早期发现肺部浸润病变、心血管病变及出血性脑病等。

> **提示** 案例中李女士抗核抗体(ANA)阳性,抗双链DNA抗体阳性,符合诊断标准。

(四)治疗要点

1. **一般治疗** 活动期患者应注意卧床休息,慢性期或病情稳定者可适当活动。

2. **药物治疗**

(1)糖皮质激素:是目前治疗系统性红斑狼疮的首选药物,可显著抑制炎症反应和抗原抗体反应。适用于急性暴发性狼疮、脏器受损、急性溶血性贫血、血小板减少性紫癜等。通常采用泼尼松,病情稳定后2周或疗程6周内,缓慢减量。

(2)非甾体类抗炎药:主要用于发热、关节肌肉疼痛,且无明显血液病变的轻症患者,常用药物有阿司匹林、吲哚美辛、布洛芬等。

(3)抗疟药:是治疗盘状红斑狼疮的主要药物。常用药物有氯喹,具有控制系统性红斑狼疮皮疹和抗光敏作用。

(4)免疫抑制剂针:对病情反复、重症者加用免疫抑制剂,如环磷酰胺(CTX)、长春新碱。

## 二、护理问题分析

根据"案例导入"中对李女士病情的表述,其存在以下主要护理诊断/问题。

1. **皮肤完整性受损** 与疾病所致的血管炎性反应等因素有关。
2. **疼痛:慢性关节疼痛** 与自身免疫反应有关。
3. **口腔黏膜受损** 与自身免疫反应、长期使用激素等因素有关。
4. **潜在并发症:慢性肾衰竭**
5. **焦虑** 与病情反复发作、迁延不愈、面容毁损及多脏器功能损害等有关。

## 三、护理措施分析

根据目前李女士的病情,护士应给予及时有效的护理措施,采取卧床休息,避免劳累,做好皮肤护理、疼痛护理,指导饮食、用药,给予心理护理,指导生育等。

(一)一般护理

1. **休息与活动** 急性活动期卧床休息;缓解期/稳定期适当活动,避免劳累。避免在烈日下活动,防晒。

2. **饮食护理** 高蛋白、高维生素、高热量、低脂肪饮食,以软食为主,少食多餐,忌食冷冻食品和饮料,忌食含有补骨脂素的食物,如芹菜、无花果、香菜等,戒烟酒,禁咖啡。肾功能不全者,低盐、优质低蛋白饮食,限制水钠的摄入。

3. **皮肤护理指导** ①白天穿长袖衣服戴帽子,减少暴露部位,避免日晒(紫外线会破坏皮肤上皮细胞)。可用清水冲洗皮损处,30℃左右温水湿敷红斑处。②忌用碱性肥皂,避免使用化妆品及化学药品。避免皮肤接触刺激性物品,如染发烫发剂、定型发胶、厨房清洁剂等。③有口腔溃疡者,漱口后用中药冰硼散或锡类散涂敷。④脱发的患者应减少洗头次数,每周 2 次为宜。忌染发、烫发、卷发。

（二）病情观察

监测生命体征、症状变化、是否有并发症及各项检查。

（三）用药护理

1. 非甾体类抗炎药　胃肠道反应多，宜饭后服，此类药物具有肾毒性，伴肾炎者禁用。
2. 糖皮质激素　勿擅自停药或减量，以免造成疾病治疗"反跳"。
3. 氯喹　可引起视网膜退行性变和心肌损害，应定期检查眼底，监测心脏功能。
4. 环磷酰胺（CTX）　有胃肠道反应、脱发、肝损害等不良反应，尤其是血白细胞减少，应定期检查，当血白细胞$<3\times10^9/L$时，暂停使用环磷酰胺，可以暂用环孢素替代，并监测肝肾功能。

（四）对症护理

有关节疼痛时，帮助采取舒适体位，减少活动；合理应用非药物止痛措施；根据病情选择使用红外线、水疗法、磁疗法、超短波等物理治疗方法缓解疼痛；采用中医方法，按摩推拿关节、肌肉。

（五）心理护理

向患者介绍本病的有关知识，让患者及家属了解本病并非"不治之症"，如能坚持合理治疗，病情可以得到长期缓解。针对年轻女性，用治疗成功的病例进行鼓励和开导，使其树立生活信心，积极配合治疗；鼓励家属给予患者情感支持，使其增强自尊心及自信心。

（六）生育指导

无中枢神经系统、肾脏或其他脏器严重损害，病情处于缓解期达半年以上者，一般能安全妊娠，并分娩出正常婴儿。妊娠前 3 个月至妊娠期应用大多数免疫抑制剂均可影响胎儿的生长发育，故必须停药半年以上才能妊娠。

 知识点小结

请扫描二维码。

 拓展知识

### 世界狼疮日

据估计，全球共有 500 万狼疮患者，而每年的新发病例至少有 10 万人。近年来，全球对狼疮的病因及治疗方法的认识逐渐提高。全球多个研究中心共同致力于对狼疮的研究以及新治疗方法的临床研究。为了增加各国在研究成果上的交流，每 3 年举行一次全球狼疮会议。2004 年 5 月，在第七届国际狼疮大会期间，与会代表提出将每年的 5 月 10 日作为"世界狼疮日"（World Lupus Day），其宗旨是提高狼疮患者的健康服务水平；促进对狼疮病因及治疗方法的研究；提高诊断技术以及全球狼疮的流行病学研究水平。

**测一测**

请扫描二维码学习。

练习题及答案

（刘盈）

# 任务二　类风湿性关节炎患者的护理

## 学习目标

1. 素质目标
(1) 能尊重和关爱患者,给予患者人文关怀。
(2) 能表现出对类风湿关节炎患者的尊重和同理心。
2. 知识目标
(1) 能说出类风湿关节炎患者的身体状况和护理措施。
(2) 能简述类风湿关节炎的治疗要点。
3. 能力目标
(1) 能对类风湿关节炎患者实施整体护理。
(2) 能对类风湿关节炎患者提供健康教育。

## 案例导入

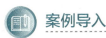

陈女士,40岁。2年前无明显诱因出现多关节疼痛和肿胀,受累关节包括双手指近端和掌指关节、双腕、双膝关节,伴晨僵,每次持续约半小时,疼痛以夜间明显,影响日常活动。近一周受凉感冒后上述症状加重,双手近端指间关节呈梭形肿胀明显,活动受限。入院检查:类风湿因子(+),抗环瓜氨酸蛋白抗体(+)。关节X线正位片示:双手骨质疏松,腕关节间隙变窄。初步诊断为类风湿关节炎。

问题:
1. 主要的护理诊断是什么?
2. 关节如何护理?

## 任务分析

类风湿关节炎(rheumatoid arthritis,RA)是一种主要侵及周围关节,以慢性、对称性、周围性多关节炎性病变为主要特征的全身性自身免疫性疾病。临床表现为受累关节肿痛、功能受限,当软骨和骨质出现炎症破坏时,出现关节畸形和功能障碍。病情呈反复发作且持续的过程。

一般认为是某些可疑病原体感染人体,引发自身免疫反应,产生IgM抗体,称类风湿因子(RF)。类风湿因子作为一种自身抗原与体内变性的IgM发生免疫反应,引起关节滑膜炎症。滑膜炎和血管炎是类风湿关节炎的基本病理改变。

如何评估和判断患者存在的主要护理诊断/问题？如何为患者提供关节的护理？通过学习，正确掌握类风湿关节炎患者的护理知识，运用护理程序对类风湿关节炎患者实施整体护理。

## 一、护理评估

### （一）健康史

询问患者有无细菌、支原体、病毒等感染史，有无关节疼痛及损伤史，有无关节以外的表现，如发热、心包炎及风湿结节等；了解其诱发因素，如工作或居住环境情况（阴暗、寒冷、潮湿等），有无营养不良和过度劳累，有无不良心理状况等；了解家族史中是否有遗传倾向性。

### （二）身体状况

类风湿关节炎的临床表现见表8-2-1和表8-2-2。

表8-2-1　类风湿关节炎的临床表现

| 部位 | 主要表现 | 具体表现 |
| --- | --- | --- |
| 关节表现 | 晨僵 | 尤以晨起时最明显。出现在95%的患者，可作为判断病情活动度的指标 |
| | 关节肿痛 | 典型表现为对称性多关节炎，关节肿痛往往是最早的关节症状，主要侵犯小关节，以腕、掌指关节最常见，多呈对称性、持续性 |
| | 关节畸形 | 手指尺侧偏斜而呈"天鹅颈"样及"纽扣花"样 |
| | 功能障碍 | 关节肿痛、结构破坏和畸形都会引起关节的活动障碍。美国风湿病学会将因本病而影响生活的程度分为4级，见表8-2-2 |
| 关节外表现 | 类风湿结节 | 类风湿结节是本病较特异的皮肤表现，提示病情活动，多位于关节隆突部及受压部位皮下，如尺骨鹰嘴、腕、踝等关节。无压痛，呈对称分布 |
| | 类风湿血管炎 | 指甲下或指端出现的小血管炎 |
| | 其他 | 有部分患者出现干燥综合征 |

表8-2-2　关节功能障碍分级

| 分级 | 对生活的影响程度 |
| --- | --- |
| Ⅰ级 | 关节能自由活动，能完成平常任务而无妨碍 |
| Ⅱ级 | 关节活动中度限制，1个或几个关节疼痛不适，但日常生活能够自理 |
| Ⅲ级 | 关节活动显著限制，不能胜任日常工作，生活自理困难 |
| Ⅳ级 | 大部分或完全失去活动能力，患者长期卧床或依赖轮椅，日常生活不能自理 |

提示　案例中对陈女士病情症状描述符合类风湿关节炎的典型表现。

### （三）辅助检查

1. **血液检查**　活动期指标为：红细胞沉降率增快，血小板增高，C反应蛋白增高。

2. 类风湿因子检查 在80%的患者中呈阳性,其滴度与本病活动性和严重性成正比。

3. 关节X线检查 早期表现为关节周围软组织肿胀,晚期则出现关节半脱位和骨性强直畸形。以手指和腕关节的X线片最有价值。对诊断、病变分期、监测病变的演变均很重要。

(四) 治疗要点

目前尚不能根治。治疗目的是减轻关节肿痛及缓解关节外症状,延缓病情发展,防止和减少关节破坏,保持受累关节功能,促进已破坏关节骨的最大限度修复,提高患者生活质量。治疗措施包括:一般治疗、药物治疗、外科手术治疗,其中以药物治疗最为重要。药物包括非甾体类抗炎药、抗风湿药、糖皮质激素。

## 二、护理问题分析

根据"案例导入"中对陈女士病情的表述,其存在以下主要护理诊断/问题,其中"疼痛:慢性关节疼痛"为首优护理问题。

1. 疼痛:慢性关节疼痛 与关节炎性反应有关。
2. 有失用综合征的危险 与关节疼痛、畸形引起功能障碍有关。
3. 悲伤 与疾病久治不愈、关节可能致残而影响生活质量有关。
4. 自理缺陷 与关节功能障碍、疼痛、疲乏有关。

## 三、护理措施分析

根据目前陈女士的病情,护士应重点对患者的关节进行护理,缓解患者关节疼痛、晨僵、控制关节肿胀畸形的问题,同时帮助患者减轻心理负担,病情稳定后指导日常生活护理及运动、用药等。

(一) 一般护理

1. 休息与活动

(1) 急性期:卧床休息,但不宜绝对卧床。限制受累关节活动,保持关节功能位。

(2) 恢复期:进行适当的关节功能锻炼,避免关节畸形。运动后采用热敷、热水浴、红外线等方法改善血液循环,缓解肌肉挛缩。

2. 饮食护理 低盐、高蛋白、钾钙丰富食物,补充剂和维生素D。

(二) 病情观察

观察关节疼痛部位、范围、关节肿胀、活动受限程度、关节畸形、晨僵的程度及变化情况。如出现头痛、发热、咳嗽、胸闷、心前区疼痛、呼吸困难等,提示病情严重,应尽早处理。

(三) 对症护理

1. 晨僵护理 晨起后行温水浴,或用热水浸泡僵硬的关节,而后活动关节。夜间睡眠戴弹力手套保暖,可减轻晨僵程度。

2. 预防关节失用

(1) 保持关节功能位:①肩关节不要处于外旋,勿长时间维持抬高头部和膝部的姿势,以免屈曲姿势造成关节挛缩致残。双臂间置枕头维持肩关节外展位,双手掌可握小卷轴,维持指关节伸展;②髋关节两侧放置靠垫,预防髋关节外旋;③平卧者膝下放一平枕,使膝关节保持伸直位;④足下放置足板,定时给予按摩和被动运动,防止足下垂。

(2) 指导患者锻炼,防止关节畸形和肌肉萎缩。

(3) 及早下床活动,可使用辅助工具如滑轮、弹簧、沙袋等。

### (四) 药物护理

1. 非甾体类抗炎药(首选药)　常用阿司匹林、布洛芬。通过抑制体内前列腺素的合成,达到消炎止痛的目的,此类药物易出现胃肠道不良反应,应饭后服用,可同时服用胃黏膜保护剂、$H_2$受体拮抗剂。

2. 慢作用抗风湿药　常用甲氨蝶呤(MTX)、环磷酰胺等,有控制病程进展的作用。

3. 肾上腺皮质激素　常用泼尼松,可使关节炎症状得到迅速缓解,适用于有关节外症状者。

### (五) 心理护理

患者因疾病关系,常出现情绪低落、忧虑、孤独,对生活失去信心。应采取疏导、解释、安慰、鼓励等方法让患者正确认识、对待疾病,积极配合治疗。有关节功能残障者,要鼓励其发挥健肢的作用,力求生活自理或参加力所能及的工作,体现生存价值。参与集体活动,建立社会支持体系。

### (六) 健康教育

1. 疾病知识指导　避免诱因,注意保暖;在疾病缓解期每天有计划进行锻炼。

2. 自理能力训练　训练日常生活自理能力以及作业治疗,指导患者正确安全地使用辅助工具,如夹板、拐杖、助行器、支架及轮椅,避免不必要的损伤。

3. 用药指导和病情监测　遵医嘱用药,切勿自行停药、换药、增减药量,严密观察疗效及不良反应。定期复查,一旦出现药物严重不良反应及病情复发应及时就医。

 **知识点小结**

请扫描二维码。

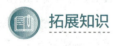 **拓展知识**

**风湿性关节炎和类风湿关节炎的区别**

1. 风湿性关节炎　目前标准的说法是链球菌感染后风湿热,有明确的病因,是由于链球菌感染以后,造成四肢游走性的关节肿胀、疼痛,链球菌感染可以有发热、咽痛、扁桃体发炎等症状。除了关节肿疼以外,患者可以出现环形红斑、结节红斑等,化验检查血沉快、C-反应蛋白增高、抗链球菌溶血素增高,先要应用抗生素治疗,对症给予消炎止痛药控制症状。

2. 类风湿关节炎　好发于中老年女性的自身免疫性疾病,目前病因不明,类风湿关节炎主要的临床表现是反复发作的对称性四肢大小关节肿胀、疼痛,以双手指、双腕、双肘、双膝、双足趾关节肿胀、疼痛为主,伴有晨僵现象。类风湿关节炎还会出现肺间质纤维化、贫血及肾脏损伤。类风湿关节炎患者血清学检查,可以发现类风湿因子阳性、抗CCP抗体阳性等。

测一测

请扫描二维码学习。

练习题及答案

（刘盈）

图书在版编目(CIP)数据

内科护理：教学一体化工作页/卢小菊,廖喜琳主编. —上海：复旦大学出版社，2023.1
护理专业双元育人教材
ISBN 978-7-309-16520-3

Ⅰ.①内… Ⅱ.①卢… ②廖… Ⅲ.①内科学-护理学-中等专业学校-教材 Ⅳ.①R473.5

中国版本图书馆 CIP 数据核字(2022)第 193765 号

**内科护理：教学一体化工作页**
卢小菊 廖喜琳 主编
责任编辑/高 辉

复旦大学出版社有限公司出版发行
上海市国权路 579 号 邮编：200433
网址：fupnet@fudanpress.com http://www.fudanpress.com
门市零售：86-21-65102580 团体订购：86-21-65104505
出版部电话：86-21-65642845
上海四维数字图文有限公司

开本 787×1092 1/16 印张 20 字数 474 千
2023 年 1 月第 1 版
2023 年 1 月第 1 版第 1 次印刷

ISBN 978-7-309-16520-3/R·1999
定价：50.00 元

如有印装质量问题,请向复旦大学出版社有限公司出版部调换。
版权所有　　侵权必究

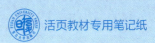